序　言

登山者的心，总维系在仰视才能看到的巅峰，双眼一直眺望着远方，聚焦在沿岩而上的羊肠曲径——那是登顶的必然之路。一步一登高，步步皆生辉。低头寻路，那是攀登之路。而下山者不然，那不断回首的望眼，总在默数着一路征服的山峦，并以胜利者的豪迈，尽览眼下的幽境、胜景。此刻提笔为《百序集》一书写序的我，宛如一位下山者，怀着一颗平和与恬静的还愿之心，回忆并享受着登山之乐。

这山一攀就是40年，用尽韶华，沿崎岖征程，洒汗举步，不曾歇停。这书一写一译就是上百本，独对孤灯、远离喧嚣、挥毫疾书、未敢驻足。百部书中，有我主笔、主译的几十部，有和同仁挚友合写、合译的几十部，另有至交或他人主笔、主译而邀我写序的几十部。在那逝去的漫长岁月，我们静坐书斋，倾心慢悟，不弃不舍，伏案夜耕。屈指一算，积书已逾130余部，又经遴选，将其中100本书中我写的序言汇集而成《百序集》，与诸君共赏。

社会上的书千类万种，无奇不有，内容也是五花八门，各见其长。但一本书的内容都为序言，且由一人主笔，尚未见前者。以此而观，本书还有独到、标新之特点。其实书的序言很重要，莎翁曾言："生活里没有书籍，就好像没有阳光；智慧里没有书籍，就好像鸟儿没有翅膀"。而我要说：如果把封面喻为书的脸面，那紧随的序言就是书的咽喉，是序言与该书读者打的第一个招呼，进行的第一次交流。

正像本书目录所展示，过去40年的攀登中，我们翻越和征服了一座座险峰与山峦。

《百序集》的首篇是"史书"部分，那是遵照"以史为镜，可以知兴替，以人为镜，可以明得失"的古训：系统回忆、记述了中国心脏病学与心律学的兴起和发展，借此弘扬和怀念我们前辈探索与艰难创业的精神，鞭策、激励我们和后人。正如其中一书的开卷语所言："本书献给已故的先驱、先辈以及他们的家人，他们为民族、为国家所做的贡献，人民没有忘怀；本书献给仍然健康、仍在一线工作的医学同道，今天的努力就是明天的历史，忘我的付出和辛勤的耕耘将编写出更加绚丽多彩的历史；本书献给我们的后代，献给还没有或刚刚踏上医学道路的年轻人。以古为镜，要从历史中吸收养分，寻求榜样与楷模，获取鞭策和力量。”我坚信，这几部“史书”给读者的教益将光照几代。

另一项巨大的工程是我们组织和集结了中国年富力强的一代精英，耗时几年，引进和翻译了心脏电生理学、心律失常学等领域的多部大型参考书、教科书。犹如一场及时雨，这几部国外顶级专家撰写的学术名著的中译本迅速弥补和扭转了国内基础与理论研究薄弱和落后的窘况，让我们及青年一代，在临床专业的进取中，在不懈的求索与科研中，能以权威而经典的参考书籍为后盾，细致查寻、广觅依据、拓宽思路。至今，这些工程浩繁的大型译著，仍是我们案头经常查询的重要参考书。

令我们自豪的还有《中国心律学》系列丛书。那是我们决心要为中国从事心律学、心电学专业的同行打造的一部“精品百科全书”。该愿望萌发后，从立项到实施，苦战了整整十年，先后完成了 10 卷本。而每卷本的作者均逾百人，字数都在百万以上。而且卷卷都有基本概念、基础理论的阐述，还有临床新疾病、新技术、新理论的讲述。每位作者的文章思路清晰、文字易懂，全书图文并茂。在 10 卷本的系列丛书完成之时，我们仰天长叹，万分感叹这“十年磨一剑”的壮举。

在征服的众多山峦中，还应浓墨重写的是我们潜心撰写的几部原创大作，包括中国第一部介入心脏病学领域著作《介入性心脏病学》，其开创了国内心脏病介入治疗的先河，书中记载了早期我们应用直流电消融治疗显性预激综合征的珍贵资料。此外，厚重的先后二版《心电图学》至今已是中国心电学专业领域的大型教科书和参考书。更令人耳目一新的是先后五版的《新概念心电图》。其打破了心电图学原有的撰写模式与戒律，以全新的理念、全新的视角、新颖的阐述方式将心电图理论做了更深层次的阐述，将心电图这一百年久盛而不衰检查技术的应用范围做了大胆拓新，建立了临床心电图新的二维和三维观。百部著作中，还有耗时 4 年时间才完成的“中国正常成人心电图数据库”的大型流调结果。应当说，这部书稿的问世填补了我国心电数据库的空白。显然，这些原创性专著对推动我国心脏病学和心律学的学术与科研水平有着重要价值。

还要指出，《百序集》一书中，占篇幅和比例最大的是心电图与心律失常的相关著（译）作。其内容囊括了不同层次的心电图，包括起搏心电图、急诊心电图、儿科心电图，以及心律失常及药物治疗等诸多方面。值得一提的是北京大学医学出版社在长达 20 年的《轻松学习心电图》《轻松解读心电图》《轻松应用心电图》三姊妹丛书的引进中，与时俱进地做了连续四版的精心翻译，发行量高达十余万册。显然，其在我国心电图的普及与推广中，起到了中流砥柱的作用。

百 序 集

郭继鸿 编著

北京大学医学出版社

BAI XU JI

图书在版编目（CIP）数据

百序集 / 郭继鸿编著 . —北京：北京大学医学出版社，2025.2

ISBN 978-7-5659-2914-4

Ⅰ. ①百… Ⅱ. ①郭… Ⅲ. ①心脏－电生理学 Ⅳ. ① R331.3

中国国家版本馆 CIP 数据核字（2023）第 100118 号

百序集

编　　著： 郭继鸿

出版发行： 北京大学医学出版社

地　　址：（100191）北京市海淀区学院路 38 号　北京大学医学部院内

电　　话： 发行部 010-82802230；图书邮购 010-82802495

网　　址： http://www.pumpress.com.cn

E-mail： booksale@bjmu.edu.cn

印　　刷： 北京信彩瑞禾印刷厂

经　　销： 新华书店

责任编辑： 高　瑾　　**责任校对：** 靳新强　　**责任印制：** 李　啸

开　　本： 710 mm×1000 mm　1/16　　**印张：** 22　　**字数：** 420 千字

版　　次： 2025 年 2 月第 1 版　2025 年 2 月第 1 次印刷

书　　号： ISBN 978-7-5659-2914-4

定　　价： 150.00 元

《百序集》涵盖的一百本著（译）作的作者队伍中，几乎包括了我国老中青三代的心脏病与心电图医生与学者。其中有已故的林传骧、陈灏珠、周金台、蒋文平、徐成斌、廖名扬教授，有德高望重的心脏病学大师王思让、黄峻等教授，有年长于我、品学兼优而让我仰视的同道与挚友张文博、林治湖、刘仁光等教授，还有与我同辈而志同道合的青年学者严干新、张钲、王伟民、张海澄、李学斌、林荣、张萍、葛利军、李俊峡、吴永全、陈琦玲等，还有我的晚学与高足王斌、刘元生、刘刚、王立群、洪江、田轶伦、郭飞、刘凯、段江波、王志鹏等。因篇幅有限，每位作者的大名不能一一列出。但以文会友，以友辅仁，这一传承了上千年的中国学者与知识分子的风范，在《百序集》一书中得到了充分印证。这种互敬互重、互让互举、谦谦合作与交往的精神应当成为当今时代的最强音。

因此，《百序集》是几代国内学者共同努力攀登、求索、精益求精的学术与智慧的结晶，也是几代学者推心置腹、肝胆相照、携手共进的写照。将这种难能可贵的精神财富不断传承，也是竭力出版《百序集》一书的初衷。

大凡文人，皆有书癖，不可一日不读书。多年来，很多人不止一次地跟我说：我们爱看你写的书，每本书都让我们增长了见识，所述内容不但易懂，而且易记。此外，我们还酷爱读你写的序言。除专业知识外，每次都能在序言中看到一种倔强向上的精神，催人自律、教人自新。序言所述的名人警句、历史典故或人文轶事都会鞭策我们向前、向上。每闻赞赏，我都会含笑回答：那些都是我心底承载的真实话语和真情实感。每本书序言列出的警世格言看上去是写给读者的，实际也是写给我自己的。那些曾激励过我的励志之言，写入序言纯粹是想与各位读者共享、共勉。这些难得的大师话语，这些让人感动的相知与共振感悟，也是本次我将百篇序言荟萃成书的初衷之一。

在此，我要诚挚感谢北京大学医学出版社的领导和高瑾编辑。当我把出版《百序集》这一想法道出后，他们当即就给予了肯定答复，并在全书编写过程中给予了热情支持。还要感谢人民卫生出版社的领导和相关人员，他们得知本书立项后，在版权事宜方面给予了大力的支持和理解，还应致谢天津科技翻译出版公司、人民军医出版社等。本书涉及的百册书籍，主要由这四大出版社出版发行。为提高本书的趣味性、可读性，本书在每篇序言后还刊载了原著（译）的封面和相关图片。还要说明：《百序集》的编排未以出版时间为序，也未按出版单位归类，而是按原著涉及的不同内容分成 11 篇。此外，有些序言的话语难免有重复之处，在本次全书统编中做了一定的修改。

在本书即将问世之际，还要感谢本书涵盖的百本著（译）作中的所有主编、主译和各位编（译）者。40 年来，我们一路携手走来，这本书不仅融入了我们的心血与汗水，汇集着我们的学术见识与智慧，还凝聚着我们至深的情感与友谊，是我们共同构筑的丰碑。致谢之际，还要真挚感谢本书策划与编写助理张丽萍女士，幸获她的智慧与付出，本书才能如时、如愿出版。

《百序集》序言结束之际，我想用两句话与本书读者与同仁共勉：一句是“当你选择了远方，你就要拿出更多的坚强”；另一句为“黑暗中需要光亮时，你要勇敢地燃烧自己”！

郭继鸿

2025 年 2 月 3 日

目　录

第一篇

心电与心律失常史

《中国心电学发展史》

序　言

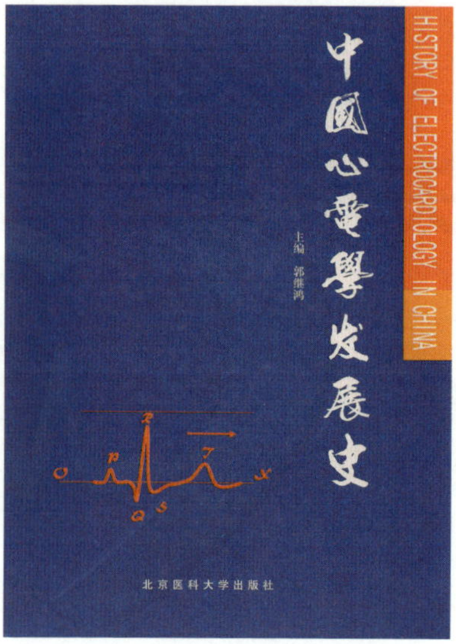

北京医科大学出版社，2003
主编　郭继鸿

《中国心电学发展史》大型纪念册的编写动意最初萌发时，只想为心电图临床应用百年全国纪念大会的活动增添几分春意。但收集、整理、编写这些史料时，我们的心被一股巨大的力量冲击与震撼着，不少章节的内容让人动容、催人泪下。这些珍贵的资料浸透、汇聚着顽强、勤勉的民族之魂，凝聚、闪烁着求索奋进的中国医学者的情操与风范。这既是一部心电学发展史，又是一部动人心弦的医学史诗。

中国古代心律与心律失常的研究举世瞩目，令人惊叹。在缺乏现代解剖学、现代生理学的情况下，中国医生创造了精细的桡动脉触诊技术，通过了解人体周围循环的状况，推测全身的疾病和健康情况，这不能不

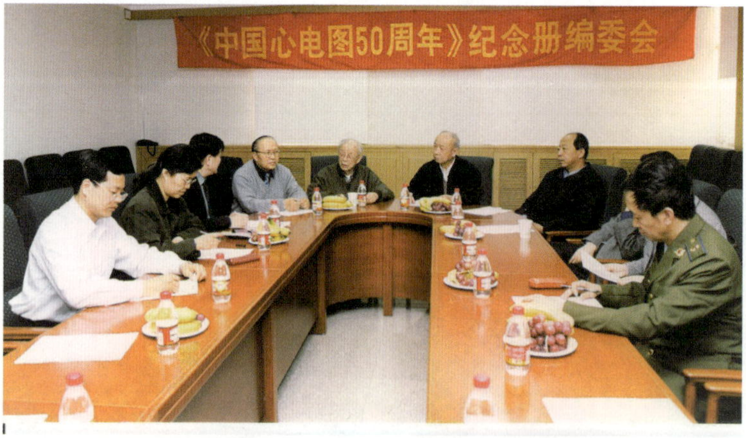

由林传骧、王思让、徐成斌主持编委会

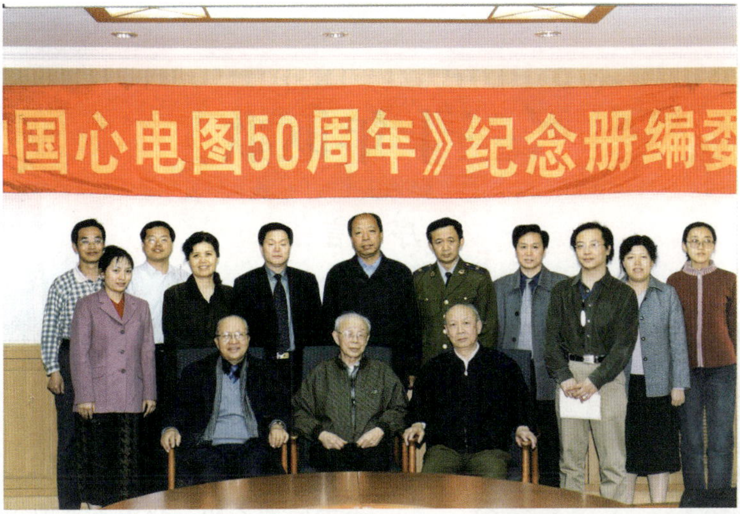

编委会合影

使全世界感到震惊，并被倾倒和折服。世人无不认为，中国古代医学出现后，才相继出现了古埃及、古希腊、古罗马的医学。这是中华民族的璀璨与骄傲。

在心脏病学史上，中华民族不仅拥有辉煌的远古，还有灿烂夺目的今天。20 世纪 40 年代，中国学者最早发现甲状腺功能减退可引起心脏功能的改变：50 年代，中国学者明确提出抗心律失常药物的致心律失常作用：60 年代，中国学者破解了无脉症之谜，提出其发病机制是动脉的炎症：70 年代，中国学者创用注射无水酒精破坏预激旁路获得成功：80 年代，中国将食管心房调搏检查技术进行了最大程度的普及，形成有中国特色的无创食管心脏电生理的检查；90 年代，射频消融术根治过速性心律失常的技术形成燎原之势，使我国获治病例的数量遥遥领先。过去的一切都已证明，中华民族有自立于世界民族之林的能力和勇气；而当今的一切依然证明着，找国学者有看过人的学术水平和胆识。

回首历史，辉煌给我们激励；仰望未来，挑战催我们自新。在纪念心电图临床应用百年之际，让我们把握机遇，直面挑战，用勤奋与智慧，用忘我的精神与汗水再创民族和我们事业的辉煌！

（2002 年 5 月）

《三十年讴歌》

序　言

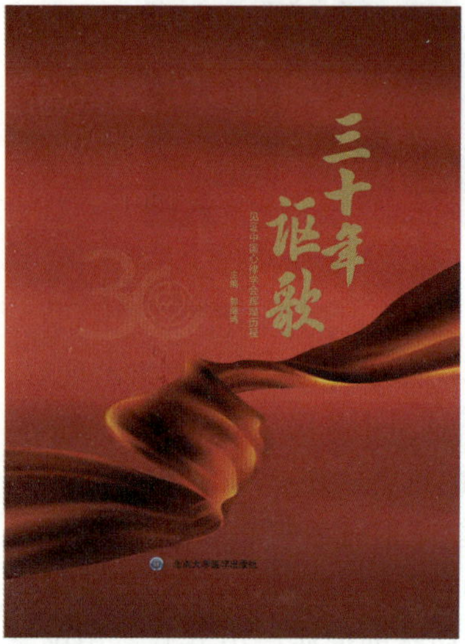

北京大学医学出版社，2011
主编　郭继鸿

历经一月之久的攻坚战，书稿终于付梓交印了。我已习惯在全书收笔而撰写序言之际，梳理思绪，重温从起笔到脱稿的每一过程，以便对全书作出最后的诠释。

本书启动之初，我曾乐观地想，全书记述的内容跨越两个世纪，横贯五十春秋，涉及的事端丰富，人物多彩，再有几位亲临者独立成文的回忆，可能稍加编写就能成为一部绘声绘色的历史画卷了。但提笔入戏后才发现，事情绝非这样简单，因为本书不是一些支离破碎记忆的堆积，更不是对迷茫往事单纯的寻踪觅迹，这是一段难以割舍的历史，是几代人用理想与追求、用激情与汗水、用青春与豆蔻年华，甚至毕生精力谱写的一部壮丽史诗。眼前掠过幕幕已逝多年的感人画面，追忆着用实干替代空洞喧嚣的那些身影。思绪在震撼中翻滚，在震撼中领略大彻大悟，领悟花开花落之间人生价值的本源，而心灵中积存的尘埃与诉怨，已被先贤虔诚的修行洗涤无存。我们要把他们永不放弃的强国理想、永不言败的激情，编织成七彩长虹，永远悬挂在高耸的云端。

本书正文撰写是以时间这一长藤为主线，按图索骥，力图将凌乱的历史端绪归宗入卷。书中的记述多以年为序，再以十年为一方阵循序渐进。最终五十年的历史分成使命、创业、崛起、攀登、腾飞五篇，每篇分载十年记述了各段不寻常的历史端绪。

从书中翔实的史料不难看出，中国心律学会一直伴随着中国心律学专业的萌起、发展与腾飞。他们唇齿相依、一脉相连。而在中国心律学会麾帐下的精英和骨干一直都是中国心律学专业的领军将帅、学术先驱、业务技术骨干。他们为中国心律学专业的每一历史阶段、每一分支领域的建立与发展都起到了决定性作用。应当说，学会的三十年，引领和见证了中国心律学专业的兴起、发展与繁盛。

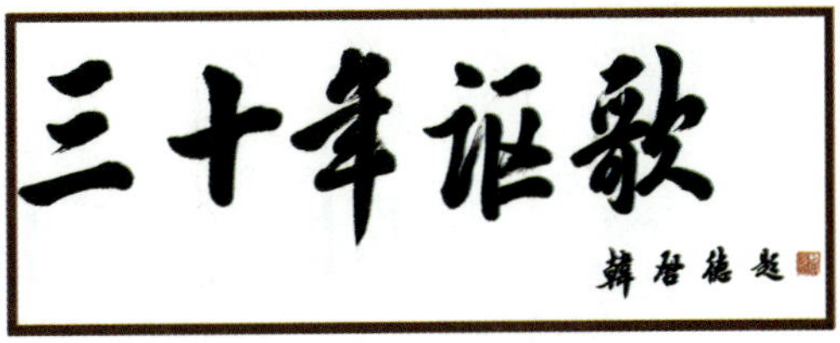

原全国人大常委会副委员长韩启德题写的书名

本书的书名最初定为《辉煌三十年》，其字简意明，准确达意。随后担心该书名相重太多而容易混淆，故改为《三十年讴歌》的新书名。更令人感动的是韩启德副委员长在百忙中，欣然赐写书名，题词浑然厚重，顿使全书蓬荜生辉，也使书名锤落音定。

毫无疑义，本书是全体编委集体智慧与辛劳的结晶，他们的付出是本书的基石。感谢田铁伦医师所做的大量文字编写，感谢张丽萍把文字记述转换为图文并茂的初稿，感谢美工编辑金峰先生将一个个凝固的历史瞬间串接成一幅幅鲜活、生动的全景画面，使全书升华。感谢责任编辑高瑾，她起到编辑、督导员和联络官三职的作用。还要重谢带病赴京提供大量素材的邬志超医师，以及为全书把脉守关的方祖祥、黄诒焯和周金台等前辈，他们是本书的主人公、作者兼主审。还要诚挚感谢关心与支持学会和本书的各位首长和各界朋友，感谢你们精美的题词与字画，你们真诚美好的祝福和祝愿，将永远激励我们自强不息，用不懈的努力再铸明日的辉煌！

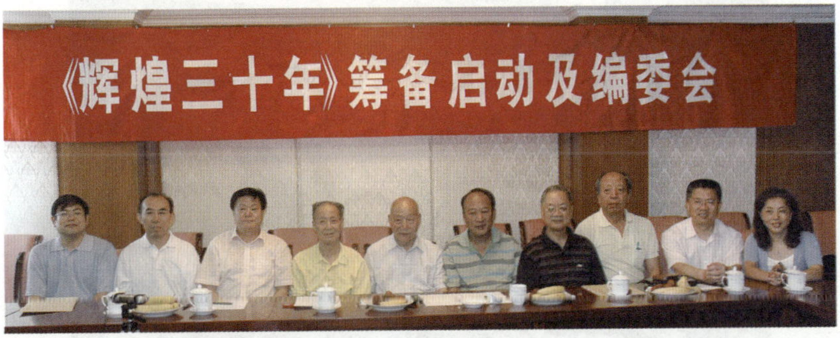

孙瑞龙、周金台、方祖祥主持启动及编委会

《三十年讴歌》是一段充满激情、豪迈壮丽的历史章节，其意义绝不限于考证事实本身。更重要的是，这是一片土壤，滋养着一个民族振兴与腾飞的宏愿；这是一部颂歌，传唱着一个国家崛起和兴旺的诗篇！这一历史篇章，是一部催人奋进的心灵感召，引领我们高擎先贤的火炬，传承强国孝民的豪情！

五十年一路艰辛，满载希望；三十年一曲讴歌，祝颂辉煌！愿我们献身的事业如大河激荡，奔流不止，如春驻大地，永远勃勃生机！

（2011 年 5 月 20 日）

附：《三十年讴歌》

跋

书即将面世，却无平素完成一项重要工作后的轻松与释怀。相反，心中仍回荡着一份无法割舍的情感，一种难以平复的激动。

让人不能平静的是，编写一部回顾中国心脏起搏与心电生理发展历程的书卷，是心底酝酿和积存多年的夙愿，恰逢中国心律学会成立三十周年，终于如愿以偿。但坦诚地说，虽然几十年时间仅是历史长河中的瞬间，但真的聚焦其中时，却放大出无数动人心魄的历史画面和拨动心弦的华彩乐章。整理这些史料时，大有不胜繁巨、力不尽心的感慨。然而，从中得到的教益却超出想象。穿梭其间，不断令人侧目的历史焦点栩栩如生，俯拾的尽是催人泪下的动人诗篇。回眸全书的编撰，真可谓“感悟与震撼齐飞，辛劳共收获一色”。

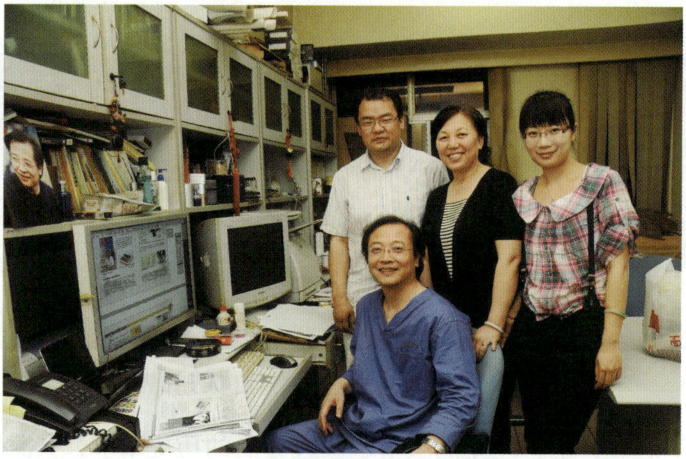

幕后英雄

前排：画册总设计金峰先生，后排：田轶伦、张丽萍、高瑾

心中难以平复的另一原因是，我常扪心冥想，为什么那些不随波逐流的人，却未经很久就超越了潮流；那些不为名利诱惑者，真正的成就与世人的尊敬却纷沓而来，而那些未用金玉装潢外表者，他们脱俗的气质和过人的华彩在时光的流转中，却时常流溢在自然之间。但怪哉，如此简单而直白的哲理，却

抵挡不住如今股股暗流的滥行。从学术浮躁到伪造学术、从追逐功利到不择手段、从人心不古到道德冲破底线，这些与民族悠久传统格格不入的糟粕却像粪土一样漂浮在水面，到处泛滥；而那些重如金子的民族传承与经典却沉溺河底，世人难见。难道真的要在水落河干时我们才猛醒、才疾呼、才心碎。

心中久不平复的另一缘由是对已逝先贤久久不能挥去的怀念。三十年来，在这条前仆后继的征程中林训生、赵奎丹、金凡、宋冠英等早已驾鹤西去，未能与我们同贺庆典；而筹备三十年庆典期间，又有朱中林和金捷两位教授辞世，金捷教授更是英年早逝，给我们留下一曲催人泪下的忠魂曲。而刚刚故去的孙瑞龙教授更让我们悲痛不已，他是学会的创始者，他学识博大精深，一直是中国起搏与电生理的先驱，而本书第一次编委会上他还神采奕奕，身先士卒地为全书的撰写出谋献计，万万没料到，书未问世，先生却溘然仙逝。没能让他们一睹本书的全貌，未能亲临三十年大典盛事，真让人顿足失声，让人心情久久不能平静。聊以慰藉的是他们的风采与精神将永远流淌在本书各章节的字里行间、留在我们心中。

谨以本书献给已故的先驱和前辈，他们为民族、为国家所做的贡献，人民永远不会忘怀；本书也献给仍然在工作岗位上奋战的医学同道，今天的勤奋努力就是明天的历史；同时也献给我的后代、献给还没有或刚刚踏上医学道路的年轻人，以史为鉴，要从历史中吸收养分，寻求榜样与楷模，获取鞭策和力量。

（2011 年 5 月）

《德溢春秋》

序　言

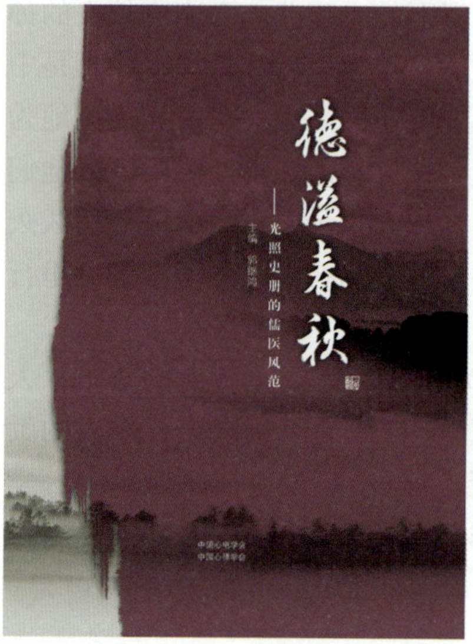

中国心电学会、中国心律学会，2012
主编　郭继鸿

我自幼就酷爱“修天下正气，法古今贤人”这一古训，并成为经常勉励和圈点自己行为的座右铭。就是凭借这一信念，我坚持笔耕十年而不辍，将心电和心脏病学近五十位贡献卓著而又德厚流光学者的业绩与垂史风范各自成文，先后发表在《临床心电学杂志》的“心电学史话”和“心电封面人物”两个专栏。未曾始料，这些内容颇受读者的青睐，他们期期必读，钟爱的热度十年来经久不衰，令人感动。而这一情景又萌发了我将这些文章荟萃成册，让更多的同道分享这些先贤大师留给我们的精神财富。《德溢春秋》一书就这样问世了。

“集圣贤之蕴，率一代风范”，当你读着这些大师的传略与业绩时，不难发现成功者竟有惊人的一致。他们在幼年用汗水播下希望，用终生的努力与拼搏升起远航的风帆，而满载硕果归来时，他们收获了尊敬，赢得了尊严。

“高情远致，明德惟馨”，在书中你还会发现，在这些大师功成名就、荣获殊荣的路上，除了自强不怠，扬鞭自奋的勤勉外，还有他们的高情远致，明德惟馨。所谓明德就是教诲人们要最大限度地彰显自己心中美好的情操，并时刻想到上天赋予你的天良。惟此，才能使人革故鼎新，身体力行，才能让心灵无限清明，才能从善如流，伴我们步向成功。

也许有人会感慨“大师身后已无大师”，这是对眼前现实不尽人意的伤感与悲叹。我们承认当下现实的严峻，需要正视改革大潮激流勇进的历程中，暗流也会混杂而入，甚至形成猖獗而不可一世的逆流。其能潜移默化地腐蚀我们健康的机体，污染我们赖以生存的空气，颠覆我们的信仰、人文理念和道德规范。这些暗流还在污染着我们的学术圣地，让圣洁的科学净土也流行起“轻浮”“虚荣”“功利”“拜金”等不正之风，逆流还能使人文道德沉沦，让学术风气腐败堕落。而今天，有识之士已经觉醒，面对危机已无其他选择。我们要奋然崛起，要向逆流宣战，要痛斥功利与拜金，要远离浮躁与沉沦。回归传统，回归人文，回归我们挚爱的谦虚使人进步的时代，回归我们久违而痛失的优良传承。重振国魂，这也是我们编写与出版《德溢春秋》的初衷。

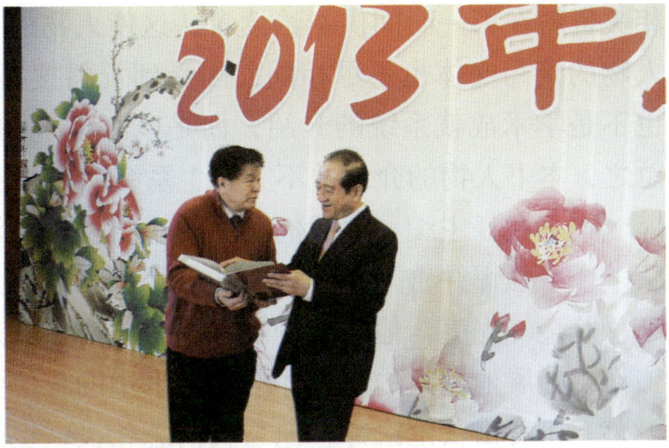

韩启德校长亲笔题写书名，2013

当这部敦厚的医学人物志即将面世时，我需做认真的解释：书中的人物入选均以心电学为主线，国内、国际大师均如此。入选人物一定是在心电图和心脏病学两个专业都有建树，都有贡献者，而不是在心脏病学领域中的遴选。除此，人物的入选都与《临床心电学杂志》专栏和读者的需求有关，杂志的专栏需要保持一定的系列性、连续性，不少是在大师或巨星不幸陨落时，杂志想把

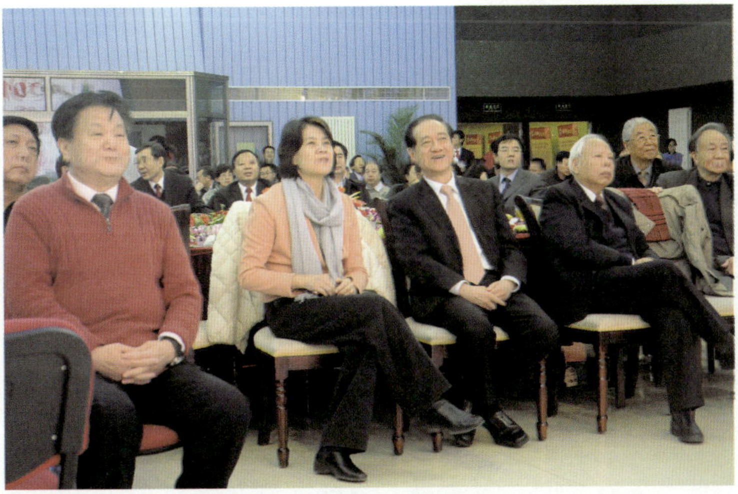
北京大学医学部春节团拜会
从左郭继鸿（1）、柯杨（2）、韩启德（3）、王炳德（4）

相关资料在第一时间供奉给读者，这使人物的入选也具有明显的随机性。再者人物的撰写文体也不尽相同，因受到资料搜集的限制，它们不是完整的传记，也不是学术成就系统的介绍，而是以心电学的成就和贡献为主线，顺携其他。总之，本书人物的介绍并不完整、系统，格式也不一致。

本书我任主编，但我们的编写小组功不可没，其虽人少，性质却似特种部队，个个强悍并善于鏖战，使功效得到无限放大。其中立下首功的是设计与美工总监金峰先生，他将慈母辞世的悲痛暂放一边，全身心地投入到本书的设计工作，施展他过人的艺术才华，为书中的各位大师增色，给本书读者带来优雅美感。还有田轶伦医师，他与我情志相投，也是一位古今贤人的追星族。在工作与学习的同时，他拿出巨大的热情亲临各图书馆搜寻资料，这使本书的很多材料与照片都是绝无仅有。还有我的“长期总管”张丽萍老师，本书编写的每一部分、每一环节都少不了她的身影，都融入了她的智慧。还有叶志海先生，他对本书的投入纯属友情赞助，是一位幕后英雄，他那少言寡语的奉献与忠厚令人感动。还是那句话，家和万事兴，本书就是凭借人和、心齐和一种奉献精神才得以顺利出版。

自古风雅之士皆爱读书，神入书中可以忘情忘我，大彻大悟。我渴望着，在悠悠琴声中，各位读者能细品全书，举杯开怀，煮酒论英雄。

（2012 年 6 月）

《金台建瓴》

序　言

几个月前，临阵受命要为“金台建瓴”一书作序，顿时，“诚惶诚恐”的惊喜与“恐辱使命”的担心一起涌入心头，使我一直不敢轻率动笔，又不曾轻松释怀。

《金台建瓴》的书名最初策划时由我提出，其从成语“高屋建瓴”转意而来，又巧用周金台教授的大名。金台教授的学术与做人均为一品，他一生都在坚守着自强不息、扬鞭自奋的人生信条，不倦地修炼学术，他一生都是高情远致，明德惟馨地修行人德与情操。如同他的名字，是在更高一筹的金台上建瓴修厦，构筑人生的丰碑。

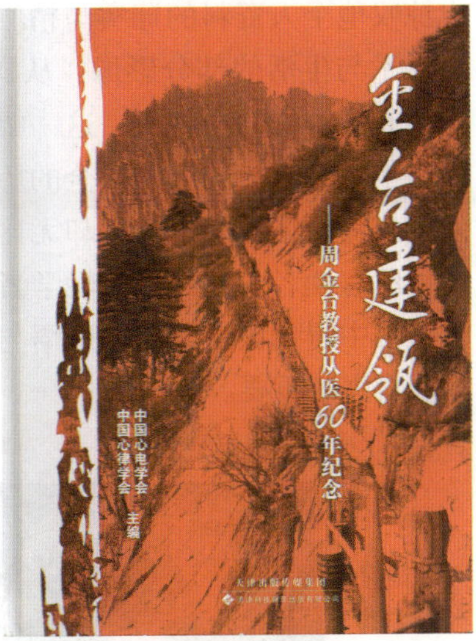

天津科技翻译出版有限公司，2013
主编　中国心电学会　中国心律学会

我与金台教授相识已逾三十年，对他能在心电学、心脏起搏与心电生理学三大领域均有不凡建树，早已钦佩不已，甚至奉为偶像。从意气风发的普通医者到出类拔萃、众人尊敬的学界领袖，周教授的人生之路炫目多彩，医学生涯辉煌壮伟，他诲人不倦的道德操守，淡泊明志的人生信条都是我追慕的楷模。

几年前，在与周教授的闲谈中，知晓他想在从医60年之际出版学术论文集以资纪念，这让我久已蓄积的心情再次涌动，立即承诺要在他一生极具纪念意义的时刻呈送一份特殊的礼物，要比“论文集”更能反映出他平凡而又倍受崇敬的学者生涯。就我看来，透过先生发表的专著固然能知晓他在专业领域的成就，但远不能反映先生几十年的风雨历程，以及他在诸多方面取得的骄人业绩。岁月无痕，人生有迹。时至今日，周教授已悬壶济世一甲子，又逢九十华诞。几十年的时光，对历史长河而言只是短暂的斗转星移，但对一个人却是饱含沧桑而厚重的心灵感悟，是深沉博大的人生积淀。当把人生无数精彩的瞬间与片段堆秀汇翠时，就会成为一部恢弘壮美的人生史诗、一幅气势磅礴的精彩画卷，才能充分展示炫美的人生，为先生编写画册的愿望就这样萌发了。

令人兴奋与欣慰的是，此动议一经提出，立即得到不同寻常的反响。众者纷纷挥笔撰文，向先生致意。他们当中，有并肩奋战多年的至交好友，有门下受教的恺悌学子，还有性命相托的众多患者。这份热情，不仅是对一名善良医生的首肯，对一位耄耋前辈的深深祝福，更是对一位终生抱诚守真老学者的倾心敬重。

对全书文稿与图片的梳理也充满了意趣，在赞叹先生丰硕一生的同时，我也惊叹他个人资料的翔实与精心收存。我们在千余幅照片中遴选出最能代表先生学术与生活的部分影像：从弱冠之年的中学时光，到激情澎湃的青年岁月，再到五彩缤纷的中晚年，这一幅幅珍贵的照片记录了先生个人的荏苒光阴，也饱含了一个时代的五味俱全的历史记载。虽然，一本有限的画册远不能展示他人生全部的精彩和荣光，却无比真实地记录了一位医者大家的心路历程。我深信：所有读者，尤其是年轻学者，一定能从书中获取丰富的养分与启迪，一定能从书中得到振奋斗志的感悟与力量，觅寻到强者人生的成功轨迹与自重、自律、自强的重要。

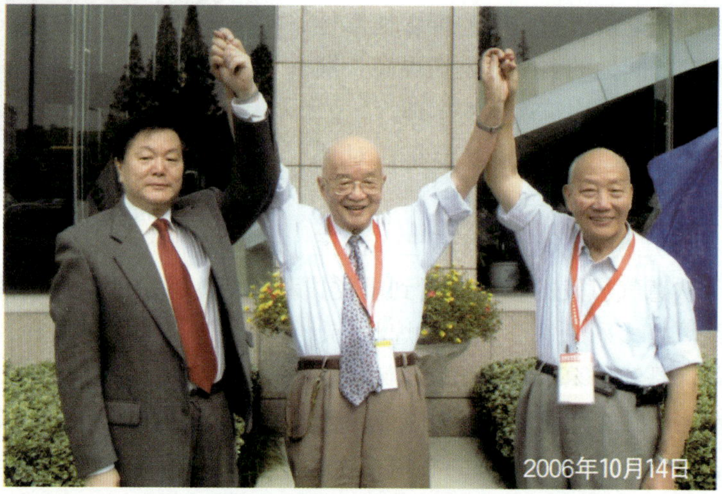

中国心电学会三任主任委员（2006）
赵易（中）、周金台（右）

收录的数十篇文章也为画册增色添彩，你会从中感受到师生之间真挚情感的流露，挚友之间深深情怀的分毫不掩。更难得的是，有多位知名的学界大师也为金台教授泼墨寄情。程天民院士是我国著名的病理学家，也是金台教授的大学同窗，他挥毫亲书致贺；陈灏珠院士是我国心血管病学界的领军人物，又是金台教授的学兄，他也撰文万言，以贺仙寿。

“极目天地寥廓，纵横方寸之间”，这是中国传统学者放眼天地、静心修行的真实写照，也是周教授从医六十年一直践行的准则。他敏锐的学术洞察影响着中国心电学和起搏的发展，他潜心学术的丰硕成果已成为这一领域的经典。值此行医六十年纪念之际，让我们在流动的历史光影中去了解、去感受一位大师的胸襟与善美的心灵。

我在先生从医从教六十年庆典之际，题写了“含谟吐忠，功不唐捐”的贺词。其中“含谟吐忠”是清末重臣李鸿章喜爱的一句话：含为含在口中，谟为谋略，吐忠是为国效力尽忠。这是勉励有志之士，要不断修炼提高自己，知书达理，用学到的本领报效国家。李鸿章一生兴办洋务，改革强国。马关条约谈判时，三次据理不签字而遭枪击，辛丑谈判他怒斥列强，被世人誉为中国的“俾斯麦”。而“功不唐捐”是近代文坛大家胡适之语：功为功夫；唐做徒然或白白之解；捐为舍弃、丢掉之意，这是告诫年轻人，世界上所有的努力与功德都不会白白付出，而必有回报。胡适一生常用“功不唐捐”自勉，或题写给年轻学者而激励之。

我喜欢这八个字的内涵：自律、自强、学无止境及精忠报国，其实这也是金台教授一生的写照，故借序文献给金台教授，也与本书读者及各位同道共勉。

（2013 年 1 月）

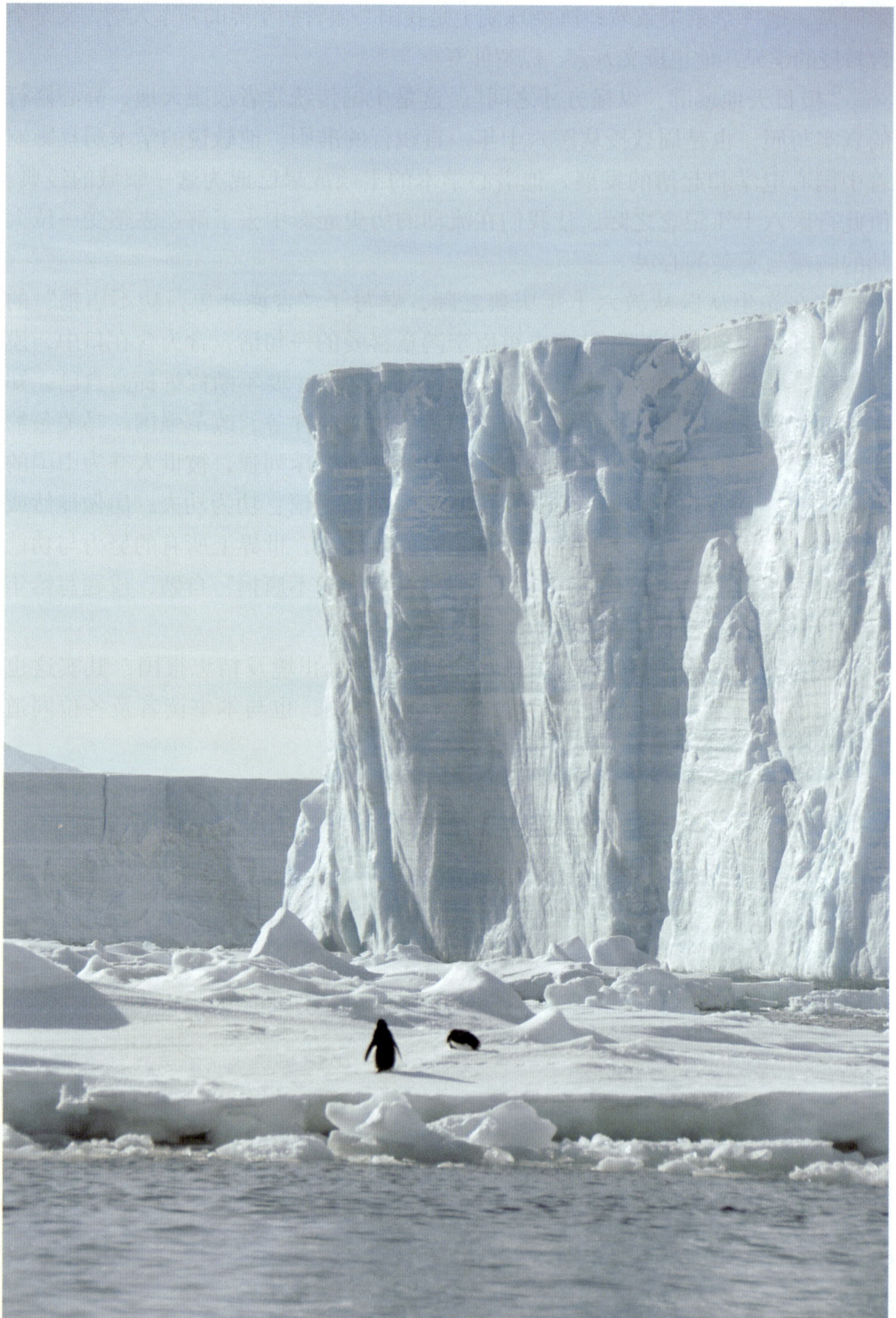

南极印象　　2010.2.16 摄于南极

第二篇

心电图学

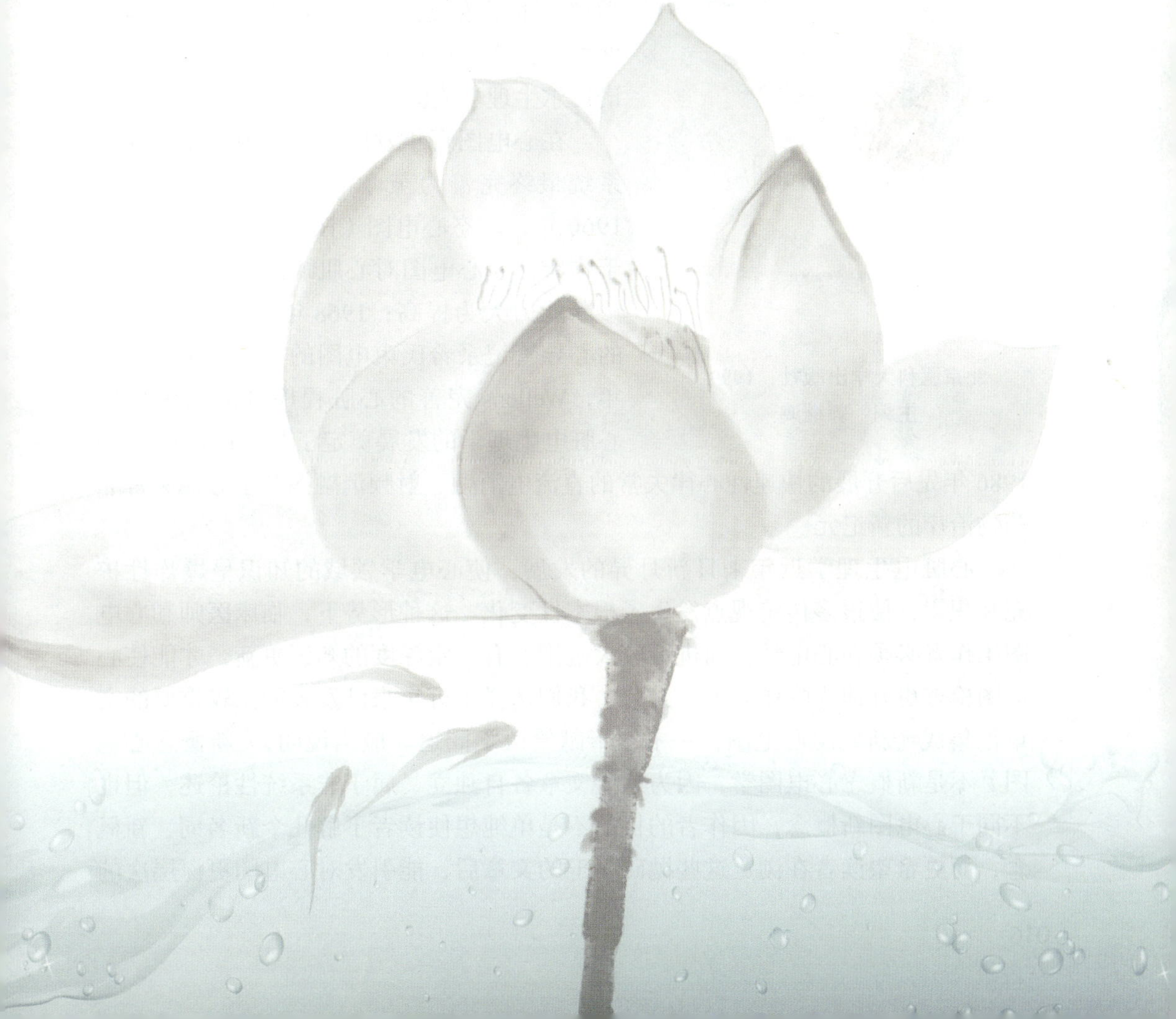

《新概念心电图》（第1版）

序 言

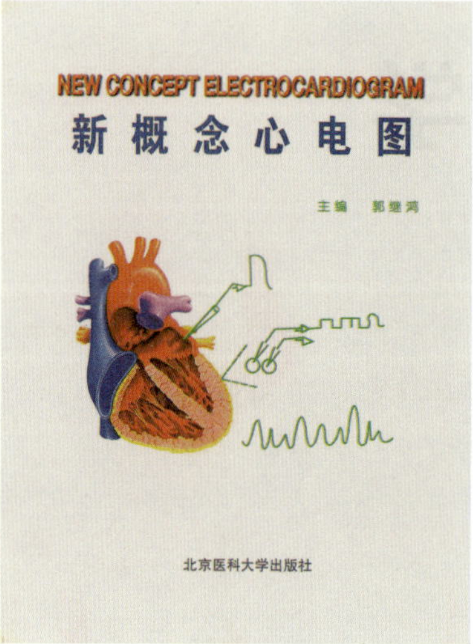

北京医科大学出版社，1999
主编 郭继鸿

自1887年Waller记录出人类第一份心电图至今已整整112年了。心电图技术的问世极大提高了心脏生理学研究水平，提高了心血管疾病的诊断能力，甚至使整个临床医学都发生了改观。为此，对心电图创立与发展做出巨大贡献的Einthoven荣膺了1924年诺贝尔生理学或医学奖。

在心电图百年发展史中，1942年，导联系统最终完善为至今沿用的12导联系统；1960年，动态心电图（Holter）技术开始用于临床，使心电图对心肌缺血和心律失常的诊断能力大为提高；1968年，Scherlag创立的心导管记录希氏束电图的方法问世；1971年，Wellens完善的心脏程序刺激法为现代心脏电生理学的发展奠定了基石；1982年和1986年先后开展的快速性心律失常的直流电消融、射频消融揭开了心律失常非药物治疗的新纪元。

心脏电生理学近年来日新月异的发展，使心电学领域的知识呈爆炸性扩充和积累，使很多传统观点发生了根本性变化。这种形势下，临床医师和心电图工作者必须在心电学方面进行较大范围、有一定深度的知识更新，才能使心电图检查更好地为临床服务。为此，我们选择了近年来已发表的比较重要的文章汇集成《新概念心电图》一书，奉献给医学同道。应当说明，《新概念心电图》不是新概念心电图学，因为这些文章各自独立、属于非系统性论述，但也不同于心电图新概念，因作者的目的不是单纯想使读者了解几个新名词、新概念，而更希望读者在浏览这些抛砖引玉的文章后，能引发对心电图更深层次的

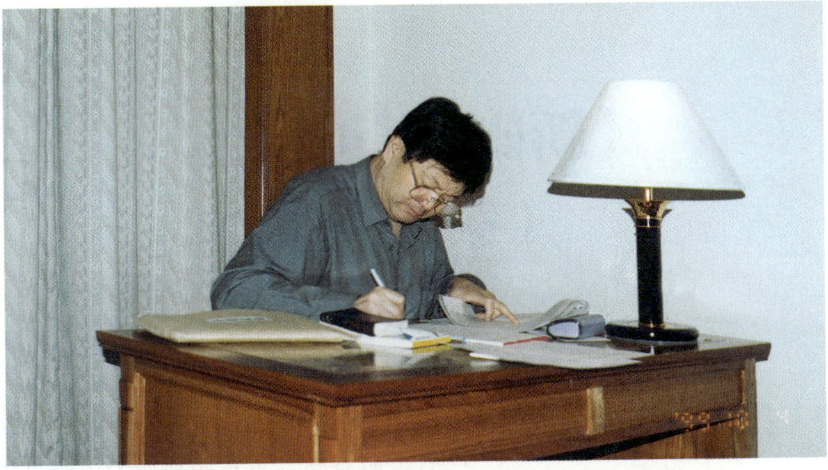

撰写《新概念心电图》

理解，形成一个宏观的全新概念，进而拓宽心电图的应用空间，使其发挥更大的潜能，更好地为临床医学服务。

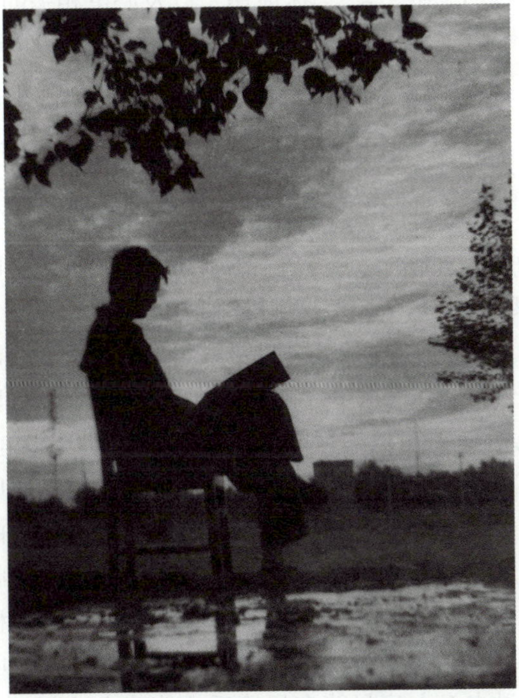

旭日晨读 30 年寒窗（1975）

（1999 年 12 月）

《新概念心电图》（第2版）

序 言

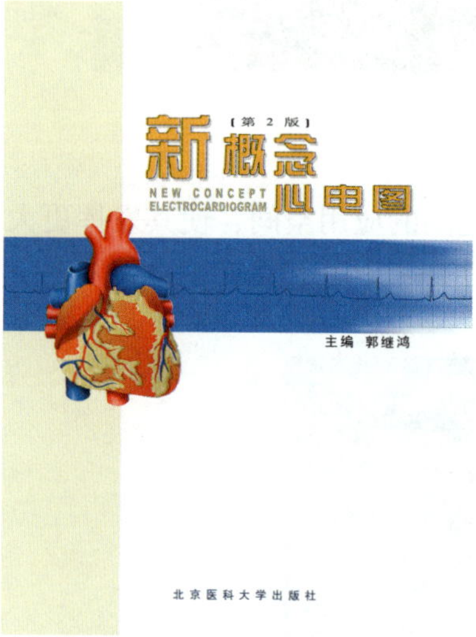

北京医科大学出版社，2002
主编 郭继鸿

《新概念心电图》自1999年面世至今已有三载春秋，未曾始料该书出版竟得到了众多医学同道的支持、鼓励、关心与厚爱，一时间竟脱销两次，令人感动而慰藉。

初版后的三年中，心电图基础理论的研究、心电图特殊现象的研究、心电图的临床应用，以及心电相关的无创检查新技术等诸多方面均出现了不少新观点与进展。无疑，这些对临床医师及心电图医师的知识更新必不可少，再版中在这些方面都有相当篇幅的阐述与增补，与第1版相比，第2版的篇幅增多了一倍以上。

在新版增添的内容中，部分是在原来资料基础上的扩充，以“二联律法则与长短周期现象”一文为例，初版仅侧重室性心律失常，再版中对房性心律失常中的长短周期现象也做了详尽阐述。增补的内容中，不少属于心电图基础知识的范畴，例如“不应期与心电图”“折返与心电图”“节律重整与心电图”，这些不仅能提高临床及心电图医师的理论水平，也能提高其心电图的分析和阅读能力，对心电图与心脏电生理的有机结合与相互渗透也十分重要。此外，新增内容中更强调心电图的诊断与临床心血管疾病之间的结合，以Lev病为例，Lev病属于老年双束支阻滞的一种心电疾病，其与老年心脏钙化综合征、老年退行性瓣膜病变间的关系密切。心电图与临床间更为紧密的联系，使过去Lev病只能在尸检后才能确定诊断，发展到当今，在患者生前便能被明确诊断。

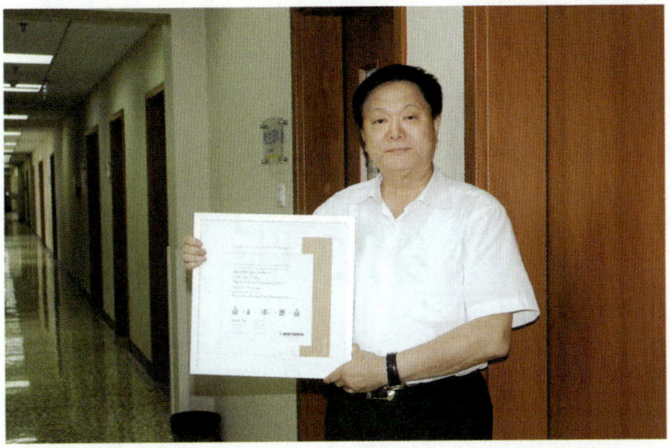

不断求索，永不驻足

《新概念心电图》的再版，正值心电图临床应用百年庆典之际。从 1902 年 Einthoven 开创心电图技术至今的百年中，心电图的应用不仅久盛未衰，反而应用价值有增无减，成为临床医学的四大常规检查项目。其诊断水平也逐渐升高。以先天性长 QT 间期综合征为例，如今，经体表心电图的详尽分析，几乎能 100% 对患者基因突变的类型与位点做出诊断，出现了分子水平的心电图诊断。

在新版《新概念心电图》问世之际，如同第 1 版前言中我们强调的那样：《新概念心电图》不是新概念心电图学，因为这些文章各自独立、属非系统性论述，但也不同于心电图新概念，因为作者的目的不是单纯想使读者多了解几个新的名词、新的概念，而更希望读者在浏览这些抛砖引玉的文章后，能引发对心电图更深层次的理解，形成一个宏观的全新概念，进而拓宽心电图的应用空间，使其发挥更大的潜能，更好地为临床医学服务。

居里夫人说过："科学家的任务就是要点燃科学道路的路灯。"《新概念心电图》称不上路灯，但衷心希望它至少能成为一支闪亮的蜡烛。

（2002 年 4 月）

《新概念心电图》（第3版）

序 言

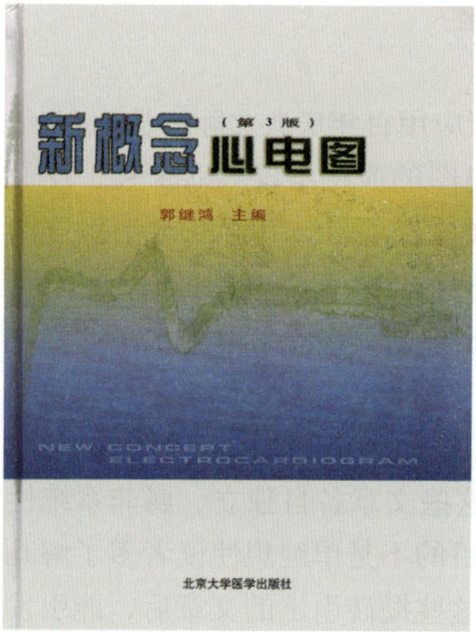

北京大学医学出版社，2007
主编 郭继鸿

是心电学日新月异持续不断的进展，是我对心电图应用与理解的逐步加深，是心电图工作者对新知识、新技术的追求与渴望，以及读者对本书前两版的信赖与首肯，促进了《新概念心电图》第3版的修订问世。

稍加思考就能发现，当今心血管领域多数重要的发展都与心电学休戚相关。射频消融术使无数的快速性心律失常得到根除，使患者彻底告别疾病恢复健康。埋藏式心脏复律除颤器（ICD）的问世与应用，迈出了人类征服心脏性猝死的一大步；新近提出的短QT间期综合征、2相折返、SCN5A疾病都属于心电疾病，都要经心电图或心电学各种方法做出诊断。为阐明心电学极为重要的临床作用，不妨回顾几个令人瞩目的心血管病综合征。众人皆知的预激综合征于1930年由Wolff、Parkinson、White三人共同提出，其包括短PR间期、δ波、宽大畸形的QRS波心电图三联征，这种特征性的心电图表现加上心动过速的病史则构成预激综合征。预激综合征合并的房室折返性室上性心动过速属于0相折返，射频消融根治性治疗的成功率几乎100%。无独有偶，事隔60年，1991年西班牙的Brugada兄弟提出了另一个综合征，其特征性的心电图三联征表现为：右胸导联的类右束支阻滞（J波），下斜型ST段抬高及T波倒置。不同的是其合并心动过速的机制是2相折返，常合并的心律失常是心室颤动与猝死，结合病史和心电图表现则构成了Brugada综合征。显然，Brugada综合征的本质也是一个心电图综合征，尽管被发现与提出仅16年，却挽救了不少人的生命。因此，心电图学一直处于发展中，一直不断涌现着新的建树与突破，这些显著的特征使其历经百年而久盛不衰。

显然，第 3 版的内容希望更能充分反映心电学的这些新亮点。在原来内容的基础上，第 3 版增补了约三分之一的新内容。例如，“短 QT 间期综合征”“Lambda 波”“窦性心率震荡现象”“节律重整”“心脏震击猝死综合征”等。除此，又对原书保留的内容也做了修订、补充及完善。可以肯定，不论内容还是学术水平，《新概念心电图》第 3 版都上了一个新台阶。

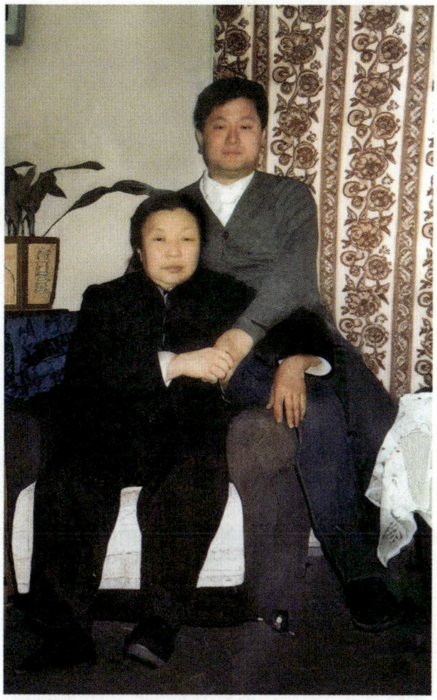

母爱润心

正值新版修订即将完成之际，慈祥的母亲不幸辞世，悲痛欲绝的我挥泪写下：“哪里有阳光，哪里就有芳草绿地；哪里有母亲，哪里就有伟大的爱。”这凝聚着我心中的感恩之情，连同本书一起献给已在琼岛仙阁但仍然注视和关心我的慈母。

“功崇惟志，业广惟勤”，这是清朝乾隆大帝勉励自己的座右铭，是说每个人的成就与功绩都要靠坚定不移的意志和信念来完成；要靠不懈的努力与勤勉来实现。这种励精图治的情怀，至今仍对我们有一定的启迪和教益。

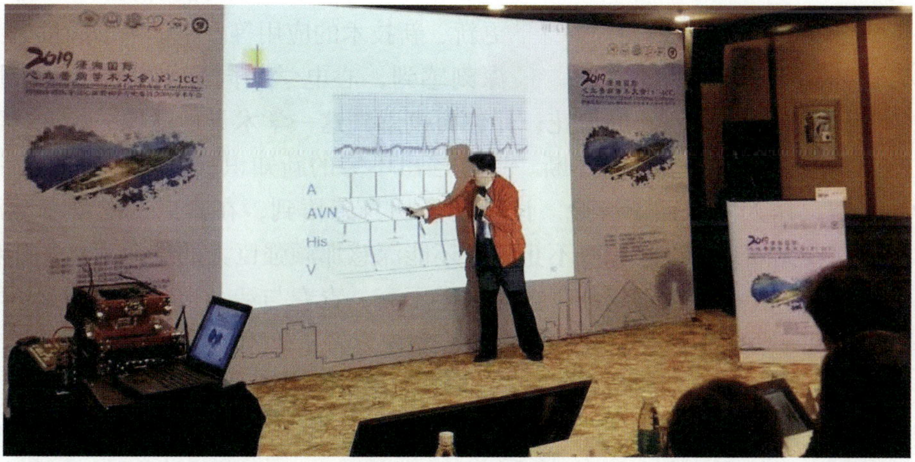

一丝不苟

（2007 年 10 月）

《新概念心电图》（第4版）

序　言

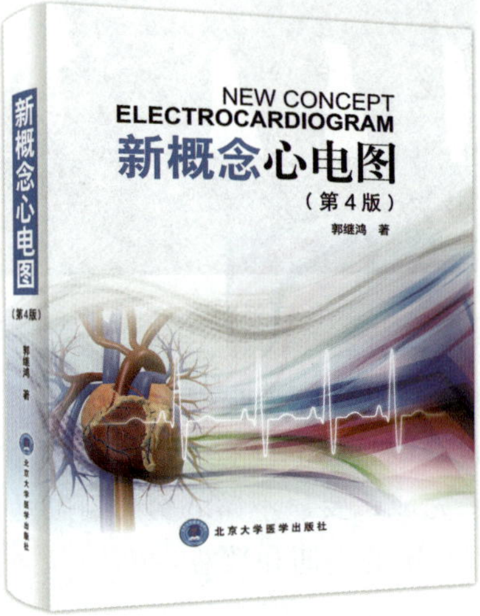

北京大学医学出版社，2014
著　郭继鸿

做事拖沓是不少人很难逾越的难关，正是这一软肋使《新概念心电图》第4版的修订一拖便是几年，最终拖到了甲午之年。庆幸的是第4版扩充与修订的幅度大，全书更加充实的内容使人耳目一新，再加上全书变为全彩色印刷，使85%以上的示意图与心电图实例均成为彩色，这使全书赏心悦目，颇具新意，令人略感慰藉。

正如本书第1版前言所述，《新概念心电图》不是心电图教科书，书中的内容各自独立，而非系统性编排。几版来，其致力于引进和介绍心电学领域的前沿热点、概念的更新、新技术的应用等。精读本书的读者能深刻感到，心电学如同海水潮汐，一浪胜过一浪，并不时撞击出新的浪花；让你由衷感到这一学术天地就像一个变化不竭的万花筒，新景好戏连番不断。这些层出不穷的新知识、新视野让人吃惊、让人兴奋，诱人猎取而不弃舍。读者还会切身感悟到，在其广袤的学术瀚海中，蕴藏着无限奇妙，除惊叹不止外，还能深感那顽强巨大的生命力，还让你豁然明朗：为什么她在百年的坚挺中久盛不衰，青春与活力永驻。这就是科学的永恒属性——永不停息的前行与发展，而探索者永远不能到达彼岸。

与前三版不同，第4版除内容拓宽和更加跟进前沿外，新版将全书内容改为以篇章为序，将书中内容集结在十大旌旗下，重新组合，统一编排，将书中相似内容集结在一起，并能对心电学领域的进展更清晰地分类，形成整体框架与印象。

与前三版还略有不同的是，第4版的内容更贴靠临床，更密切结合心脏电生理的验证与诠释。这体现出多年来我们不遗余力地倡导提高心电图的两个关键：

一是更紧密围绕临床的需求，直接为医疗一线服务。绝不把心电学束之高阁，将之误导为简单的图形学。相反，其始终是临床疾病诊治的重要手段。如果将治病喻为一场球赛，那心电图绝不是赛场周围的观众，而是参赛的队员。每次进球如同患者的诊治出现了新转机，这里饱含了心电学检测技术的贡献。二是要与心脏电生理，包括无创食管心脏电生理检查技术更紧密结合，验证心电图的诊断，探求其发生机制，寻找最佳治疗。

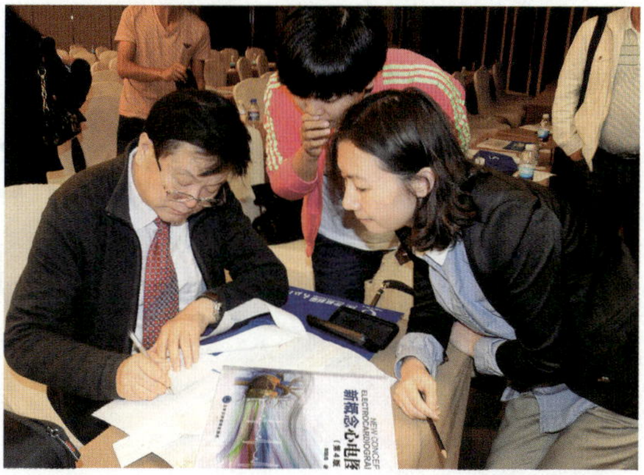
读者的期望，笔耕不辍的力量

还应指出，修订后的第 4 版仍有不少遗憾。首先是全书涵盖的专题多、领域广，使新的修订本未能如愿地涵盖更多的精品文章，使每个专题最新进展的介绍尚存顾此失彼的情况。其次是近一百篇内容各异的文章林立，使各章节内容存在少许的交叉重叠，甚至插图也有重复应用，但为了各专题论述的完整性有时不得不为之。另一遗憾是全书的篇幅有限，遴选全书内容时，常有忍痛割爱之况，使有些内容未能入围第 4 版。正是这些不足与遗憾，将成为我们撰写第 5 版的新动力。

踏进马年，人们总会脱口道出：策马奔腾、马到成功等成串的吉言。而久怀忧国之心的我却将马年与甲午年相联而思。一提甲午年就让人想到双甲子之前的甲午海战（正际马年），未消两时辰，大清帝国赫然有名的北洋水师惨遭全军覆没，并在随后马关条约第三次谈判后，日本枪手的暗杀子弹射入大清帝国首席代表李鸿章的左面颊。还让人想到六年后李鸿章再次忍辱负重，签署再辱中华的辛丑条约并积劳猝死在贤良祠居所的床榻上，只在那空荡而败落的贤良祠正厅留下他“含谟吐忠”四个让人心酸的大字。屈辱的历史常让人仰天长叹、低头反思，常能点燃我们心中那永不平复的火种，激发国人自强自立的信念和为国为民的斗志，并在每位中华儿女的心中油然升起神圣的使命感。甲午耻，犹未雪，国人恨，何时灭！凭借这股强劲的爱国之心与使命感，尽绵薄之力，筑我中华新长城。

第 4 版序言收笔之际，我想用美国哈佛大学图书馆的一句馆训与各位读者共勉：“现在去睡觉一定能做个好梦，而继续读书，能将好梦变为现实。”衷心希望《新概念心电图》第 4 版能使每位读者受益，衷心祝愿每位读者朋友天天进取，学有所成。

（2014 年 1 月）

《新概念心电图》（第5版）

序 言

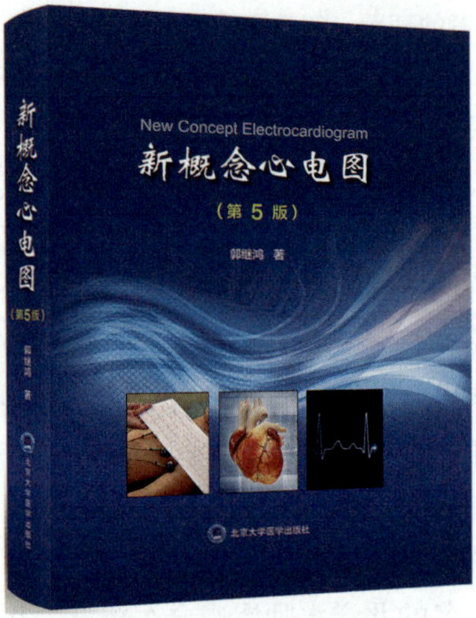

北京大学医学出版社，2021
著 郭继鸿

转眼已是辛丑年的谷雨时节，又是远山青染，气爽心悦的四月天。细落的微雨，因益于田间谷物而得谷雨的雅名。看那一眼望穿的鲜绿麦苗，正饮着雨水拔节吐穗。正是春好不虚度，只要勤奋就会五谷丰登。

携盎然绿意，欣然提笔为第5版《新概念心电图》作序。可以想象，但凡一书到了5版，无论是人文经史，还是自然科学论著，都表明已得到社会与读者的高度认可，而这种认知无论对作者、对出版社都是一种难得的信任与荣誉。而伴其来的则是作者倍觉责任的加重，唏嘘新版之作真能不负众望。

科学最大的属性就是不停地前行，不断驶向彼岸。而科技专著作为科学理论的文字载体，天经地义地要与时俱进，将科学巨轮前行的每一足迹、每一动向都在第一时间反馈给读者。即使有些还在襁褓中，哪怕刚露出一线光亮，也要不遗余力地传播。有时就是这微弱之光，却能引出一片新光芒，照亮一域新天地。

翻开《新概念心电图》第5版目录，你很快就能感受新版的三大特点：修订深入、大幅扩版、内容更前沿。修订深入是对前版内容纵深细致的修改，几年来心电学理论大幅度更新，推出的新视点、新理念，敦促着对前版内容的更新增补，为昨日的经典增添今天的新活力。大幅扩版是指本次从第4版撤下23篇文章，其内容多为读者熟知，同时有25篇新文章首次入围，占新版总篇幅的25%，使新版容量得到大幅扩充。这些更为前沿的文章，可让读者耳目一新，视野洞开，提高了第5版的可读性、前沿性和实用性。因此，新版的《新概念心电图》蕴含着对心电学新理念的更高认知力。

举例而言，4 版后的近几年，心电学的一个新热点集中在室性与室上性心动过速的精准诊断与鉴别，这与方兴未艾的心脏电生理的进展与消融术根治心律失常的快速进展戚戚相关。新的诊断技术能给各种室性心动过速更加精准定性、定位，使消融术根治室性心动过速的成功率显著提高。有鉴于此，第 5 版收录了“迷走性心动过速的积分法”“室性心动过速的积分法”等重要文章。

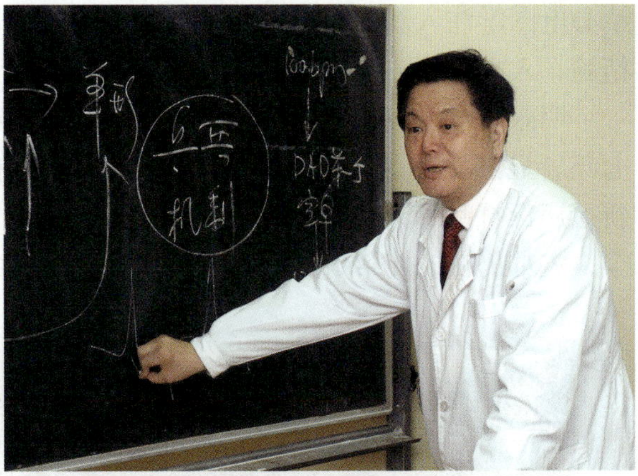

蜡烛燃尽 照亮别人

此外，第 5 版对心电图领域新推出的 Bays 综合征、Wellens 综合征、If 通道、晚钠电流抑制剂、新药伊伐布雷定等专题做了浓墨重彩的介绍，并对胺碘酮、普罗帕酮等老药的新用、指南新的推荐意见做了深入阐述，将对临床医生有着重要的指导作用。

纵览《新概念心电图》5 版后，你会发现，跨越了二十余年的五本同名专著，在专业理念上有着惊人的一脉相承。其大胆打破了心电图学既往的阐述模式，以全新的理念与视角，对心电图理论做了更深层面的纵向论述，对这项百年不衰的诊断技术做了空前拓展，益于专业人员的革故鼎新。与此同时，全书的文章又各自独立，属于非系统性论述。其严守初心、主旨不变，矢志不渝地

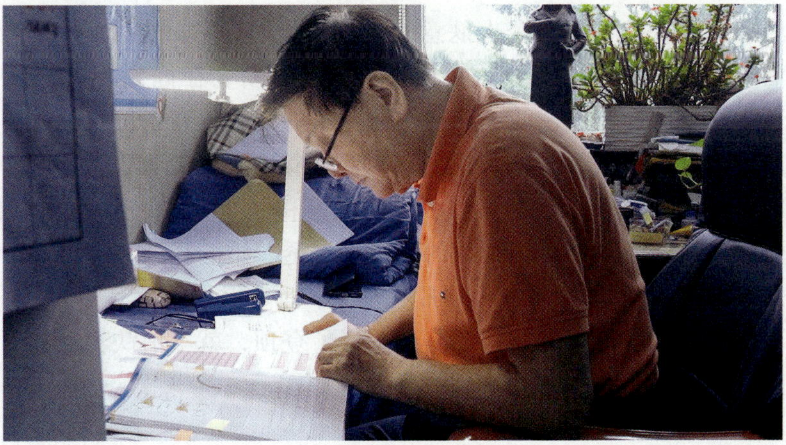

读书：学者的名片

给心电图学注入新血液，赋予新使命，绝不囫囵于单纯的心电图形，而是渗其精髓，入木三分。

明眼者知，《新概念心电图》前几版均五年一新，而本版却与第 4 版相隔七年。显然，其受到新冠病毒对人类猖獗逆施的影响。近两年，肆无忌惮的新冠病毒打乱了人类生存、生活与工作秩序，使第 5 版的修订拖延了两年。至今，灾难仍在，使第 5 版的收官工作推延到 2021 年的暮春时节方才竣工。

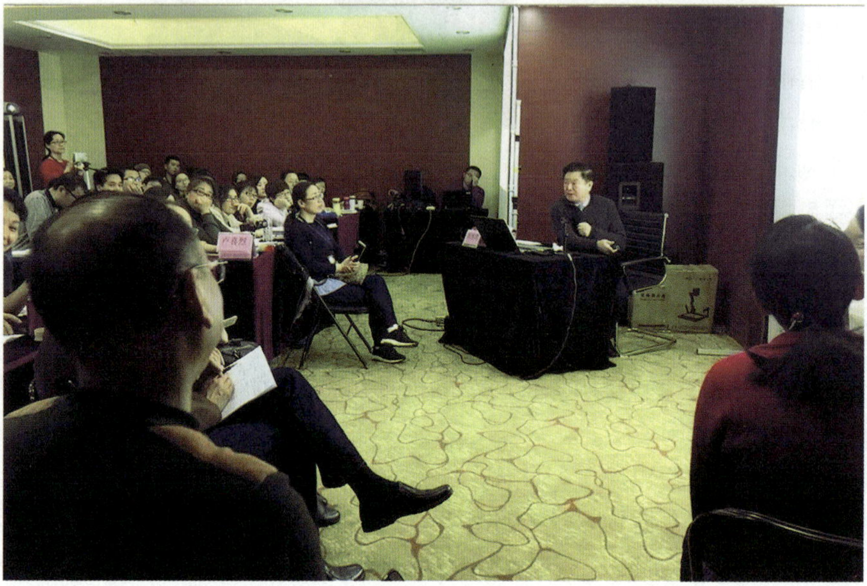

授业解惑 论道声远

眼下，第 5 版《新概念心电图》沐浴着四月天的谷雨，携带着种桃、种李、种春风的爽快心情，在令人惬意的时节破土萌出了。窗外暖风不燥，风光秀瑰，看春花未尽，夏花又盛。在这春花春雨中新卷在握，让我们心中有梦、有爱，让生活有诗、有花，使一路种树栽花人的心中，春意长存长在。

新版面世之际，我要衷心感谢所有读者对第 5 版《新概念心电图》的厚爱与耐心等待，感谢北京大学医学出版社的包容和一如既往的扶持，还要感谢本书助理张丽萍女士，全书每幅精致的图表都浸透着她的智慧与付出。

每版序言多以励志之言结束，那是为了事业走得更远，渴望读者前行得更快。第 5 版序言和各位同仁共勉的是“选择了登顶，就不怕跌宕；选择了远方，就要拿出坚强！”

（2021 年 4 月）

《新概念心电图图解》

序 言

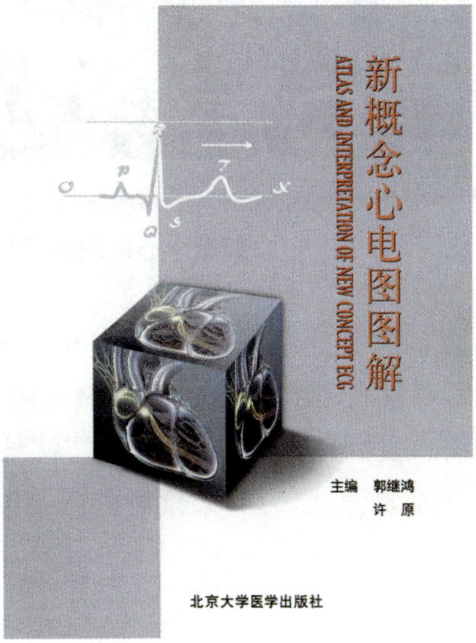

北京大学医学出版社，2003
主编 郭继鸿 许原

《新概念心电图》第2版已于去年面世，先后两版的《新概念心电图》以及配套的八期全国新概念心电图研讨班的举办，引起国内医学同道的巨大反响，不少临床及心电图医师感慨发声：“沉闷了几十年的临床心电图学领域开始苏醒，使心电图诊断技术的应用得到空前提高，应用的范围被拓宽。”同时，这些举措已在更大的范围激起心电图学习的新浪潮，相关论文如雨后春笋，这是我们始料未及的。心电图学界的这些新气象令我们无比欣慰，抛砖引玉是我们的初衷，这些新气象也促进我们更加勤勉地为心电图事业做更多有益之事。

《新概念心电图图解》作为新概念心电图全国研讨班的教材，于2001年5月以内部读物的形式非正式出版，首次印刷的5000册早已畅销一空，不少读者希望内容能进一步扩增，并希望正式出版。为此，将原来的教材课本经修订、扩编后，请北京大学医学出版社正式出版发行，以满足读者的需要。为提高本书的参考价值、可读性和实用性，书中还选录了10余篇近期我们撰写的心电图相关文章，一并奉献给读者。

《新概念心电图图解》是《新概念心电图》的姊妹篇，其肩负的重任就是共同为读者搭起新概念心电图这一理念的框架与桥梁，并留出一定的空间，激发读者用各自临床心电图的实例去填充。本书的宗旨不是单纯使读者了解几个新名词、新概念，而是更希望读者精读这些抛砖引玉的典型图例和文章后，能够引发对心电图更深层次的理解，形成一个宏观的全新概念，进而拓宽心电图的应用空间，发挥其更大的潜能。

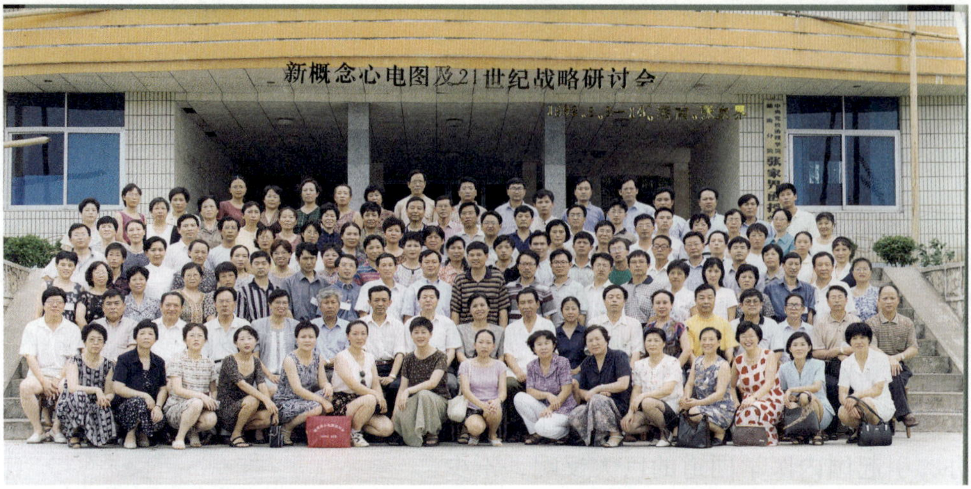

新概念心电图首届研讨班（1999 年 8 月）在张家界举行

本书整理与扩编的时间急迫，深思熟虑尚不够，书中肯定会有疏漏之处，恳请读者不吝赐教；使本书再版时得以勘正。

爱因斯坦有一句名言：“就某种意义，追求与探索真理的人比占有真理的人更伟大”。愿与广大读者共同与时俱进，不断追求和探索心电图新奥秘。

（2003 年 5 月）

《心电图学》

序 言

自1887年Waller描记出人类第一份心电图至今已115年，而Einthoven将心电图技术引进临床应用也整整一个世纪了。心电图技术的问世极大程度地提高了心脏生理学的研究水平，提高了心血管病的诊断能力，使整个临床医学都随之发生了改观。为此，对心电图的创立和发展做出了巨大贡献的Einthoven荣获了1924年诺贝尔生理学或医学奖。

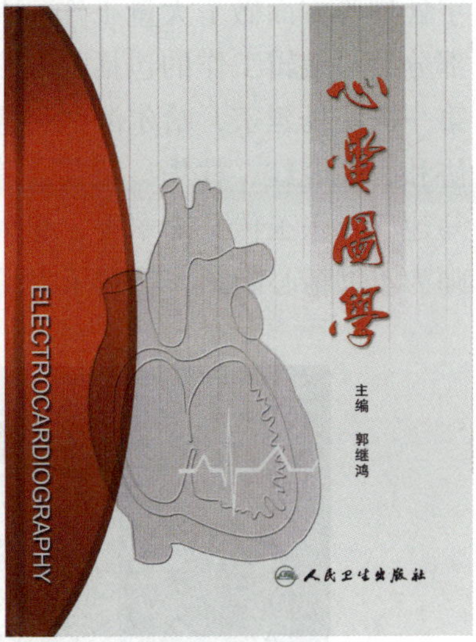

人民卫生出版社，2002
主编　郭继鸿

在心电图的百年发展史中，导联系统最终于1942年完善为至今仍然沿用的12导联系统；动态心电图（Holter）技术于1960年开始用于临床，使体表心电图诊断心肌缺血和心律失常的能力大为提高；Scherlag于1968年创立的希氏束电图导管记录方法和1971年Wellens完善的心脏程序刺激方法为现代心脏电生理学的发展奠定了基石；1982年和1986年先后开展的快速性心律失常的直流电消融术、射频消融术开创了心律失常治疗的新纪元。

心脏电生理学的日新月异的发展，使心电学领域的知识呈爆炸性扩充和积累，使很多传统观点发生了根本性转变。这种形势下，临床医师和心电图工作者必须在心电学方面进行较大范围、有深度的知识更新，才能使心电图检查技术更好地辅助临床工作。为此，我们在传统心电图学的基础上进行了扩展，系统介绍了心电图学和心电生理检查学。希望读者通过本书，能对心电图有更深层次的理解，形成一个宏观的全新概念，进而拓宽心电图的应用空间，使其发挥更大的潜能，更好地为临床医学服务。

本书共分三篇73章，由十几位基础理论造诣颇深、实践经验丰富的心电图学专家及心血管病学专家撰写相关章节，阐述基本概念，介绍新观点、新知识、新技术和新应用，供广大读者参考。本书图文并茂，每份图均经过认真筛选和精心制作，使其成为心电图工作者、内科医生、急诊科医生、心血管专科医生及医学生和医学研究生案头必备的重要参考书和教科书。

人民卫生出版社领导及雷亨朗编审对本书的编写给予大力支持，没有他们的努力和支持，本书不可能如期出版。在此谨致以崇高敬意和诚挚感谢。

本书编写过程中，参编各单位的诸位医师、技师及研究生在图片绘制和文字处理等方面做了大量工作，在此表示最衷心的感谢。参加大量准备、制图和部分编写编辑工作的包括：北京大学人民医院王斌、王立群，大连大学医学院第一医院杨延宗，哈尔滨医科大学第一医院曲秀芬，华中科技大学同济医学院协和医院庞红、林华、黄芸、陈志坚，中南大学湘雅二医院王成，滨洲医学院马建群、张玉传、李翠香，阜外医院王春宁博士等。北京昌平中医院李立昆医师为本书精心制图，花费了大量心血，在此一并表示深深的感谢！

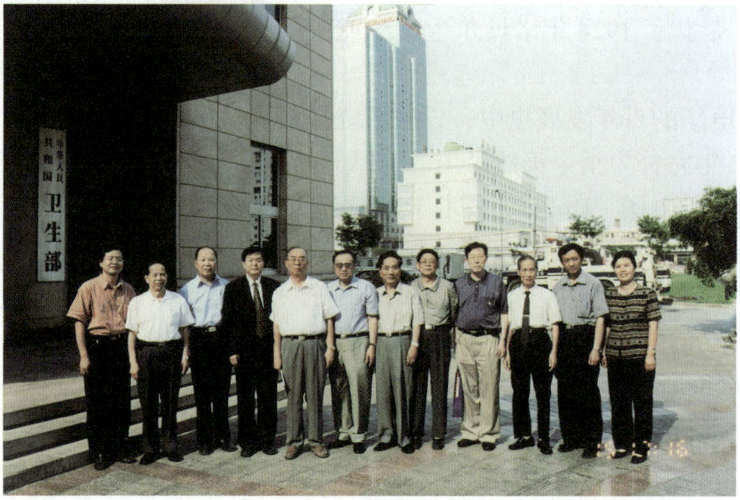

“心电图学”全体编委合影（2002）

图中左起：张海澄、崔长琮、雷亨朗、郭继鸿、张文博、黄永麟、吴祥、杨钧国、林治湖、谢振武、马向荣、许原

当今已进入信息时代，技术和知识的更新和深化十分迅猛。限于作者本身存在的局限性，本书难免存在纰漏和错误，热烈希望前辈专家和广大读者不吝指教，以便我们再版时做出更正与补充。

（2002 年 6 月）

《心电学进展》

序 言

1903 年 Willem Einthoven 应用弦线式心电图机记录到图形清晰、可供临床应用的心电图，至今已整整一百周年了。与 X 线检查技术一样，心电图历经百年，久盛而不衰，为人类健康和生命做出了巨大贡献。

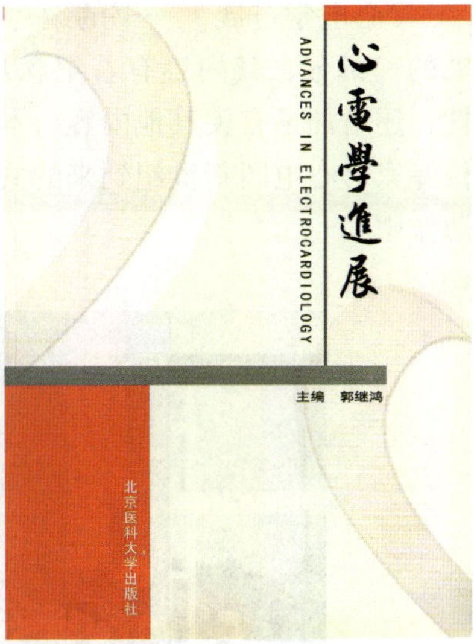

北京医科大学出版社，2002
主编 郭继鸿

心电图久盛不衰的原因很多，其中不少心血管病主要依靠心电图才能做出诊断，如预激综合征的诊断、心肌梗死的诊断、各种心律失常的诊断。除此，心血管病学的临床进展还在不断扩大和提高着心电图的诊断能力，例如心电图诊断心尖肥厚型心肌病的作用日趋重要，又如 Brugada 综合征的提出，心电图的特征性表现已引起高度关注和警惕。

20 世纪 70 年代临床心脏电生理学的出现为一度已处于平台期的心电图注入了新活力，应用心脏电生理技术，使许多心电现象得到复制，心电图裂隙现象等多种伪超常传导的心电现象得以识别，隐匿性预激综合征的存在被揭示，人们对不同水平面的房室阻滞部位的心电图特征有了新认识，Lev 病的临床诊断已变为现实。20 世纪 80 年代射频消融术横空出世，使越来越多的快速性心律失常得到根治，并极大激发了医生对心电图的兴趣，心电生理的检查如同病理解剖的手段，可验证心电图诊断的真伪。此外，经心电图行房室结双径路的诊断，心电图为预激旁路定位能力的提高，起源于左室流出道室性心动过速的心电图特征已被提出等等，这些都不断给心电图学注入活力，使其永葆青春。

应当看到，新世纪的心电图也面临着巨大挑战。起搏心电图是自身心律与起搏节律的混合体，日趋复杂的起搏器功能使起搏心电图变得更加扑朔迷离，起搏专业的医师对此感到困惑，而一般临床及心电图医师更感到棘手或迷茫，如何面对这些挑战和解决这些难题正在积极的探讨和探索中。随着新型心电图机（计算机）的临床应用，其选用的滤波参数与原来心电图机的参数迥然不同，这将使心电图图形也出现一定的差别，如何更好地将其应用于临床，以及当今心电图的正常值是否需要更新等，也将是严峻的挑战，如何面对和解决这一问题需要做出抉择。

机遇和挑战同在，这是一切充满生命力的事物面临的共同问题，心电图学也是一样。

《心电学进展》一书的编写是中国心电学术界纪念心电图临床应用百年活动的一部分，其内容有着纪念及推进学术水平的双重性。为增加本书的可读性，还增加了有关其他内容。本书是全体作者集体劳动和智慧的结晶，是几十位专家对心电图新世纪到来的共同献礼。主编和编委仅起到了设计和组稿的微薄作用。

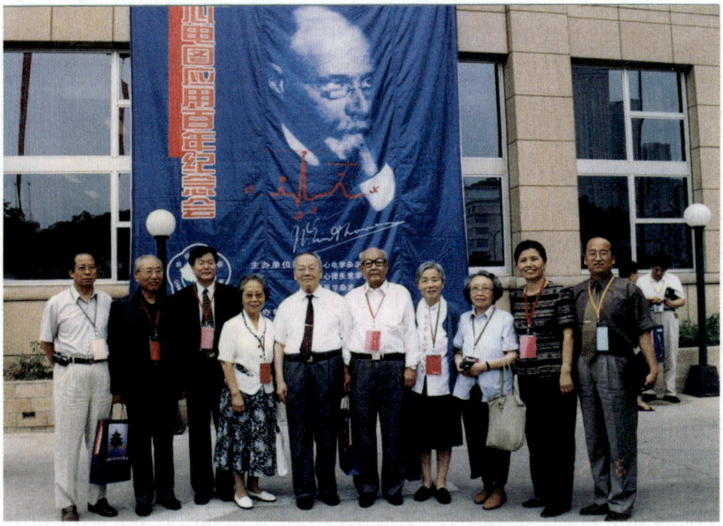

心电图临床应用百年纪念大会在京举行（2002）

左起：陈广元、邵耕、郭继鸿、顾复生、黄宛、刘士珍、陆再英、柯若仪、许原

心电图已走完百年的漫长历程，带着功绩和赞誉迎来了自己的新世纪，我们衷心祝愿在新的世纪中心电图学将有更大的发展。

（2002 年 5 月）

《动态心电图学》

序言

由美国著名的物理学家Norman·J·Holter发明的动态心电图是记录长程、动态心电图的新技术，其将普通心电图记录的心电信息量爆炸性地扩增了2000倍以上，这是心电学史上的一座丰碑和一次划时代的革命。

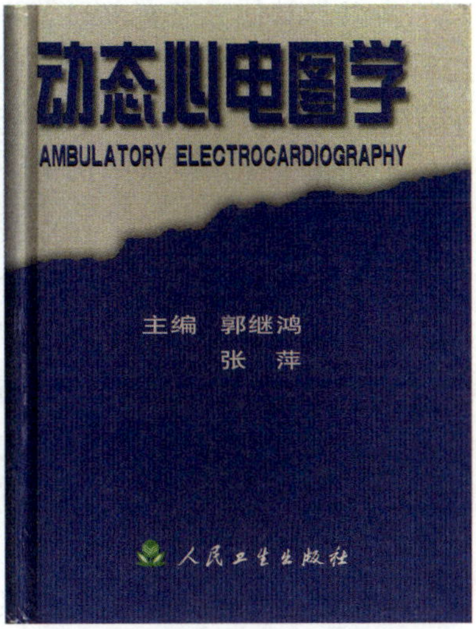

人民卫生出版社，2003
主编　郭继鸿　张萍

动态心电图提高了心电图应用的临床价值，使心血管疾病，特别是心律失常的诊断水平大为改观。以病态窦房结综合征为例，其诊断能力比普通心电图提高了10倍，对早搏及其危险度的评价也更加全面和客观。动态心电图揭示了一些心血管疾病的发病机制，例如揭示了交感性或迷走性风暴引发的猝死，证实了长QT间期、J波及冠状动脉痉挛等因素在猝死发生中的作用。随着动态心电图检查技术的应用，涌现出不少新概念、新理论，如无症状性心肌缺血、心肌缺血总负荷、室性过早搏动的自然变异率等。

动态心电图还开创了生物信号长程记录的先河，自1961年问世后，又相继派生出动态脑电图、动态血压监测、植入式“Holter”仪、动态心电图与动态血压同步记录技术等。这一系列心电检测技术的出现，使心脏病的诊断学出现了新的生机与长足进展。目前动态心电图技术已融入心脏起搏器、埋藏式心脏复律除颤器，使这些治疗技术更为智能化。

随着计算机技术神奇般的发展，动态心电图技术也出现日新月异的盛况。记录的导联从单导联到3导联、12导联甚至18导联，连续记录的时间从6小时到24小时、48小时及72小时，植入式“Holter”已能连续进行心电监测1.5～3年。记录的方式从遥测记录到磁带记录、固态记录，乃至太空站里宇航员使用的数字化动态心电图。观察分析的功能已从单纯的心律（率）分析，增到 ST 段分析、心率变异性分析、QT 分析、晚电位分析以及起搏通道分析等。

然而，面对动态心电图技术的快速发展，动态心电图工作者和临床医生常对不少功能的认识和运用存在诸多困惑和不足，对动态心电图技术掌握的水平良莠不齐。对动态心电图新功能认识的不足、报告的不规范等问题的存在正直接影响临床诊断和治疗，很多医生强烈希望能有一本全面反映动态心电图技术学、方法学、功能学及其临床应用的专著。为此我们萌发了撰写本书的想法，希望其能成为临床一线医务工作者实用的工具书和参考书。

本书与其他专著有着显著不同，作者队伍呈多元化，其中有国内著名的心血管病学、心律学专家，还有国内顶级的生物医学工程学专家、教授，还包括了动态心电图机生产厂家的工程技术人员，以及有着丰富应用经验和体会的临床医生和技术人员。本书内容以实用、深入、广博、前沿为宗旨，系统介绍了动态心电图的工程技术、操作技术与信息资料的分析原理，详细阐述动态心电图当今各种分析功能的设计理念和应用要点，对动态心电图应用中多年悬而未决、敏感而有争议的问题进行了深入探讨。本书不仅涵盖了缓慢性和快速性心律失常，还针对心肌缺血、起搏器功能障碍、自主神经功能、心室复极异常、特殊心电现象，以及小儿心律失常等领域进行了多层面、多角度的讨论。此外刚刚引入国内的植入式 Holter 等技术和 18 导联动态心电图技术相关的问题在书中也有详尽介绍。

本书从动态心电图的组成系统到技术学，从动态心电图的功能学到临床应用，共分为 18 章 115 节，内容涉猎广泛，注重理论与实践结合，针对临床工

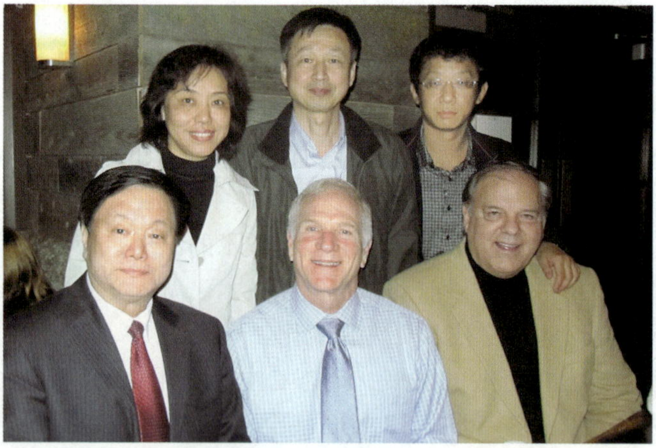

会见 Corday 先生

前排左起：郭继鸿、Stephen Corday、Parkson；

后排左起：张萍、王勋章、方宇

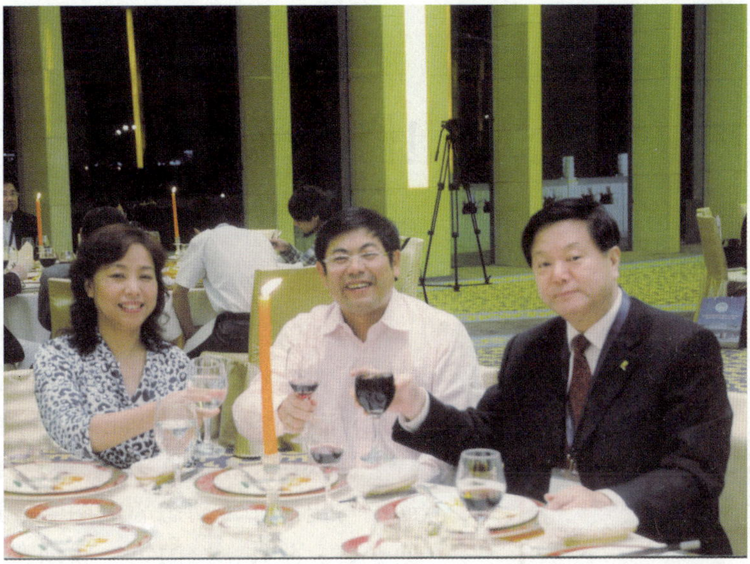

同饮庆功酒
左起：张萍主编、李学斌、郭继鸿主编

作的难点进行讨论，甚至是争鸣。多元的作者群从不同的专业角度切入、剖析和研讨，使读者得到多维的启迪。

在全体编著者勤奋笔耕、鼎力合作下，终于在2003年初全书脱稿，送交出版。因此，本书满载的荣誉应归功于每位作者、编委和编辑，是集体智慧和辛勤劳动铸成本书翔实的内容和精彩篇章。而主编仅是组织者，是普通的作者之一。此外，我们要真挚地感谢李立昆医师，他不仅是本书的作者，还是全书800余幅插图的“总工程师”，他夜以继日地为书中大量插图进行整理和加工。还要真挚地感谢人民卫生出版社的杜贤主任和雷亨朗编审以及其他人员，是他们敏锐的学术见识，迅捷选定了这一书目，并在编写及出版过程中，给予高度的重视、热情的关怀和悉心指导。

动态心电图之父 Norman · J · Holter 生前在一次学术报告结束时曾激情地讲到：“我一生不倦追求的是科学，而不是金钱。我要将思考、实验、创造和贡献融为一体，奉献给整个人类。”让我们遵循伟人的哲理，顽强求索，永不放弃，把动态心电图及其相关技术更好地应用于临床，造福后人。

（2023年2月）

《动态心电图最新进展》

序 言

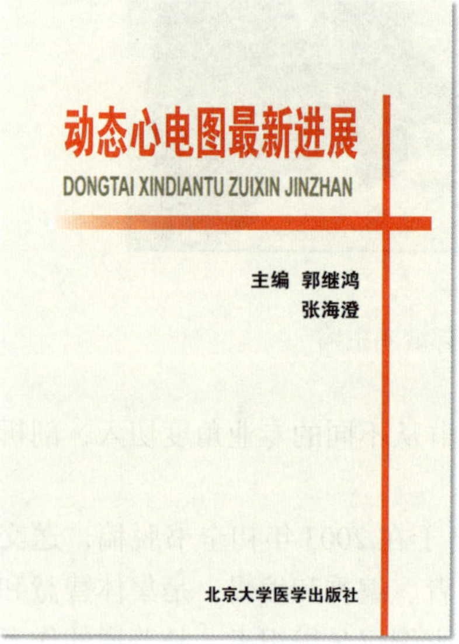

北京大学医学出版社，2005
主编 郭继鸿 张海澄

两年前，全国第一届动态心电图临床应用研讨会在北京召开之际，我们曾与全国几十位心电学及动态心电图学的专家进行了深入讨论，潜心策划，精心撰稿，最终编写出版了《动态心电图学》这一重要的专著。此外，全国第一届动态心电图临床应用研讨会云集了来自全国各地的600多位心血管病学者、动态心电图工作者和生物医学工程学专家，这些来自不同领域、不同专业的学者和专家，为了提高我国动态心电图水平这一共同目的，汇聚一堂，百花齐放，各抒已见，针对动态心电图临床应用中学术与技术的热点问题进行了深入而细致的研讨，使我国动态心电图一线工作者得到了很多书本上未能阐述或涉足的知识点、技术和实践经验。

两年转瞬即逝，在过去的两年中，随着心脏病学、心电图学、心脏电生理学的持续发展，动态心电图学的理论和技术出现了令人瞩目的进展，这不仅提高了动态心电图临床应用的范围和价值，还使心血管病，尤其是心律失常的诊断水平大为改观。近两年，窦性心率震荡、T波电交替等新技术和新理论，已融入动态心电图技术，正在逐步应用于临床；动态心电图初筛睡眠呼吸暂停综合征的新技术也崭露出令人鼓舞的结果，动态心电图起搏通道评估起搏器功能的技术也登上前台，逐渐启用；对心肌缺血的诊断作用、对心率变异性的再评价也成为广大动态心电图工作者重视与关心的热点。这些都亟待知识的更新，理论的提高，经验的切磋。

为此，在全国第二届动态心电图临床应用研讨会即将召开之际，我们再次

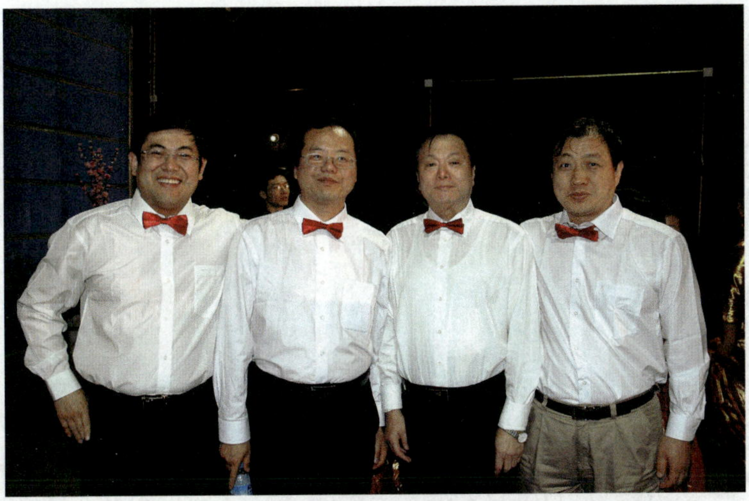

豆蔻年华 活力四射
左起：李学斌、张海澄主编、郭继鸿主编、陈生龙教授

邀请十几位学者和专家，挥毫洒墨，欣然撰文，阐述和介绍动态心电图两年来的新技术、新理论、新进展及热点问题，并编纂成《动态心电图最新进展》一书。本书的初衷仍是抛砖引玉，激发学界对动态心电图新技术的重视，规范临床动态心电图的常规工作，并积极开展相关的基础与临床研究，不断提高我国动态心电图的应用与诊断水平。

鉴于时间紧迫及编著者水平，书中难免存在疏漏与谬误，敬请各位同道直言斧正。

（2005 年 8 月）

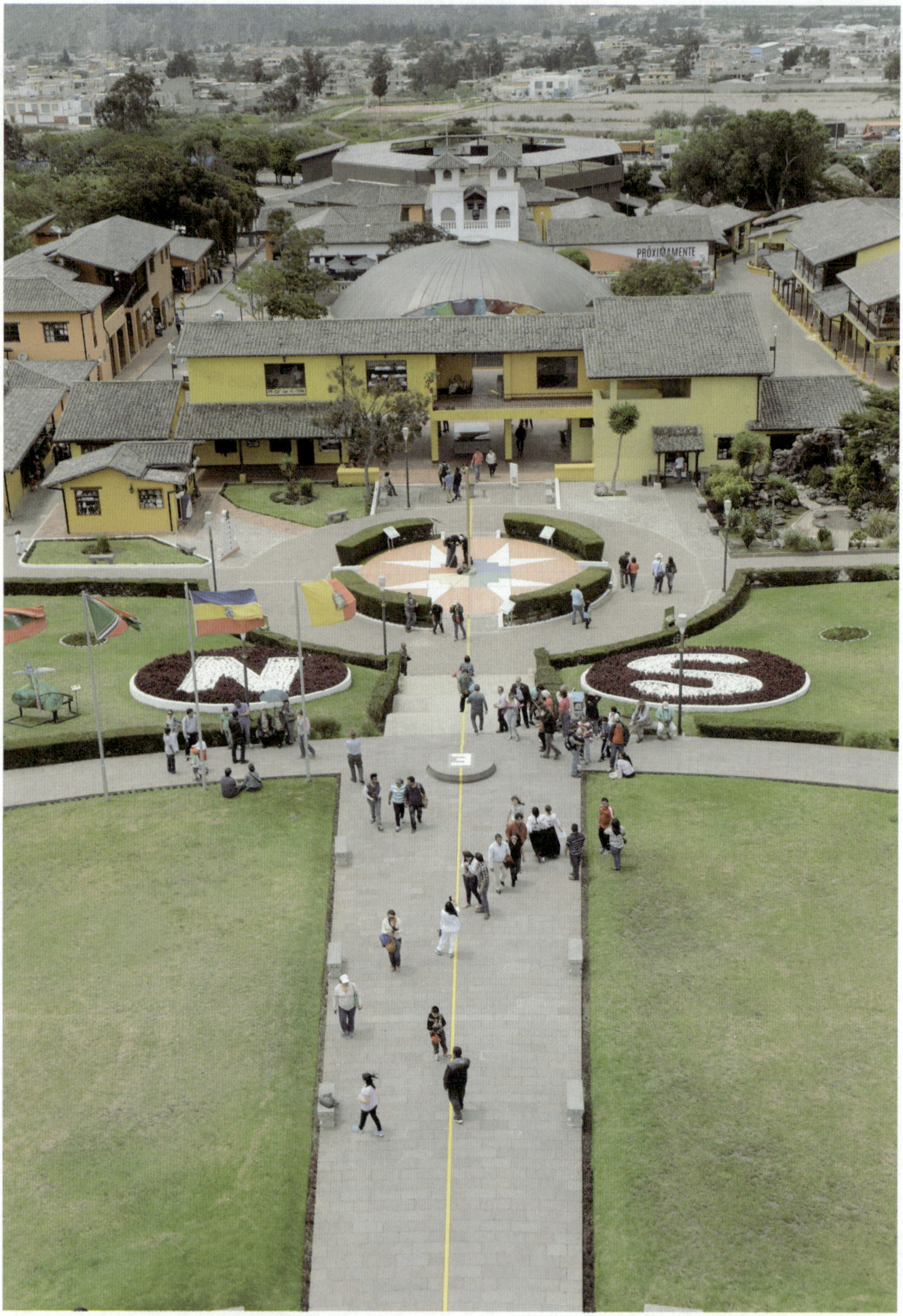

在厄瓜多尔赤道纪念碑上鸟瞰　　2016.5.2 摄于基多
图中白线为赤道，N 为北半球，S 为南半球

第三篇

心脏病学

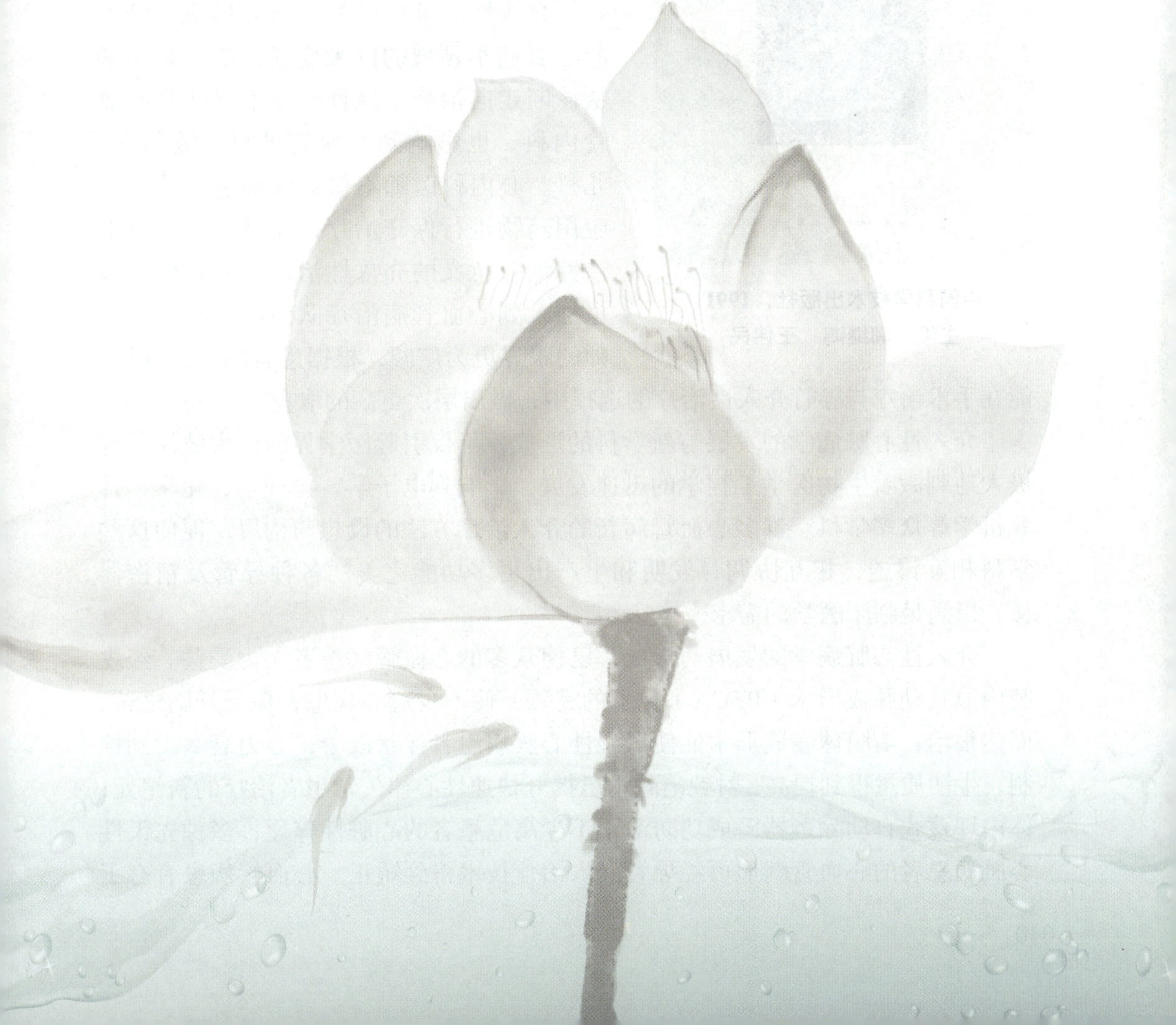

《介入性心脏病学》

序 言

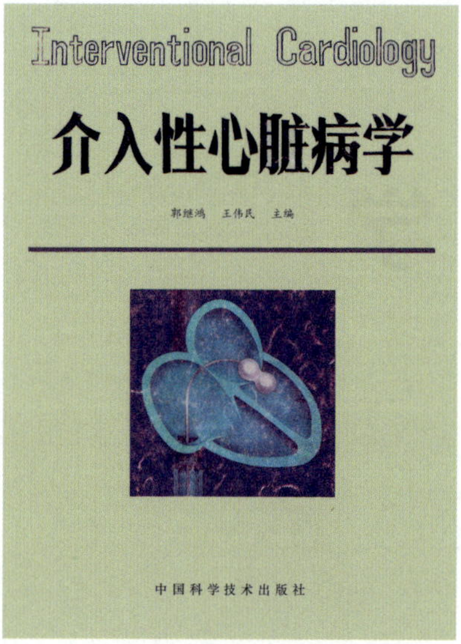

中国科学技术出版社，1991
主编 郭继鸿 王伟民

追溯历史，介入性心脏病的诊断及治疗技术源远流长，而迅猛进展仅是近几十年，尤其近10年，其发展的速率使人感到日新月异、目不暇接，并形成一门独立的新学科——介入性心脏病学，成为心血管病领域研究与关注的热点。

介入性心脏病学的发展与形成，已引起心脏病学领域的巨大变迁，使心脏病学从诊断走向治疗。这种变迁不仅波及心血管内科，也影响到心血管外科、放射科、儿科。心内科医师不仅对疾病进行诊断及应用药物进行保守治疗，而是走上了有根治性治疗意义的介入性治疗。放射科医师也加入到心血管病治疗队伍中，心外科医师的眼界更为广阔，根据患者的不同病情，能在手术治疗与导管介入性治疗的选择中，做出层次更高的取舍。

介入性心脏病学的发展与新学科的形成，不仅引起医学界的巨大波澜，也极大地刺激着生物医学工程学的迅速发展，影响到电子学、物理学、化学、计算机学等众多学科。许多心血管病新的介入治疗方法的设想与构思，促使这些学科相互渗透、相互协调，发明和生产出更多功能完美的各种导管及精密器械，以满足临床医学的需求。

介入性心脏病学的发展与形成，已使众多的心血管病患者大为受益。经皮腔内冠状动脉成形术（PTCA）技术的完臻，使不少冠心病患者免受开胸之苦，而达根治；瓣膜球囊成形术能使风湿性心脏病患者症状改善，心力衰竭得到控制，生活质量得到提高；射频消融术已揭开快速性心律失常患者治疗的新纪元；体内埋藏式自动除颤器已成功防治了不少高危患者的心脏性猝死；多种先天性心脏病患者的心血管畸形可经导管介入治疗技术得到矫正。心血管病患者有了新希望，心血管病医师获得了更大信任和施展才能的舞台。

我国介入性心脏病学近年来的发展令人瞩目，从事这方面工作的医师们大胆开拓，兢兢业业，顽强努力，目前已形成了具有我国特色的介入性心脏病学的新学科，使我国心血管病的诊治水平与国外的差距已从原来的20年缩短到10年、5年、2年，甚至更短。应当看到，风帆虽然已经扬起，但继续努力更显重要，推广及普及这些新技术更是迫在眉睫。有鉴于此，我们参考了 *Interventional Cardiology*（Dr.Holmes，Jr.），*Cardiovascular Procedures*（A.G.Til-kian）等书，参考了已发表的国内大量文献，并结合我们的点滴经验，编著了这本《介入性心脏病学》。本书的出版，如能嘉惠医林，光大学术，为我国介入性心脏病学的进一步发展起到微薄的促进作用，那将让我们感到无尚的荣幸及欣慰。

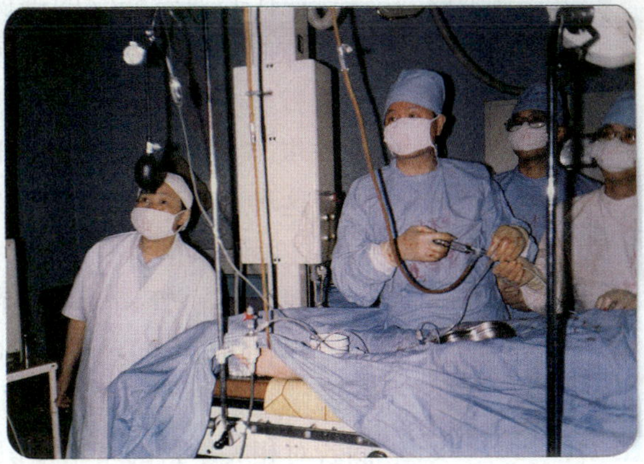

聚精会神 全神贯注
郭继鸿主编（左 2）、王伟民主编（左 4）

本书编写过程中，受到社会各界人士的关注及热情支持。尤其让我们感动的是，美国著名介入性心脏病学家、Mayo 医学院的 Dr.Holmes，Jr. 教授，美国 F.A.Davis 出版社的 R.H Craven Sr. 先生欣然同意本书应用他们的资料，为此表示由衷的感谢。王静毅、徐成斌等教授为本书部分章节作了精心审核，在编辑出版过程中，得到了中国科学技术出版社宋守全编审的悉心指导及协助，在此一并致以深切的谢意。

本书内容竭力求全，但介入性心脏病学发展迅猛，因此不免有顾此失彼、遗漏未及之处，敬请读者见谅指正。在编著过程中，我们还力求内容新颖、实用、阐述准确无误，但毕竟我们学识谫陋，经验不足，谬误不妥之处在所难免，尚请学界同仁不吝赐教，以资修订。

（1991 年 11 月）

《心血管疾病的现代观点》

序 言

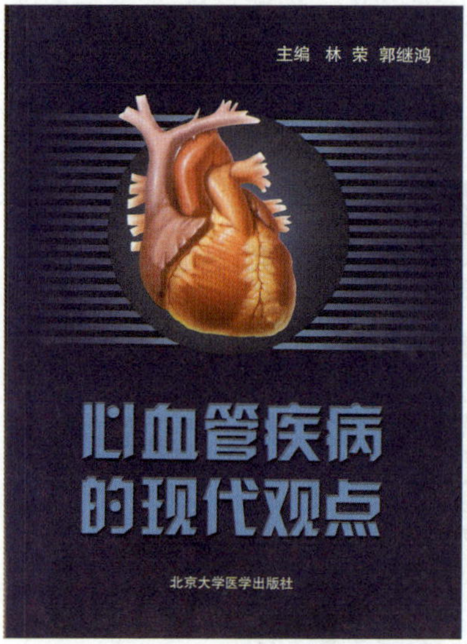

北京大学医学出版社，2006
主编 林荣 郭继鸿

当今科学技术发展的特征是各种信息呈爆炸性增长。而临床医学领域的心血管病专业，该特征尤为显著。

现代心血管病学的进展速度令人瞩目，令人惊叹。其重大概念的更新可能在几个月内就会有变化，诊断与治疗理念与技术的进步与提高常以年计、以月计，甚至更快。这种日新月异的高速发展，使人目不暇接，不知所措。

现代心血管病学进展的另一特点是不同学科的相互渗透，相互影响。这些渗透与影响还涉及各学科更细分支的不同专业，倘若对相关学科的基本知识了解过少，则会对这些渗透与关联难以捕获，难以清晰地理解和认识，进而产生从来不曾有过的“学识浅薄，孤陋寡闻”的感觉。

现代心血管病学的进展具有多元性，即在整个学科，在涉及的每种疾病，众多方面都有迅速、纵深的发展。这些发展的广泛及深入常使临床医生望而生怯，甚至丧失信心。

当今，心血管病学这种多元化、多学科相互渗透性飞速发展，完全超越了每位心血管病专科或非专科医生知识更新的极限。无奈之下，多数心血管专科医生已退缩到某个单一疾病领域，成为冠心病、高血压、心律失常的专病医生。但是，这种退守的作用十分有限，因为每种心血管病领域，信息的膨胀、理念的转化及发展同样让人深感力不从心，强迫专科医师还在考虑进一步的退缩，这种退守将会使医生变为单病种某一方面的专家医师，如冠心病介入治疗医生、心律失常射频消融治疗医生等。

然而，在临床医生的身后还有多少退守的余地？知识结构的限制会多大程度地影响自己专业的进取与发展？应当看到，在科技迅速发展的今天，在浩瀚如烟、扑朔迷离的进展面前，望洋兴叹无济于事，步步退守已变为背水一战。目前，临床医生绝不能左顾右盼，只能面对现实主动出击，竭尽全力地拼搏和努力。正像《易经》告诫的那样："天行健，君子以自强不息"。

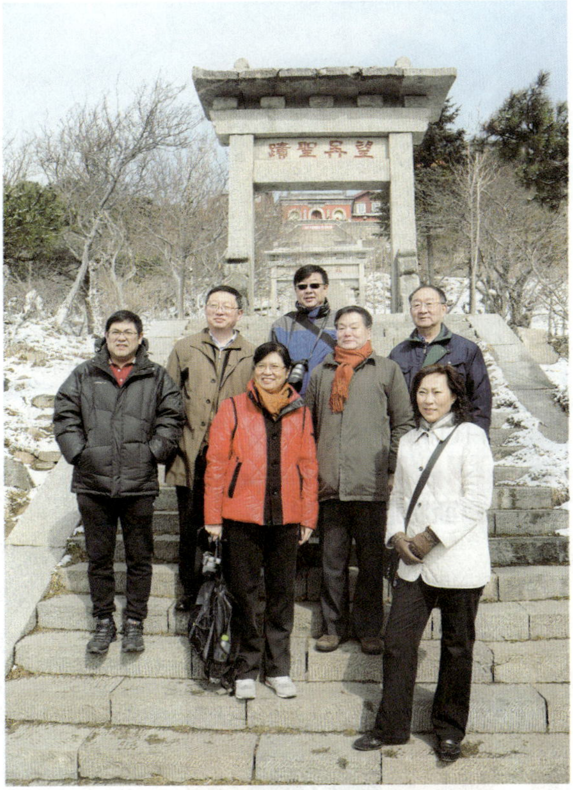

泰山论剑
前排左起：林荣主编、柳茵
后排左起：李学斌、黎辉、张钲、郭继鸿、万征

届时高效知识的更新离不开有专业特色的书籍助力。当今这些特点不同的专著如雨后春笋，百花盛开，而本书正是百花园中的姣姣亭立者，衷心希望其能争芳斗艳，瑰丽长存。在内容的取舍中，本书尽量减少与同类书籍的重复，竭力为读者展示最前沿性的热点，坚持以实用为主。所谓实用是对临床工作的实用，对读者知识结构的实用。还坚持以精为本，严格控制篇幅，使全书内容得当，避免给读者造成不必要的压力和负担。

谈到学习，有人曾形象地比喻和告诫：希望每位读书人都不做知识火堆旁的烤火者，而要像猛兽扑食，奋不顾身，不仅要吃掉猎物的肉和血，还要嚼碎骨头吮吸其骨髓。愿本书的每位读者都能成为吸收知识精髓的学子！祝中国心血管事业繁荣昌盛，永远生机勃勃。

（2006 年 5 月）

《赫斯特心脏病学》

中译本序言

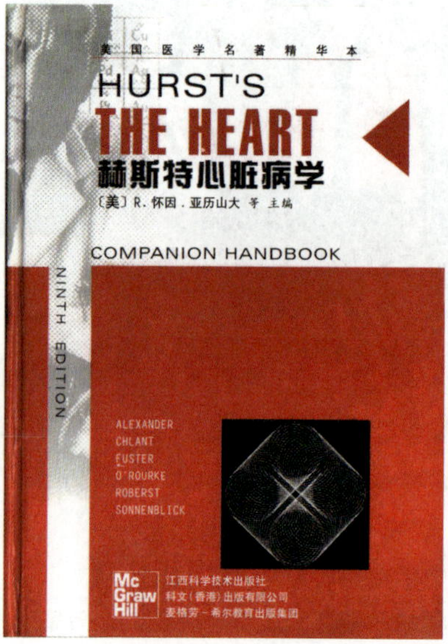

江西科学技术出版社
科文（香港）出版有限公司，2001
主译　张海澄　郭继鸿

《赫斯特心脏病学》是一本医学名著，至今已发行九版。其集科学性、前沿性、实用性为一体，在医学界享有崇高盛誉，具有至高的权威性。本书是《赫斯特心脏病学》第九版的袖珍手册，全书几乎涵盖了心脏病学所有疾病相关的重要问题。在每章疾病的论述中都包括概念、流行病学、病理学、病理生理学、临床表现、诊断及实验室辅助诊断、重要鉴别诊断、药物及介入治疗等内容。全书内容简明扼要，行文清晰流畅，论述深刻达意，适合各级医院的内科、外科、急诊科医师，心血管专科医师，医学生及研究生等应用。原著者对很多问题都有独树一帜的学术观点，不少内容国内同行和学者了解甚少，不很熟悉。如果将原著《赫斯特心脏病学》喻为精品，此袖珍手册则为精品中的精华。将该书及时译为中文并引进给广大中国医生，将对我国心脏病诊断与治疗水平的提高起到重要作用，这就是我们翻译此书的初衷。

全书的主校、北京宣武医院的韩恩海主任是一位资深的心血管病专家，其留美多年，具有雄厚的专业及英语实力。他坚持认为:《赫斯特心脏病学》是世界名著，其精华手册中译本绝不能让其失色。为此，他挥洒汗水，逐字逐句悉心校对。他严谨的学者风范让人感动。

北京医科大学出版社王凤廷主任对本译著的出版付出了辛勤劳动，在此衷心致谢！

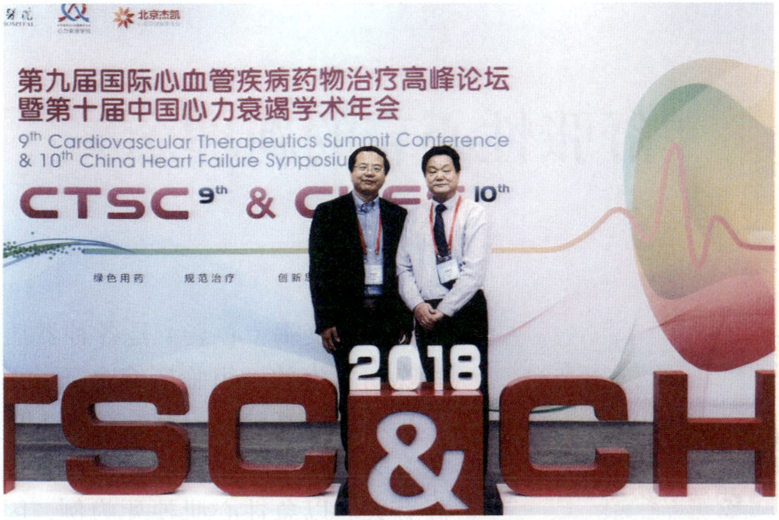

以文会友，以友辅仁

（左为张海澄主译）

鉴于译者专业与英语水平的限制，中译本肯定存在不少疏漏，甚至谬误之处，恳请同道不吝赐教，在此拜谢。

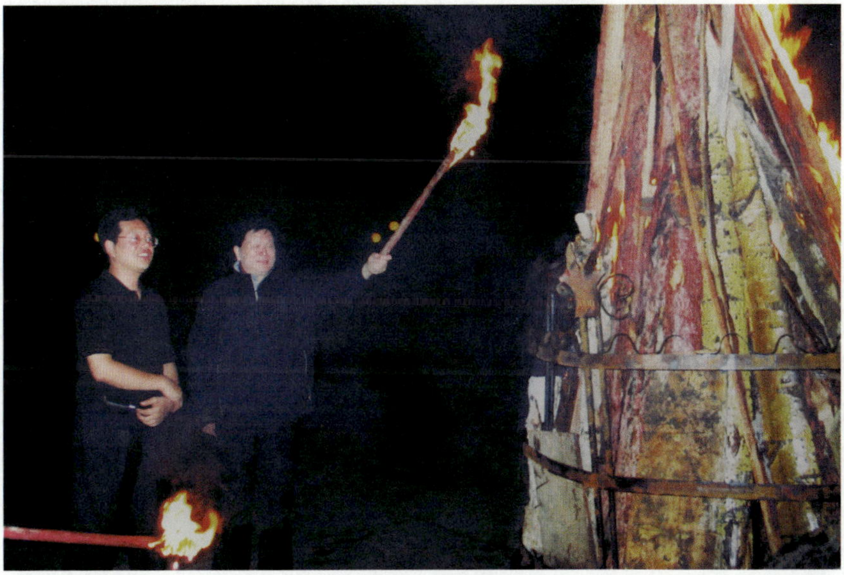

点燃篝火　照亮人生

左起：张海澄主译、郭继鸿主译

（2001 年 10 月）

《舒张性心衰的新理念》

序 言

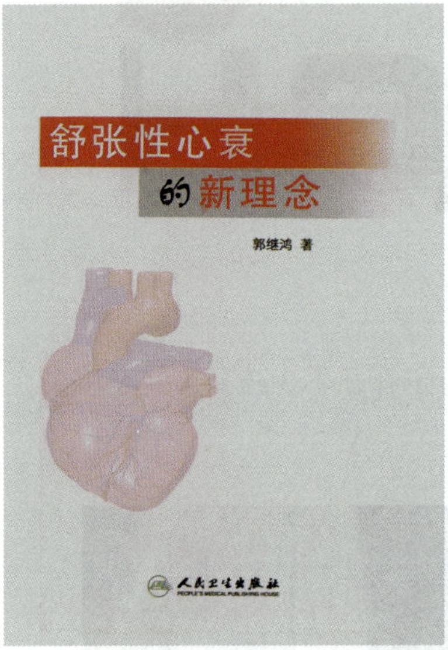

人民卫生出版社，2009
著 郭继鸿

心力衰竭（心衰）是各种器质性心脏病晚期发生的一组临床综合征，近年发病率有逐渐升高趋势，其与社会人口的老龄化有关，也与心血管病诊治技术的迅速提高有关。以急性心肌梗死为例，因冠状动脉溶栓治疗、急诊经皮冠状动脉介入治疗（PCI）、急诊冠状动脉旁路移植（搭桥）术的广泛应用，使心肌梗死患者急性期死亡率明显下降，大量幸存的心肌梗死患者日后将成为心衰的易患人群。在欧洲，心衰患者约占社会总人口的 1% ～ 2%，总数高达 2000 万。此外，心衰患者的预后凶险，Framingham 的资料表明，心衰患者 5 年生存率仅 25% ～ 38%，比很多恶性肿瘤的预后还差。还应看到，心衰患者每年耗费的医疗费用惊人，能占发达国家总体卫生开支的 1% ～ 2%，美国每年用于心衰的医疗费用高达 40 亿美元。中国虽无确切的数据，但可以肯定与西方国家不相上下，心衰已给我国社会和民众带来巨大沉重的负担。

近年来，心衰防治已成为国际心血管领域关注与研究的热点，正如国际心脏病学大师 Braunwald 的预言，心衰是 20 世纪乃至 21 世纪心脏病领域的最大战场。令人欣慰的是，心衰的诊断与治疗近年来出现了让人惊喜的进展，对心衰的认识正在不断深化和飞跃。

在心衰领域的众多进展中，对舒张性心衰认知水平的提高更为异军突起。舒张性心衰近期出现了一些新名称：例如射血分数正常性心衰，其从疾病的名称就提示患者的左室射血分数正常，却有心衰症状、体征及临床表现。国外杂志越来越频繁地应用射血分数正常性心衰这一新的名称，但也有些学者坚持认为舒张性心衰这一名称就能体现该病的特征，病名短而易记，并能与收缩性心衰形成对仗。这些学者主张继续应用舒张性心衰这一传统名称，国外今年出版的两本新书的书名仍为“舒张性心衰”。舒张性心衰的诊断技术近年来发展迅速，提出了应用组织多普勒技术测定 E/E’比值而替代传统的“E/A”比值，这能克服原来检测技术中的假阴性和假阳性，并能克服患者发生心房颤动时因 A 峰消失而不能测量“E/A”比值的弊端。新标准的提出与应用使舒张性心衰的临床诊断水平得到大幅度提高，相应的“1+1+1 的诊断模式”将使临床医生建立一个更加清晰的诊断思路：第一个“1”是患者有心衰的症状和体征；第二个“1”是患者的射血分数正常；第三个“1”是患者有舒张功能障碍的实验室诊断依据，而且诊断依据的积分需要达到一分。“1+1+1”的诊断理念将能提高中国医生对舒张性心衰的认知能力、诊断与治疗水平。

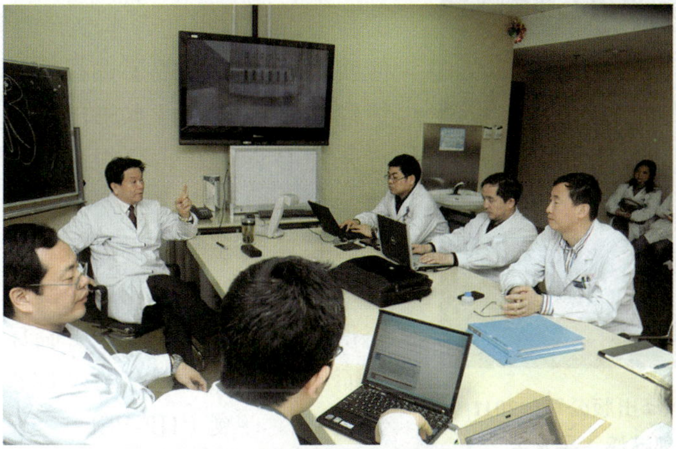

群贤毕至 各抒己见

除此之外，心衰的非药物治疗进展也日新月异，而我国这一领域起步较晚，仍是一个十分薄弱的软肋，与国外相比明显滞后。

本书内容集中在舒张性心衰与心衰非药物治疗两个主题，希望为推动我国心衰领域的学术发展奉献绵薄之力。

“知足而悦，然学非也”。真挚渴望本书能成为各位读者与同道的良师益友，在各位同道心衰诊治水平不断提高的进程中起到抛砖引玉的作用。

（2009 年 10 月）

《舒张性心衰》

中译本序言

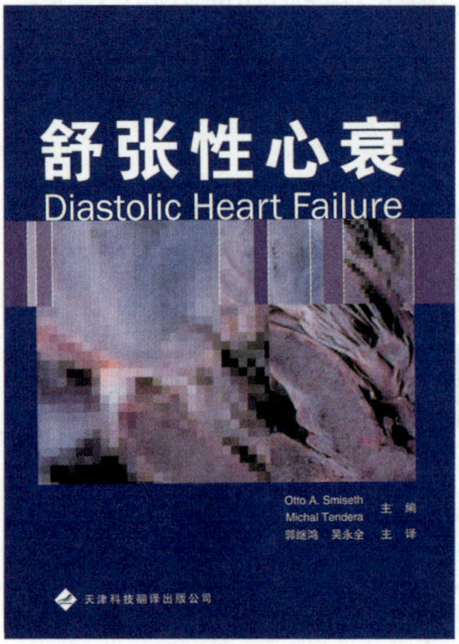

天津科技翻译出版公司，2011
主译　郭继鸿　吴永全

又临新书付印前撰写序言之际，每临此刻，作为策划和译者确有不少想和读者说的话。谈及本书的翻译，还要从两年前美国ACC年会说起，就在那次年会的书展上，我同时见到了两本名为《舒张性心衰》的新书，而本书的开本小，内容言简意赅，使我毫不犹豫地做了选择。之所以一见钟情同时又决心翻译本书的原因有二：一是舒张性心衰的发病率很高，而我国相关书籍又很少，认知水平严重滞后；二是“舒张性心衰”这一疾病的名称在中国五花八门，少说也有五六种，这使原本简单的事变得复杂而混乱，使不少临床医生经常混淆而不知所措。现有的名称包括：射血分数正常性心衰（HF-PEF）、正常收缩功能性心衰（HF-PSF）、正常射血分数心衰（HF-NEF）等。实际上，一种疾病的名称并非要给医生和患者兼有更多的展示，只需将其最大的特征标明，使人一目了然就足以。因此，对该病，我力挺应用“舒张性心衰”这一病名，其不仅简明扼要，提示疾病与心脏的舒张功能障碍相关，同时又与收缩性心衰形成对仗，容易记忆、容易理解，并考虑其发生机制、治疗等问题时都能与收缩性心衰做比较。疾病名称的简单也有利于问题的简化，而不是形成“玄学”。

此外，舒张性心衰的发生率有逐渐增高的趋势，临床不少患者长期被困扰而得不到及时诊断与治疗。在心衰住院患者中，舒张性心衰所占比例已超过收缩性心衰，这一新趋势应引起临床医生的足够重视。就发生机制而言，其与收

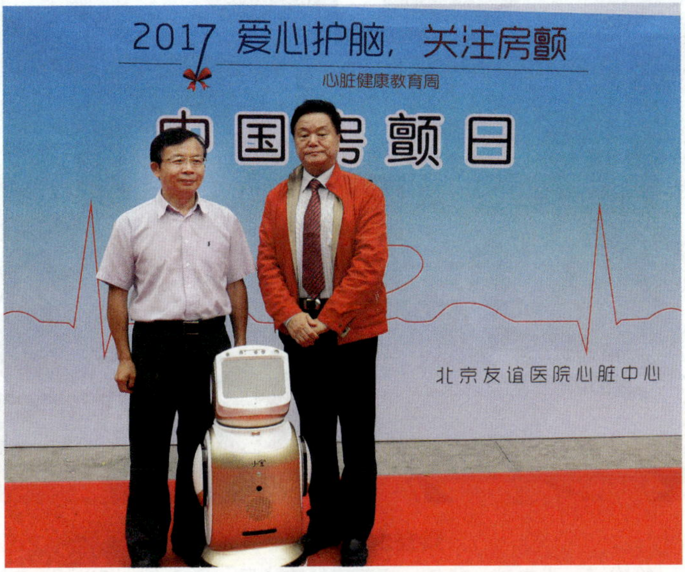

2017 中国房颤日
吴永全主译（左）

缩性心衰截然相反，但殊途同归，两者的临床表现又几乎完全相同，就连急性左心衰竭的患者中也有 30% 为舒张性心衰引起，两者发病机制的比较将有益于提高对收缩性和舒张性两种心衰的认知。

舒张性心衰的实验室辅助诊断方法，已从特异性较差的血流多普勒检查转变为特异性较强的组织多普勒技术，使舒张性心衰的临床诊断已从排他性诊断转变为主动、特异性诊断模式。我们把这种诊断模式归纳为 1+1+1 模式，实际这与欧洲心脏病协会推荐的诊断流程完全一样，只是换了一个提法，使其更加易懂易记。当然组织多普勒 E/E’＞ 15 的诊断标准也存在一定的假阳性和假阴性，但诊断理念的这一转化十分重要。

对于治疗，舒张性心衰与收缩性心衰的药物治疗（除增加心肌收缩力的药物治疗外）几乎完全相同，这些治疗已在临床应用，但规范化药物治疗的最终确认还需更多循证医学的依据，被推荐药物的先后选择或个体化治疗还需深入思考。

总之，舒张性心衰是临床一个老疾病、新课题，对年资高、低不同的医生都是如此。在这个急需知识更新的领域，希望本书能做出微薄的贡献。

本书由我和吴永全教授担任主译，我们翻译此书的想法不谋而合，他对这一内容也颇感兴趣，并申请到了相关经费。吴永全教授年轻有为，思路敏捷而

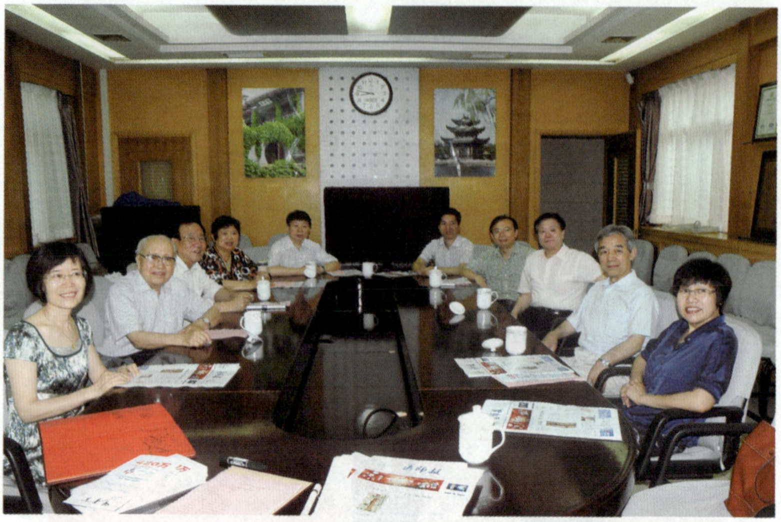

精益求精 尽善尽美

左起：刘文玲、徐成斌、张文练、华琦、杨新春、陈步星、吴永全、郭继鸿、王陇德、孔灵芝

工作勤勉，这使本书能在较短的时间脱稿付梓。最后，还要衷心感谢全体译者为本书付出的艰辛努力，本书是全体译者伏案辛劳所付出的心血与汗水的结晶。

因时间短促，翻译中疏漏很难避免，恳请各位同道与读者批评、斧正。

（2011 年 6 月）

《临床实用心血管病学》

序 言

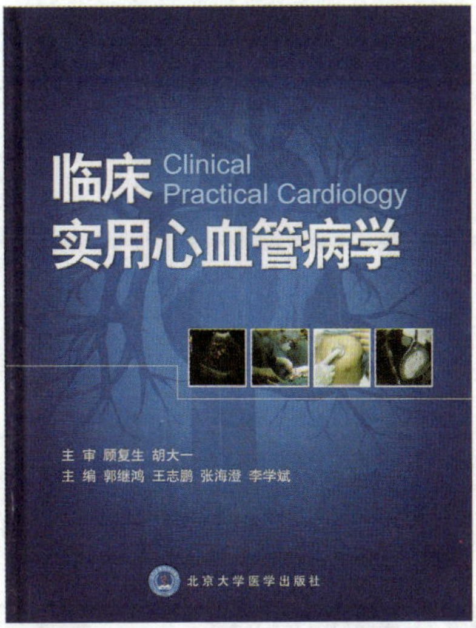

北京大学医学出版社，2015
主编 郭继鸿 王志鹏 张海澄 李学斌

在这冬意渐浓的时节，我的案头摆放着沉甸甸的《临床实用心血管病学》书稿，我静静地在灯下仔细阅读每篇文章，细细推敲和斟酌着每段每句、甚至每字的应用与内涵，尽情汲取知识的精华，遨游在心血管病学的学术翰海中，忘却了疲劳，体会着一种潜在的、瞬间就能迸发而出的无形力量。

夜渐深了，我仍无法按捺自己的激动，情不自禁地憧憬着临床一线医生拿到本书后爱不释手翻阅的一幅幅画景：此刻，我回想起自己从事心血管疾病，尤其是心律失常的医疗、教学、科研的四十年，一路踯躅前行，载满汗水与心血、拼搏与奋进，内心始终坚守的信仰在岁月的砥砺中愈发珍贵与永恒。

学而不思则罔，思而不学则怠。在岁月长河的洗礼中，作为一名亦师亦医的心血管病临床医生，我总在不断地三省吾身：是否每日坚持主动学习与国际新知识接轨？是否每日用行动去感染身边的每位年轻医生勤于学习和善于思考？是否每日都为患者直接或间接解除病痛？时间愈久，体会也愈发的深刻。

对心血管病知识的认识与不断进取是件艰苦而富有挑战性的工作，当你静下心来，分析每份心电图、思考每个病例时，点滴而珍贵的收获与经验会在潜移默化中滴水穿石。实践就在思考中融会贯通，就在临床医疗中提高并升华，懈怠与懒惰只会消磨意志，使思绪迷茫、停滞不前、故步自封，而积极有效地不断思考常常是创新理念萌出的摇篮。

此书编写的初衷让人感慨万千，2013年8月，在成功举办第16届中国心律学大会的总结会上，我的基层医院的学生王志鹏医生倡议，计划由我和张海澄教授、李学斌教授、王志鹏医生共同担任主编，组织国内心血管病专家及相关学科的专家，为辛勤耕耘在临床一线的医生撰写一部临床心血管病的专业书籍，不仅涵盖心血管病领域的各分支及心血管相关学科，使其更贴近基层、以实用为主导，基础与前沿进展并重，临床与实践结合，为基层医生搭建一个以实用性为主的学习平台，随用随查，在求索中不断提高，减少其在大部头专著那烟波浩渺的资料中迷茫忐忑。志鹏的该想法一经提出，立即达成共识，随即在诸位主编与副主编的精心设计与筹谋下，推出编写大纲，各位编委辛勤挥墨，历经一年，使这初萌想法今天终于付诸实施与兑现。

让我们感动的是：我国著名心血管病专家顾复生教授与胡大一教授欣然担当主审，为本书的篇章框架提出众多的指导与建议，并废寝忘食地审校和修改每位作者的书稿，以确保本书内容与文字的实用性、专业性与先进性。我们邀请了国内心血管病及相关学科专业造诣敦厚的几十家医院的知名专家与学者共同携手撰写相关章节，力求达到紧跟前沿又不拘一格，达到百花争艳、百舸争流的学术兴旺的局面。

在北京大学医学出版社的鼎力支持下，书稿付梓后又历经一年的编写、修改与审校，一部凝聚着百位专家智慧与汗水的专著在众志成城般的努力下最终正式出版。《临床实用心血管病学》一书虽称不上庞大的学术工程，但在心血管病学术书籍琳琅满目的今天，她恰似一朵含苞欲放的小花即将艳美绽放，为百花盛开的学术园地再添新彩，作为领衔主编，我更是最早地闻到阵阵淡雅清香，期待早日与读者朋友切磋共享。

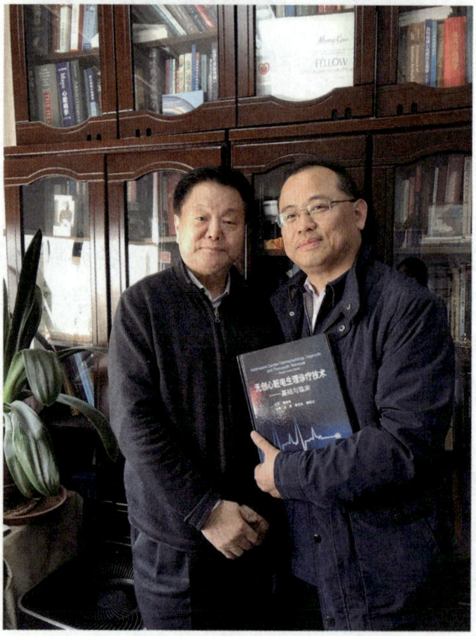

情如手足

王志鹏主编（右）

本书引以自豪的是，作为由三甲医院的专家与基层医院专家联手主编、策划并撰写的专业专著，在国内心血管病领域尚属凤毛麟角。尽管我们已迈出了理念与行动的这一步，但苦于心血管病专业水平的限制、各位作者写作风格的多元化，此书在设计、编写、修改、审校过程中也肯定存在众多的欠妥之处，恳请各位读者与同道不吝赐教，以期本书再版时能再上一层楼！

令我们欣喜激动的是：在共铸中国心公益活动启动第八年之际，《临床实用心血管病学》一书荣幸地被共铸中国心组委会选作辅导基层医师普及与提高心血管病知识的配套指定用书，通过共铸中国心的各种公益活动，随义诊、讲座、送医送药等多种形式发放到缺医少药的贫困山区第一线基层医务人员手中，为他们提供宝贵的知识与经验。成为为当地群众诊疗心血管疾病时医生在案头参考与查阅的重要参考书。此书编委会的很多专家都是共铸中国心公益活动的参与者，用医疗团队的大爱铸就保障群众健康的防治平台。能与共铸中国心公益活动紧密结合，共同携手做公益事业，传播爱心、传播健康是我们义不容辞的责任与使命，我们将把真诚与善良一如既往地传递、传播与发扬。

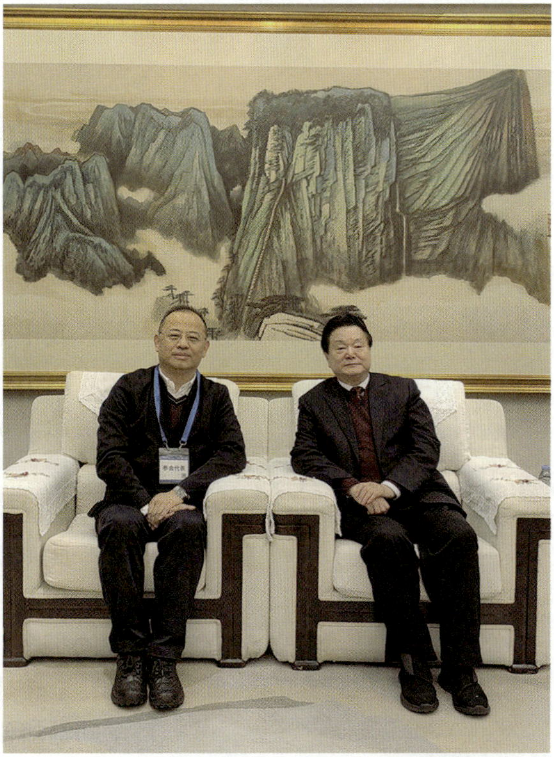

天酬勤，人酬诚
左起：王志鹏主编、郭继鸿主编

序言收笔之际，我想以著名科学家牛顿的一句名言与各位读者与同道共勉：“退却是意志薄弱者的归宿，而坚韧的意志是克服各种困难最终成功的最有效的杠杆”。

作为心血管病学界的老兵，我衷心期待更多的年轻医生挥洒汗水、努力投入到我国心血管病防治事业的大潮中，经过学习与实践的锤炼，践行“精忠报国，精医为民”的理念。本书的面世如能为我国心血管病防治事业添砖加瓦，全体编委将不胜荣幸与自豪！

（2015 年 1 月）

《特殊类型高血压的诊断与治疗》

序 言

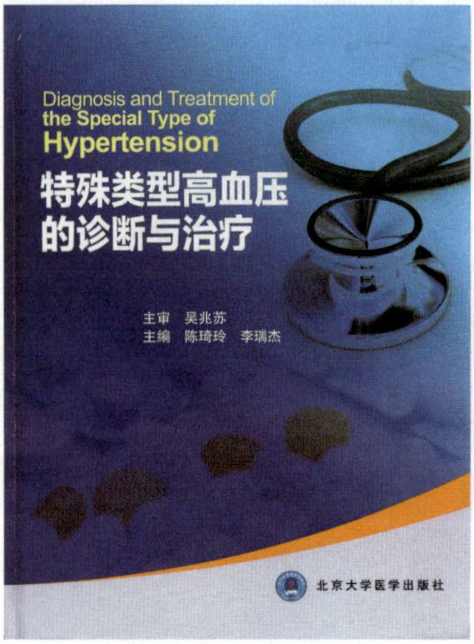

北京大学医学出版社，2016
主编 陈琦玲 李瑞杰

我十分乐于为同僚或朋友的学术新作撰序，这不仅能加深友人之间的相互了解，续增情谊，享受“以文会友，以友辅仁”的学者情操，更重要的是，这也是一个习他人之长，催己深思长虑的机会。

此刻摆在案头《特殊类型高血压的诊断与治疗》一书便是如此。主编陈琦玲教授与我同事多年，深知她为人低调内敛、温和儒雅，全然是一位北大学院派风格的学者。做起学问她却独树一帜，学风严谨，完全与当今浮躁、急功近利的世风相背而行。她以深求理论为长，还以紧密结合临床、能解决实际问题为著。通览本书后，你会欣然发现，本书编写过程中她邀请的编者多是我院年富力强的实力派，驰骋在临床一线的精英，集基础理论与临床经验于一身的年轻有为的学者，仅这一点就足以促成本书将具有学术前沿、内容实用的显著特色。

高血压是一个常见而又多发的心血管疾病，其对人类健康与生命的危害有目共睹。我国现代国画之父徐悲鸿就是因高血压脑出血而猝死在中国文学艺术界联合会开幕式的主席台上。更令人恐惧与不可思议的是第二次世界大战的三位盟军最高统帅无一例外地死于高血压的魔掌。威严无比的罗斯福、斯大林、丘吉尔竟分别在他们会晤后的 2 个月、8 年和 20 年后倒在高血压脑出血的“枪口”下，这残酷的事实引起了全球范围对高血压的高度重视。医学界开始觉醒，开始深思，开始在药物研发等方面投入大量的人力和财力，大量的科研人员在做基础研究，去进行新药的研发，进入征服高血压这一病魔的第一线。时至今日，世界卫生组织的最新统计显示，全球 70 亿人口中仍有 10 亿高血压患者。而全球每年心血管病死亡人数高达 1700 万，其中死于高血压并发症者高达 940 万，跃居首位，成为影响人类健康与生命的首位疾病。而中国则有 3 亿高血压患病的庞大人群，每年

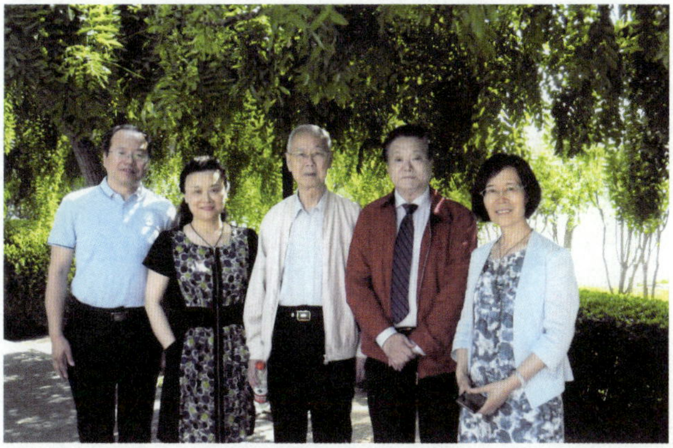

天地悠悠，树静人和

左起：张海澄、陈琦玲主编、肖梓仁、郭继鸿、刘文玲

还以1000万新病例的速度不断累加。高血压是一个全身综合征，不仅影响心血管系统，还与全身其他系统相互关联、相互影响，这给高血压的防治增加了难度，这也是其居高发与难治于一体的重要原因，征服高血压已是全球性的夙愿和使命。

纵览本书的22个章节，从高血压的特殊类型，特殊人群，特殊背景等方面，对各种特殊类型高血压的特征做了深入浅出、全面翔实的阐述。并具有以下特点：一、翔实阐述了围术期高血压、继发性高血压、女性高血压，以及合并了冠心病、心律失常、心力衰竭、心理障碍、免疫系统疾病、睡眠呼吸暂停综合征、脑血管病和同型半胱氨酸增高等不同合并症的高血压；二、探讨了不同临床背景下的病因机制、病理生理改变、诊治思路、特殊用药原则等；三、阐述了特殊类型高血压的规范化诊治的新思路及具体策略；四、探讨了相关疾病防治的最新科研成果，并对国内外高血压最新指南进行了解读。从上述独具特色的内容而言，虽然当今高血压的专著琳琅满目，但本书却独辟新理念，独树一帜，为高血压这一学术百花园又增奇葩。我坚信，本书面世后一定能得到广大读者的青睐、钟爱和充分肯定。

正如一句俚语所言："文如其人"。陈琦玲教授平素做人静雅，不躁动，不奢求，不计较，只求坚守着一颗平静的心，走人生路，行脚下医。而本专著也会在2017年悄然面世，静静地奉献给每位读者。平凡中蕴藏着伟大，平静下燃烧的是火焰，是滚动的激流。我衷心祝愿本书能获得巨大的社会反响与马到成功。

最后，我想用很多人喜爱的一句励志之言与本书读者共勉："梦虽遥远，追则能达，愿虽艰辛，持则能圆"。

（2016年12月）

《心力衰竭病例精粹解析》

中译本序言

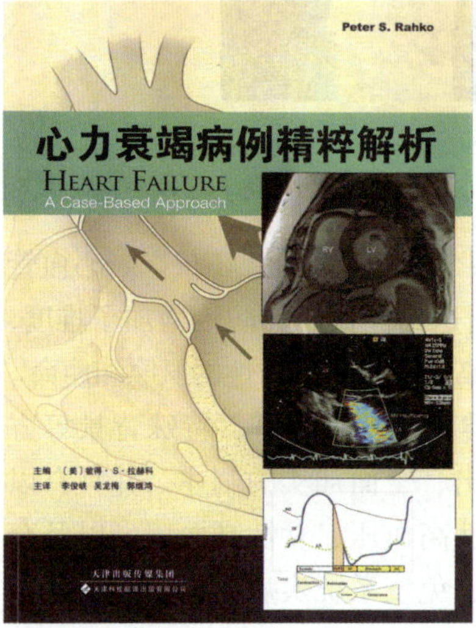

天津科技翻译出版有限公司，2014
主译 李俊峡 吴龙梅 郭继鸿

《心力衰竭病例精粹解析》中译本即将隆重面世出版，主译邀我为中译本作序并为之揭开面纱。

在现代医学高速发展的当今，心血管病领域却出现了一个反常现象：即各种心血管病的发病及死亡率均呈明显下降之时，心力衰竭的发病与死亡率却居高不下，反而出现了上升趋势。流行病学的资料给我们提供了客观回答，现代心血管病的诊治水平正以日新月异的速度提高与发展，这使很多危重的心血管病患者得到及时救治而获幸存。这些人群中将有相当比例的患者日后发生心力衰竭。此外，社会人口的老化及社会高龄现象的加重，使退行性心血管病的发生率显著升高，也将引起一定比例的患者最终发生心力衰竭。最具说服力的例子就是老年退行性瓣膜病发病率的逐年升高，使不少患者因严重心功能障碍而被迫行瓣膜修复或换瓣术，使其成为心脏外科换瓣术剧增的首位原因，而风湿性瓣膜病的换瓣术已屈居其后。因此，心力衰竭发生率的升高应当视为科学技术的进步、人类社会不断进步的一个副产品。

另一方面，心力衰竭是各种器质性心脏病的晚期表现，其不仅有较高的致死性、致残性，还严重影响着患者的生活质量。就其严重不良预后而言，心力衰竭患者的不良预后已与肿瘤患者一样凶险，甚至更差。此外，心力衰竭反复的住院治疗不仅影响患者的生活质量，还大量消耗着医疗资源与费用，成为个人与社会苦不堪言的医疗负担。正像世界著名的心脏病学家 Braunwald 教授所言："征服与控制心力衰竭是心脏病领域的最后、最大的战场。"近 20 年来，心力衰竭的诊断与治疗是心脏病学领域备受关注的热点话题。

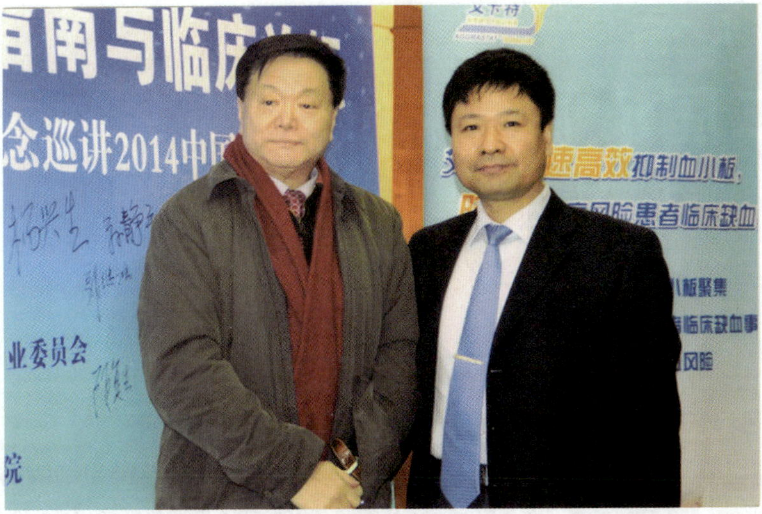

军中翘楚 品正才高
右 2 李俊峡主译

随着对心血管病关注程度的提高，心力衰竭领域的进展令人刮目相看。首先是对心力衰竭总体认识的根本性转变，即从改善短期血流动力学状态，变为心脏长期修复性策略；对衰竭心脏的生物学性质，已从“强心、利尿、扩血管”的药物治疗转变为神经内分泌过度激活状态下给予相关的抑制剂以及非药物的器械治疗。心力衰竭的治疗目标不仅是缓解和改善患者的症状，提高其生活质量，更重要的是针对心肌的重构，防止和延缓心肌重构的进展，进而降低患者的住院率与病死率。

药物治疗方面，新的治疗药物不断面世并进入临床，不少老药也展现了新的应用视角。在心力衰竭分型上，舒张性心衰的比例逐渐升高，其发病率与收缩性心衰几乎持平。而心力衰竭的预防治疗已被提前，包括各种器质性心脏病出现危险因素前的预防。总之，心力衰竭领域近年来已发生了颠覆性变迁。

与其遥相呼应，介绍这些新理念、新进展的各种专著琳琅满目、五彩缤纷，让人目不暇接。而摆在我们前面的《心力衰竭病例精粹解析》一书则是这百花争艳园地中的独秀新枝。与其他心力衰竭专著不同，本书是以临床精彩、典型病例为主线，并紧密结合详尽的分析与讨论，阐明各种心力衰竭的不同特点及处理要点。全书分成 5 篇，集中讨论心力衰竭五大方面的理念，而下属的章节则围绕一个或多个案例展开阐述、争鸣与讨论，说明不同心力衰竭患者诊断与治疗的不同难点与要点，全书循序渐进、由表及里。书中内容紧凑，充分

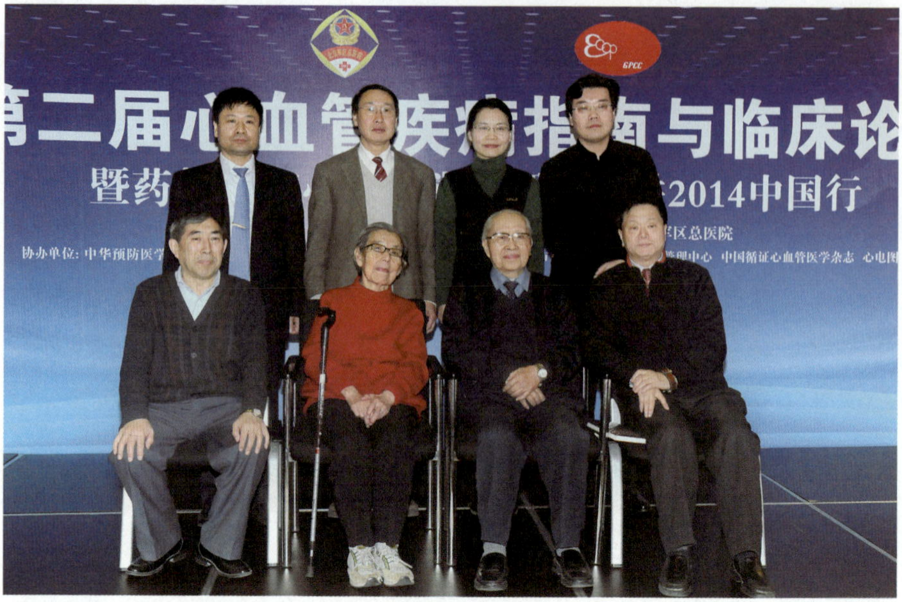

人杰地灵 群贤聚首

前排左起：朱俊、崔吉君、徐成斌、郭继鸿主译

后排左起：李俊峡主译、崔俊玉、牛丽丽、张健

体现了理论与实践结合，前沿与实用结合，使本书能够对读者基础理论的提高与临床经验积累起到双重作用。

本书是我和天津科技翻译出版有限公司共同确定的选题，其后的翻译任务则由北京军区总医院的李俊峡主任挂帅掌印。从本书的译者名单可以看出，李俊峡主任对北京军区总医院多位年轻有为的医生进行了总动员，使其全员参战。俊峡主任业务精良，为人豁达，做事雷厉风行。在他睿智、精心领导下，近几年，北京军区总医院心血管病治疗水平的提高有目共睹，令人折服，而《心力衰竭病例精粹解析》一书的顺利出版又是一个明证。我与俊峡主任已是多年挚友，本书中译本的成功出版则是我们多年来成功合作的实例。我深信，本书的出版对我国心力衰竭诊治水平的提高将起到重要作用，同时，对扩大北京军区总医院心内科在业内的影响也将起到重要作用。

有句先哲名言颇有教益：“成功者与普通人的区别不是面对的问题不同，而是面对同样问题时，做出了不同的选择。”在中译本序言结束之际，愿用此言与本书读者分享与共勉。

（2014 年 9 月）

第四篇

心律学

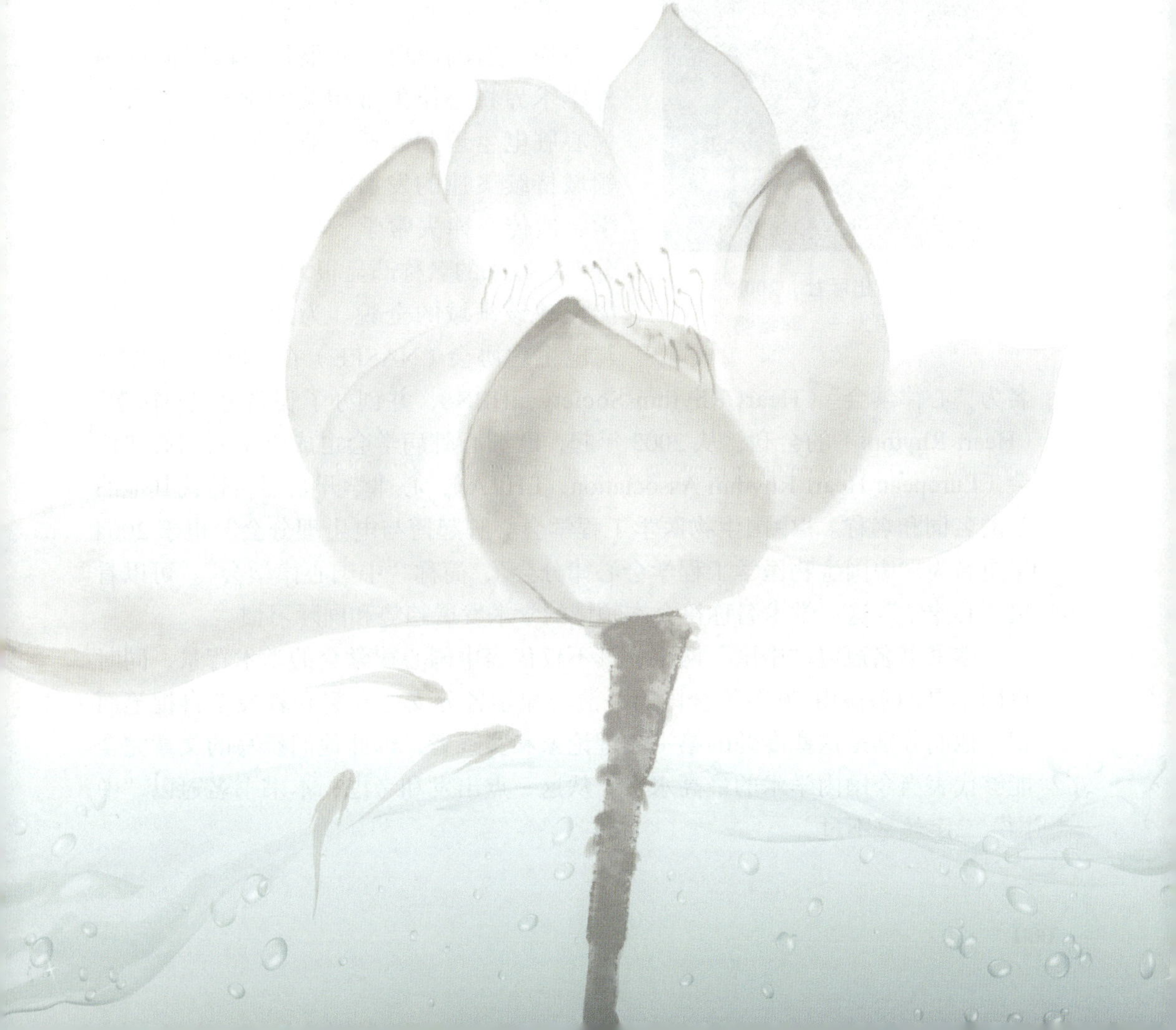

《中国心律学 2008》

序 言

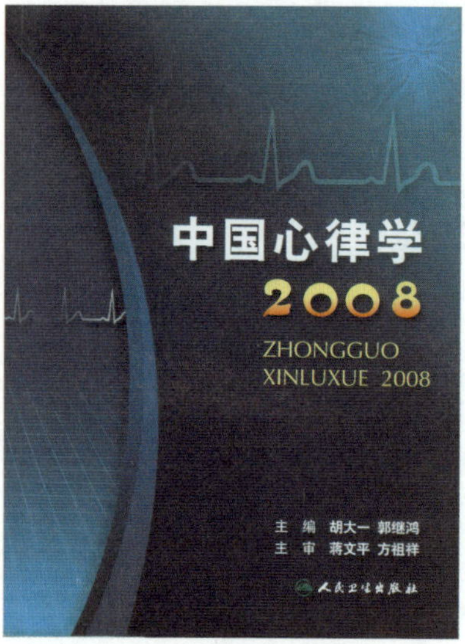

人民卫生出版社，2008
主编　胡大一　郭继鸿

时光荏苒，转瞬即逝的光阴常给人们留下感叹，甚至伤感，也给勤奋不息的人们创造着空间，带来荣耀。昨日，编写组那挑灯夜战的画面早已融入 2007 年的年轮，今天《中国心律学 2008》已冲破隆冬的风寒，带着春的暖意，喜现人间。

说到“心律学”，人们常感到不熟悉或不习惯。追溯历史，在很长一段时间国内外学术界将心律失常相关的学科、学会称为心脏电生理和起搏专业。但近年来这一领域持续飞速的发展，出现了很多如心电学、遗传心律失常学、药物治疗学等新的分支，原来的名称凸显很大的局限性，已不能反映该领域的全貌。为此，原北美起搏与电生理协会（NASPE）在 2003 年率先更名为“心律学会”（Heart Rhythm Society，HRS），并创办了刊名为“心律学”（Heart Rhythm）的会刊，从 2003 年起，欧洲心脏病学会也成立了欧洲心律协会（European Heart Rhythm Association，EHRA），心律学开始逐渐替代其他旧时的名词和名称。“中国生物医学工程学会心脏起搏与电生理分会”也于 2004 年更名为“中国生物医学工程学会心律分会”，简称“中国心律学会”。可以看出“心律学”这一学术名称符合本领域的学术发展趋势和国际习惯。

本书书名冠以“中国”两字，其不仅代表中国心律学会的学术背景，同时也因本书的书稿由 70 多位全国第一流心律学各分支的专家和教授亲自捉笔而就，他们分别是这些专题的第一流理论家和实践者，因此他们撰写的文章完全能够代表当今国内学术的最高水平。从这一点出发和考虑，本书书名冠以“中国”二字丝毫不过。

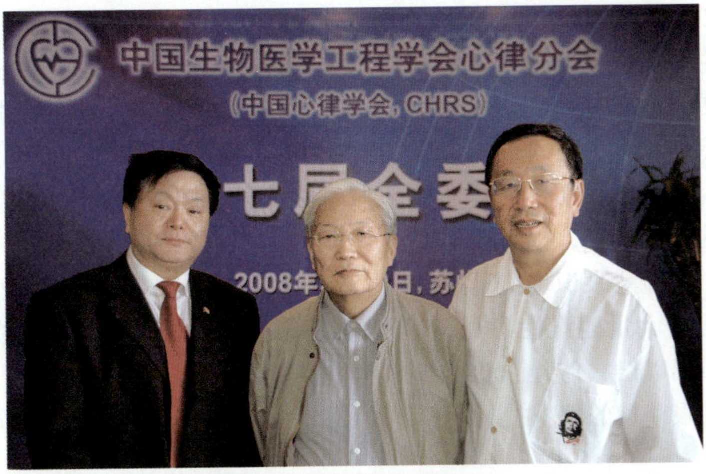

中国心律学会三任主任委员
左起：郭继鸿、蒋文平、胡大一

本书的内容不是求全，而重在求实、求新。举例而言，这一领域在 1～2 个月前出现的新理念、新理论、新指南都将在本书做了热点阐述与讨论。因此，全书的内容能够代表刚刚跨入的 2008 年水平。但本书于年初出版，而在医学科学飞速发展的当今，我们深信 2008 年还将有更多更新的成果与进展涌

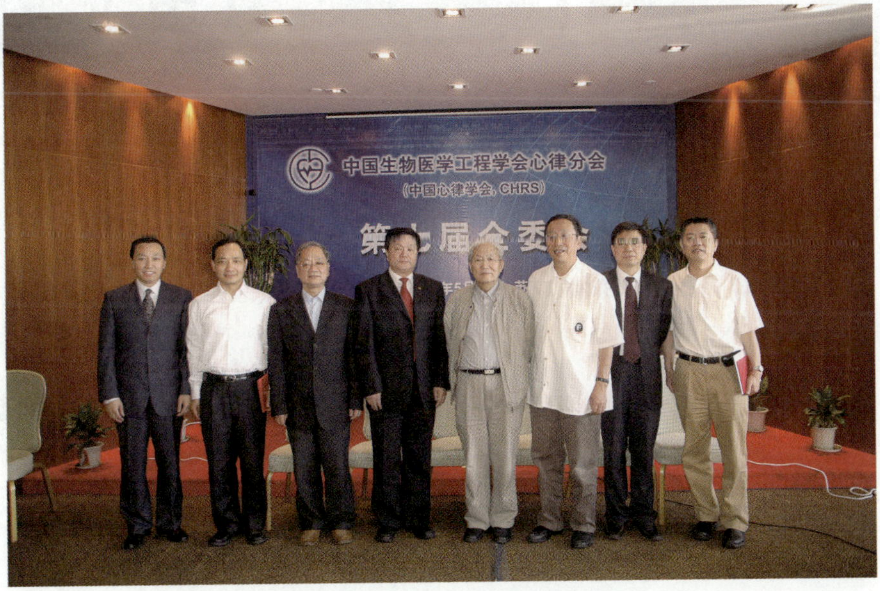

中国心律学会第七届委员会委员
左起：杨延宗、马长生、方祖祥、郭继鸿、蒋文平、胡大一、吴书林、方全

现，将把2008年的心律学推向更高水平，我们热切地期待。

作为主编我们仅对本书的撰写提出了设计构思以及编写的一些组织工作，而大量、更细致的工作是几位副主编和本书秘书完成的。我们特别感谢马长生、杨延宗、李学斌、张萍、张丽萍等几位年富力强、踏实肯干的中青年学者，他们为本书的出版牺牲了很多节假日的休息，倾注了大量的智慧和心血，没有他们的无私奉献，根本谈不上本书的出版。还要感谢人民卫生出版社的李向东老师，是她慧眼识珠，迅速做出了本书目的选定。编写过程中她更是亲临一线，提出了大量建设性意见，后期的编审过程中，她带领几位编辑日夜兼程，最终如愿以偿，伴着2008年的新年钟声，《中国心律学2008》一书成为心律学领域耀眼夺目的贺岁礼物。

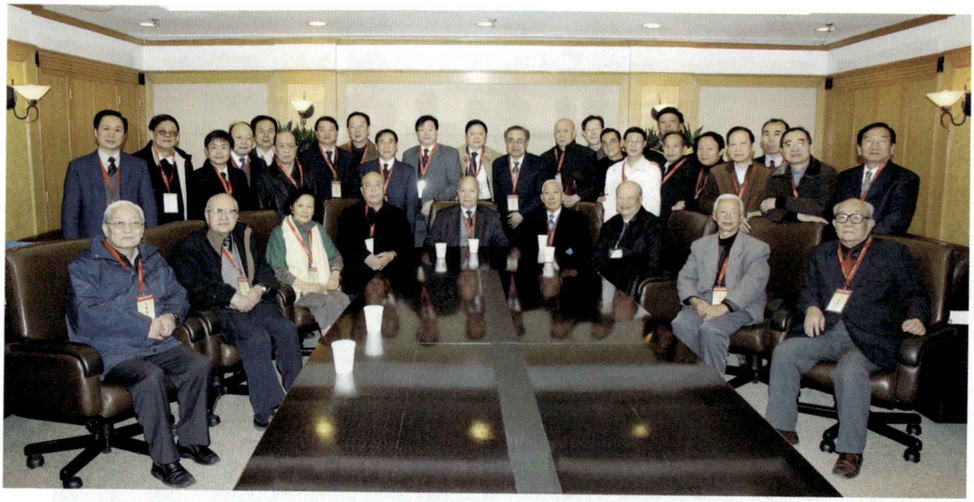

群英毕至，蓬壁生辉

前排左起：蒋文平、徐成斌、王士雯、胡希明、周金台、陈灏珠、傅世英、许克诚、刘世珍

后排左起：杨杰孚、杨钧国、方丕华、魏经汉、陈清启、许玉韵、戚文航、胡大一、刘海林、郭继鸿、马虹、黄永麟、王思让、林治湖、梁立权、曾定尹、杨虎、崔长琮、王方正、李天德、卢喜烈、刘仁光、刘国树

每次重要而有意义的事情后，人们总把目光投向指挥者，实际更大的功勋应当归功于所有一线的指战员，包括连姓名都不显露的那些无名英雄。更确切地说，成绩是一个优秀团队共同努力的结晶与光荣，团队精神万岁！

最后，祝本书所有的读者新春愉快，生活美满，事业成功！

（2008年1月）

《中国心律学 2009》

序 言

依照“春华、夏律、秋实、冬韵”的说法，那《中国心律学 2008》就是漫天飞雪中的腊梅，冰雪封冻中屹立的松柏。她在冰城哈尔滨刚一面世，就受到业内人士的首肯与高度评价，认为她精深儒雅，赞赏她图文并茂，就像隆冬时节盛开的雪莲，让人们在白雪皑皑的世界中领略冬韵。而今《中国心律学 2009》又摆在了我们的案前，她宛如明媚初春盛开的迎春花，又像是初吐嫩绿枝头上报春的杜鹃，她将在祖国四季如春的春城昆明揭开面纱，展露她秀美的春容，展示她丰富翔实的内涵、睿智博大的理念，让我们的读者亲身去品味春华。

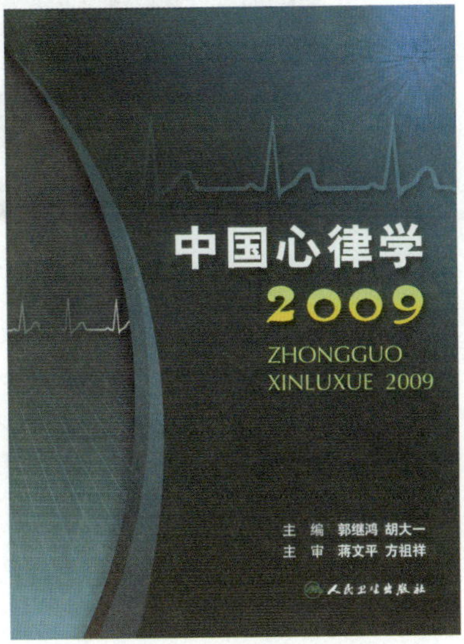

人民卫生出版社，2009
主编 郭继鸿 胡大一

如同我们民族淳朴与求实的传统，《中国心律学》一书奉行的圭皋也是永不停息的探索、求知和进取。这使本书的内容将密切结合临床，努力解决心律学众多的临床实际问题，成为临床医生工作与提高的良师益友。

《中国心律学》系列中每卷都冠以年份，以年为序。因此，其内容要充分体现当前最前沿的理念、最高的技术水平，以及心律失常全方位的新进展。以本卷为例，《中国心律学 2009》已囊括 2009 年刚见诸文献、期刊的最新指南的解读，最新公布的循证医学的结果与结论，以及年初刚推出的猝死预警的新方法。直击前沿、紧跟最新，这是《中国心律学》系列丛书的最大特色。

心律学已成为临床医学最活跃、最令人关注的学科，其日新月异的进展常让人目不暇接。同时，这支专业队伍也越来越庞大，有创与无创并存，药物与介入共举，急诊、儿科、内科医生共进。这些特征要求本书内容一定要广泛涵盖，要让每位读者在期盼中满意，在阅读中振奋。篇篇有益、卷卷精彩、内容广博是本书的又一亮点。

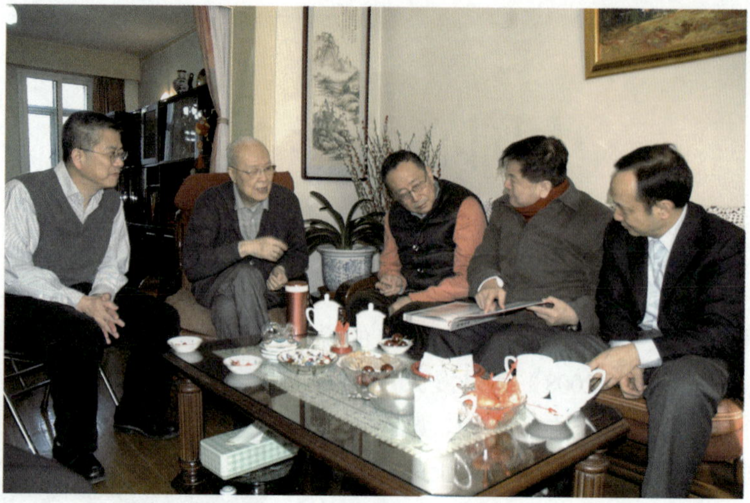

在方圻教授家中的讨论
左起：方全、方圻、胡大一、郭继鸿、马长生

总之，经过精心策划，经过近百位专家的辛勤笔耕，《中国心律学 2009》如期奉献给广大的医学同道。我们的努力能否再次如愿以偿，全体读者将做出最客观的评说。

中国有句古谚："唯春华者，方能秋实"，这是说只有在春天不断辛勤耕耘者，才能在金秋硕果累累，喜获丰收。《中国心律学 2009》是在明媚初春播下的希望之种，并用全体作者的汗水不断浇灌，这使我们坚信，本书一定能为中国心律学的腾飞再献绵薄之力。

中国心律学的明天一定会更加精彩，灿烂辉煌。

（2009 年 4 月）

《中国心律学 2010》

序 言

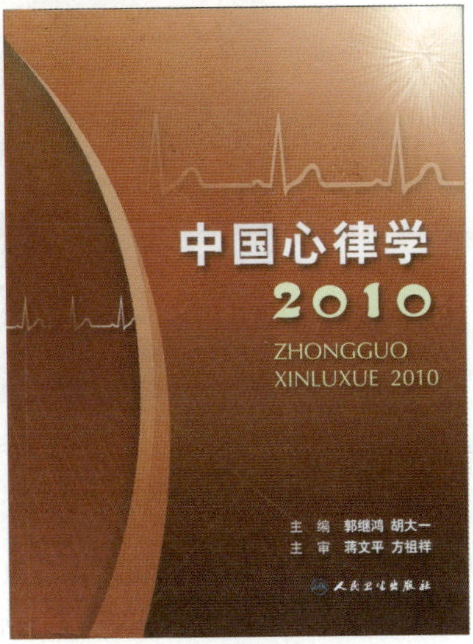
人民卫生出版社，2010
主编 郭继鸿 胡大一

又是一年春光时，当岁月的步履艰难地踏过霁深的积雪，是凛冽寒风中悄然盛开的迎春花把整个世界引领到生机勃勃的春天。轻盈的春风，让飘舞中的柳枝吐绿，让含苞的百花绽放。那万紫千红的春天，是一部气势恢宏交响乐的奏鸣曲，是一幅张扬生命活力的多彩画卷。那神采奕奕的绿，那和煦拂面的风，倾吐新生的喜悦、破土萌生的欢快，孕育着斑斓的梦想和丰收的渴望。

一年之计在于春，这是赞美春的重要，因为，春天是大地复苏、辛勤播种的时节。它还告诫人们，丰硕的一年起始于春天脚踏实地的犁耕和培土。而不知你是否思考过，勤奋自勉的人们即使在大地雪封、寒窗冰冻的隆冬，也未曾有片刻的松懈与怠慢，他们把岁月轮回的每一天都视为需要努力付出的春天。你看，就在桃李争艳的初春，已有一本内容敦厚而博深、理念前沿而新颖的《中国心律学 2010》的大型专著摆在你的案前。手捧百万余言的巨著，你马上就能想到，初春这沉甸甸的硕果来自秋冬的耕耘，你的眼前马上就会闪过，这些不辞辛劳的耕耘者，白天在一线打拼，夜灯下又伏案疾书。这种长期夜以继日殉道式的操守，没有超脱的献身理念，没有坚定高远的意志，是全然不能达到的。而事实就是如此，因为问鼎科学的征程中绝无任何捷径。

携春色同行，在风和日丽迷人的初春，《中国心律学 2010》如期而至。浏览目录，你会被琳琅满目的新理念、新技术的选题磁石般吸引；纵阅全书，你会被这图文并茂的编排布局、精辟的阐述、丰富的内容惊呆而折服。作者队伍中，有你敬佩而熟悉的专家学者，不弃不舍的努力使他们笔下生花，还有你深感陌生的新秀与“黑马”，灵感和过人的睿智使他们“下笔有神”，使他们成为敢于挑战、敢于呐喊、敢于攀岩的后起之秀。扎实的实践与活跃的思考已碰撞出令人瞩目的火花，应当说《中国心律学 2010》是心律学领域老中青三代学者共同绘制的催人奋进的庆春图卷。

恪守初衷，《中国心律学 2010》全书仍分为 10 篇，每篇又由 10 篇左右的文章聚萃而成。虽然 10 篇标题的固定让人略感规板，但心律学当今涉及的重大问题都已包罗其中，这使读者通读前后几卷更易串读与贯通。

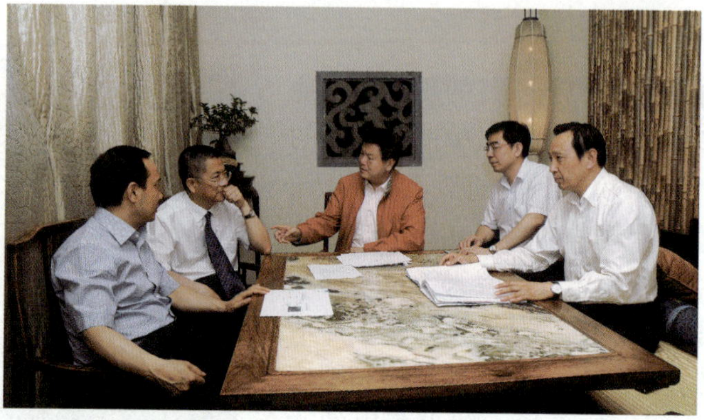

主编与副主编推心置腹的磋商
左起：马长生、方全、郭继鸿、吴书林、杨延宗

恪守初衷，《中国心律学 2010》的取舍，仍然是求实与求新统筹，实用与前沿结合，基础与临床兼顾。尤其是指南解读篇，本书力争把本年度最新发表的专家共识与指南一一列出并解析，也算是一种与时俱进，直击前沿吧！

恪守初衷，我们还在不遗余力地努力，想把以年为卷的这一系列丛书变为心律学领域的大型参考书。希望其内容不断扩展，最终成为心血管和心律学专科医生案头必备的一套“心律学百科全书”。我们还在精心设计和筹划，如何让这一目标尽快兑现。

“序言”收笔之前，作为主编，我们真挚地感谢各位作者奉送的精彩华章，还要感谢编写组的全体人员，他们奉献了节假日的休息时间，并夜以继日地工作，才使本书最终如期脱稿付梓。

不是格式化的俗套，全书编后我们深感本书与读者的期望、以及我们一贯的标准还有差距，这些不足与缺憾一定能成为我们今后努力与拼搏的原动力，敬请各位读者相信：“莫道今年春将尽，明年春色倍还人”。

失败只有一种，那就是放弃，而坚持本身就是一种成功。我们一定会坚持下去，我们的各位作者与同道也会坚持下去，让我们在坚守中享受成功。

（2010 年 4 月）

《中国心律学 2011》

序 言

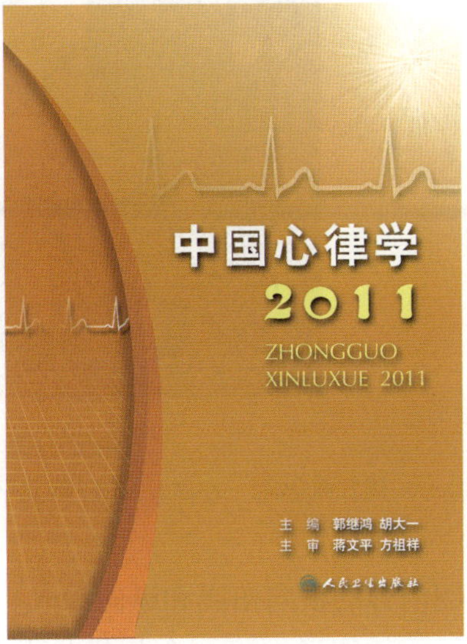

人民卫生出版社，2011
主编 郭继鸿 胡大一

又是一年的四月天，暗香飘拂，遍地落红，雨丝缠绵；又一部厚实的心律学摆在案前，满目堆翠，新意盎然，字逾百万；又临提笔撰写序言，与读者敞开心扉，推心置腹，谈学论道。

转瞬中国心律学年卷本已是美酒三巡，要出第四卷本了。要想真正做到每年立册，卷卷精彩，选题不重，身在心律学这一狭长的学术领域中谈何容易。如何用高质量的选题，将前沿而实用的佳作奉献给读者，如何使心律学一书久驻活力，创意袭人独到，如何让读者卷卷爱不释手，奉若圭臬，这就是我们的长思苦虑。既有压力，更是挑战。

既然中国心律学以年为序而编卷本，自然想体现内容新颖和学术的及时跟进。在即将面世的新卷本中这一特征更为凸显：举例而言，今年 4 月世界级的心脏电生理大师 Charles Antzelevitch 在北京的学术报告揭示了稳心颗粒具有心房晚钠电流的选择性抑制作用，这一爆炸性新理念已在新卷中出现。此外，*Heart Rhythm* 和 *JACC* 等国际重要期刊 2011 年的学术新观点也几乎尽收本卷，这使读者能在第一时间及时触及和了解心律学的新脉象、最新成果和理念。

与前几卷一样，《中国心律学 2011》坚持全书内容组稿与投稿双轨制。组稿的优点在于能按全书的整体设计框架而布局，避免内容重叠，更能贯穿编者的整体构想。而投稿是作者自由选题，我们遵循择优录取的原则，这更能彰显集思广益的优势，促进全书内容的多元化和不拘一格。

就内容而言，本卷增添了一个篇目，即把猝死与 ICD 分成各自独立的两篇，这纯属内容的需要。预计明年的卷本还要增设更多新篇目，这有益于各专

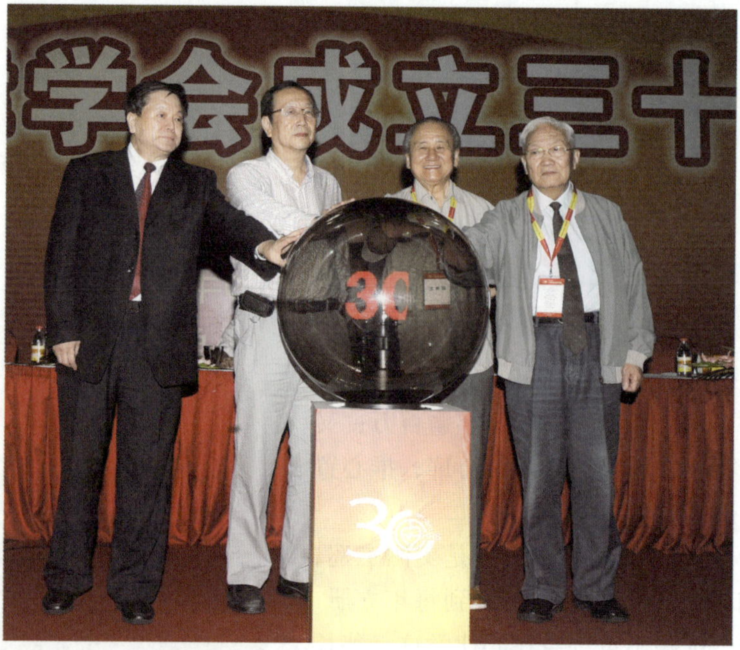

中国心律学会四任主委的“四世同堂”
首任朱思明（左 3）、二任蒋文平（右 1），三任胡大一（左 2）、四任郭继鸿（左 1）

题内容的横向拓展和纵向深入。

就作者而言，今年仍是百将参战，每位都身怀绝技，捉笔撰文，堪称一流。而今年卷本中，又增添了不少从事生物医学工程技术的作者，他们谈到心律失常的相关器械与功能时如数家珍，熟知这一领域的新趋向、新功能、新技术。从他们中约来的稿件篇篇质量上乘。从全书而言，本卷已成为心律学领域名副其实的学术平台，能让更广泛的专家学者登台献艺，慷慨畅谈，而这些内容又是读者迫切需知的，例如“Carto 3 代及应用”“左室起搏阈值的自动管理”“室颤区的 ATP 治疗”等，注入这些新鲜血流，将使全卷内容耳目更新，更显精彩与实用。

总之，在编委会的总体把控与努力下，《中国心律学 2011》新卷本即将如期、如约地奉献给每位读者和同道。手捧沉甸甸的新卷本，我们可以欣然而言，我们用汗水和持久以恒的努力，兑现了我们曾在 2010 年许下的“来年春色倍还人”的心愿。

中国心律学新卷本收笔之际，我们依然要拿出最喜爱的警世之言与各位读者相互激励与共勉：我们要不懈地追求“天行健，君子当自强不息”的信念，这是勉励学子要像苍天风雷，奋力拼搏，勇猛无前。我们要不断修炼“地势

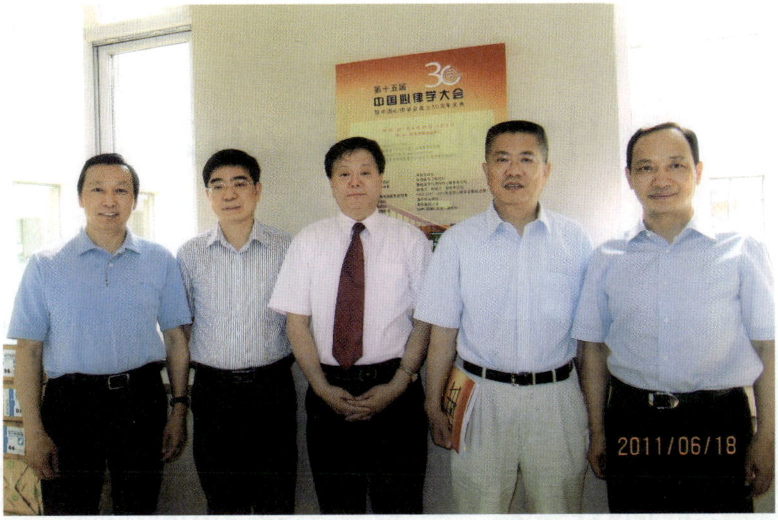

主编与副主编联席会议留影
左起：杨延宗、吴书林、郭继鸿、方全、马长生

坤，君子当厚德载物”的情操，这是告诫学子要像大地母亲，容纳百川，宽厚为德，容睿兼取。

苍天无亲，唯德是辅；大地无言，因根而育。就像万物生于大地而又归于大地的轮回，根深才能叶茂，叶茂将至花繁，花繁必然果丰。

“骞翮远翥，共襄医学盛筵”，这是广大读者寄予中国心律学年卷本的厚望。而今，我们比以往更加信心百倍，坚信这套系列丛书一定能成为经典，一定能像搏击九天风云的雄鹰，飞得更高，飞得更远。

（2011 年 4 月）

《中国心律学 2012》

序言

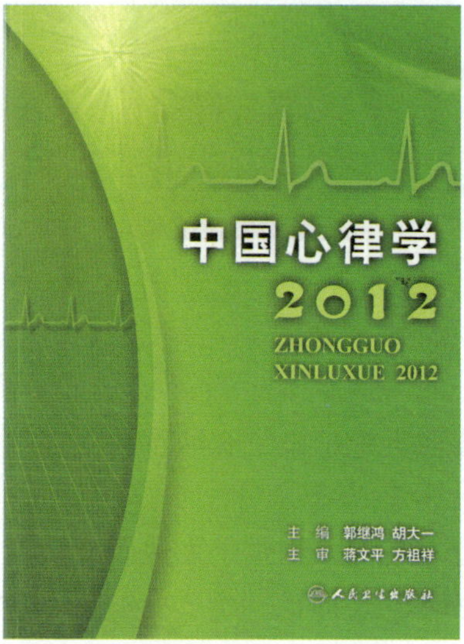

人民卫生出版社，2012
主编　郭继鸿　胡大一

半年前，从人民卫生出版社销售部传来《中国心律学 2011》一书售罄的消息，一本书能得到读者如此青睐与喜爱，在颇感欣慰的同时也坚定了我决心使《中国心律学 2012》编写更上一层楼的信念，而这个愿望也像一副重担压在心头。随着出书时间的临近，压力愈发深重，甚至令我夜不能寐。有人热嘲道："这就是完美主义者的自虐"。我却不以为然，深信这是撰书者对读者起码的良知与责任。

中国心律学已是第五卷本了，上本序言中有这样一句话："转瞬已是美酒三巡，要出第四卷本了"，直到今天当新卷本已顺利脱稿付梓交印时，我对此话才有了更深体会：真是美酒三巡后，这酒更是杯杯醇正，滴滴飘香。我坚信今年的新卷本一定会胜过四卷本，也践约了"来年春色倍还人"的许诺。

就作者队伍，《中国心律学 2012》又登新高，近二百位作者精心选题，博采文献，深思熟虑，捉笔成篇。这里有德高望重的两院院士；有翘首楚汉而誉冠五洲的旅美学者；有富学五车并堪称国内一流的教授、学者；还有年富力强、风华正茂、仍驰骋在一线的中年骁将；尚有更年轻或毕业不久刚刚出道，甚至仍在攻读学位的莘莘学子，他们思路敏捷，笔锋犀利，初露风采就彰显不凡身手。

就全书内容，《中国心律学 2012》可谓精彩迭出，让人赏心悦目。编写过程中最大的难关则是选题，前四卷已精选 500 多篇文章，几乎涵盖了心律学整个领域，如何在这有限的空间开垦新的处女地，再挖掘出前沿而实用的选题委实不易。但作美的天公让我们的夙愿再次成真，今年新卷本的内容又是一番深谷幽境，兰香花艳。

在今年的新卷本中新辟了“心律失常相关疾病”新篇章，这是把与心律失常密切相关的疾病分别立题，独立阐述，像淀粉样变、癫痫、心肌致密化不全等，这些内容能让读者开阔思路，拓宽眼界和提高横向思维的能力。此外，新卷本有关新概念、新技术、新进展的内容琳琅满堂、目不暇接。就新理念而言，隐匿性心肌病对原来特发性心律失常的概念提出了挑战；室早机械电耦联的理论颠覆着室早性心肌病机制的传统概念；在新进展方面：2012 年新推出的连续心率减速力测定为猝死的危险分层再添奇招，分子尸检一文揭示，疾病的病因已进入分子尸检诊断的新时代；还有众多新问世的技术：新型 CRT 起搏导线、VDD 式新型 ICD、射频相性能量发放新导管；而热门的房颤消融又增添新合并症：无症状性脑缺血、左房僵硬综合征等。毫无疑义，新卷本再次充分展现了心律学领域一年来气象万千的盛景。

在卷本即将面世之时，我还要隆重介绍本书的编审小组，这是一群血气方刚的年轻医生、学识不菲的年轻学者组成。连续五年来，每临书稿发稿前，他们从全国各大医院云集北京，一连数天都在夜以继日地伏案审稿、改稿。本书五年来连获殊荣，他们的付出功不可没，这些无名英雄既是撰写本书的生力军，又是全书的捉刀人。

几个月前，我就全职进入本书的统稿期，望着初春吐绿的窗外，信手写下了几句话：“踏着轻盈的步履，春天来了。雨滴是音符，纷飞的雨丝是抚动的琴弦，绿是序曲，含苞欲放的花是紧随的奏鸣曲。但此时深深感悟到，用辛勤的汗水去播种希望，才是春的主旋律”。繁忙的编写已告尾声，窗外已是满目翠

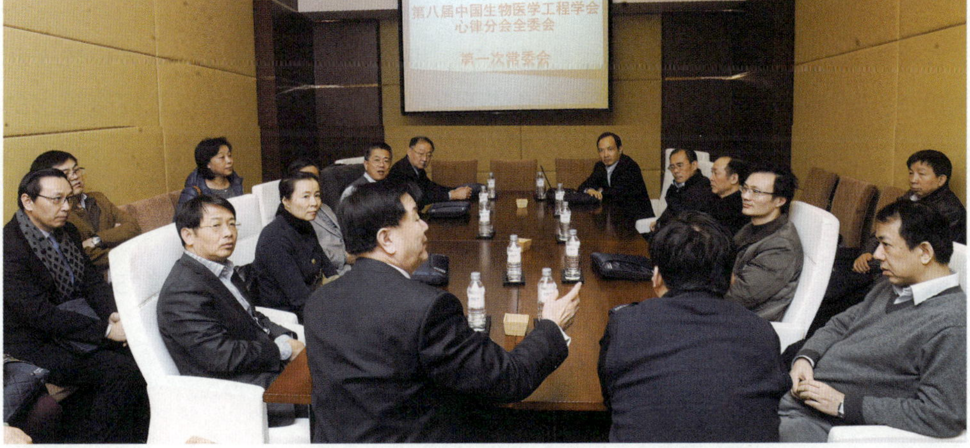

各抒己见 畅所欲言

绿，百花盛开。回想几个月来书稿的编审，最初寄来的几篇文章就像初春的乍绿，又像报时的迎春花。随后一篇篇文稿接踵而至增加了我们的信心，堆出一片片碧绿，当上百篇文稿蜂拥而至时，就积成了眼前这本厚厚的书稿，使整个世界都春意盎然。而那文中的彩图就像朵朵盛开的鲜花，在一片葱绿中簇拥出繁花争艳、姹紫嫣红的春天。我在万分感慨中联想，我们每位编委不正是用忘我的辛劳与奉献编织着人生一个又一个风光无限的春天。

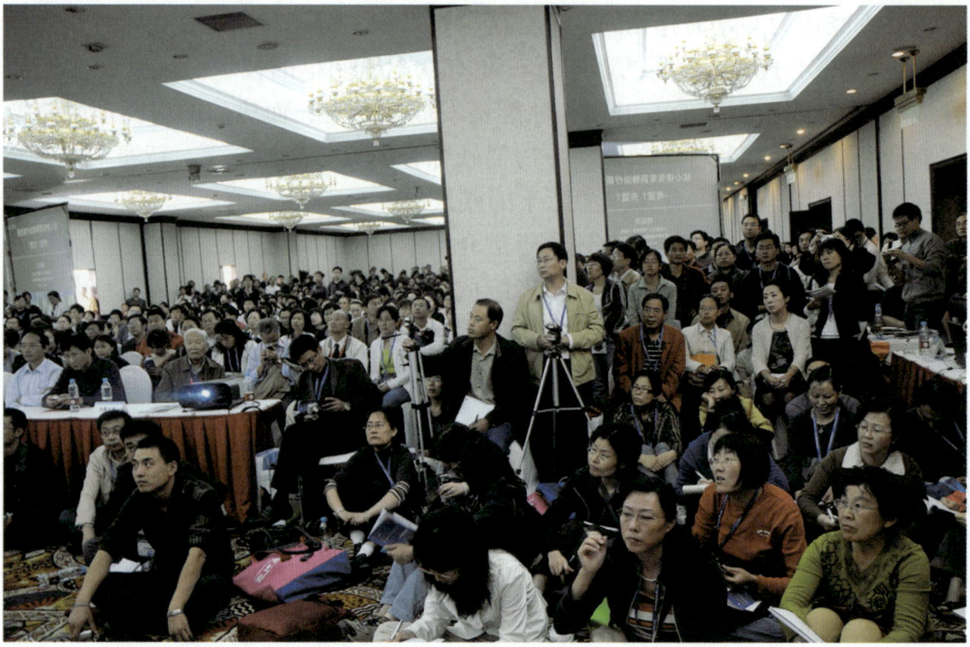

学术盛宴 高朋满座

《中国心律学 2012》新卷本业已封笔，即将面世了。今年，与各位读者共勉的是“含谟吐忠”四个字，这是晚清著名的封疆大吏李鸿章反复挥毫疾书的四个字。其告诫每一位仁人志士要不断修炼自己的情志，要深明大略、知书达理，要用一身练就的本领，为国、为民孝忠不息。

（2012 年 5 月）

《中国心律学2013》

序 言

当敦厚的《中国心律学2013》百万字的书稿，如约守时地集结在案头，连月来，我那一直揣测不定的心，才慢慢安稳下来。如获重释的我，此时洒脱的闲情涌上心头，推开窗户去领略户外那久违的初夏。

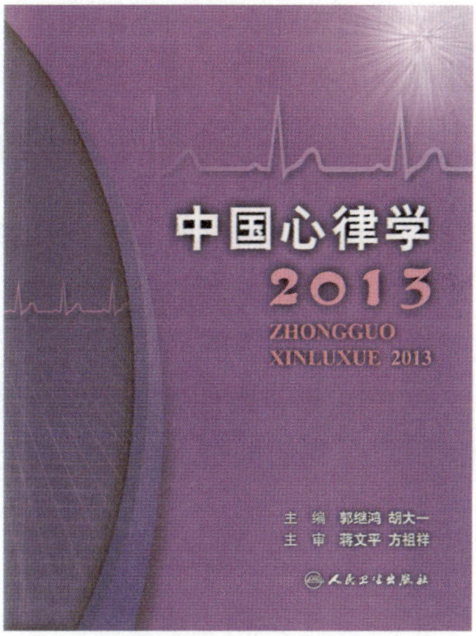

人民卫生出版社，2013
主编 郭继鸿 胡大一

五月的初夏，满眼新绿，鲜花盛开，蓬勃的枝叶在阳光照耀下折射着生命的灿烂。五月的天空，绚丽多彩，云淡风轻，静静的阳光飘洒着片片绮霞。一切那样美好而真实，一切又是如此平淡而弥足珍贵。我痴情在五月，陶醉在五月，这不仅因五月长空的清澈与蔚蓝，更大的情结是《中国心律学2013》就在这彰显顽强生命的五月竣工与结卷。

让我们翻开书稿，全书每个篇章都是春色满园，篇篇力作争奇斗艳。放声细读，每篇都让你爱不释手、新意盎然。已是米寿之年的陈灏珠院士撰文告诫我们：循证固然重要，但不能坠陷误区，再披战袍重返沙场的韩玲教授又献新作，提醒我们：宫内胎儿疾病并不属先天性，及时治疗更能获益。海外骄子欧阳非凡、李剑明也投来佳作新篇，介绍新技术、讲授新理念。纵览全书，既是老中青四世同堂齐上阵，又是一次琳琅满目、内容诱人的满汉全席与学术大餐。《中国心律学2013》浸透着全体作者严谨的态度、敏锐的思考、前沿的理论、蓄积的经验，又是一部不负众望而集大成的力作，倾心奉献给她忠实的读者。

2013年，中国心律学已是第六卷本，六是中国人的吉祥数字，新卷本将要把这套力作推向巅峰。“新”是本卷最夺目的字眼，多少新技术尽展眼前，多少新概念囊收入卷。“深”是本卷的又一特征，很多理论在这里有更深层次的阐述，让你知其然、更知其所以然，让读者以更高的品味把握心律学的脉象。“广”是本卷始终坚守的宗旨，为读者拓宽眼界、延展学识是多年来奉行不变的佳皋。为此，新卷本依然有一定的新旧搭配，旧是指基础，让我们的读者不断加固基石，根深才能叶茂。

2013 年，正值人类征服珠峰 60 年纪念。整整积累了一甲子的奇迹、故事和照片把我们带到那冰雪皑皑的世界。这是人类征服自然、实现梦想、挑战极限的圣地，又是生命悠然回荡、浩气凝结与长存的殿堂。这里我们听到了胜利登顶时的欢呼，我们更听到了攀登途中极度缺氧时的喘息。在这里，我们看到珠峰顶上挥旗不止的身影，我们更看到了被突发雪崩埋葬勇士的身躯。我们含泪端详着因气候骤变而被冻僵者临终前的无悔笑容，那最后的笑容里分明还隐含着对登顶的企盼与遗憾。“征服珠峰”这是人类谱写的最悲壮的史诗，是用意志与热血、用身躯与生命构筑的人类征服自然的丰碑。我含泪看着、我抽泣地读着，在壮士面前，我自愧不如，在火与生命的考验前，那伏案疾书，挑灯夜战的付出又算得了什么。

2013 年，人们常谈起梦。我想说：梦会醒来，也会破灭。但她毕竟陪伴过我们，令我们振奋，催我们前行。其实什么都不重要，只要你努力过，只要你在不断付出，那一霎间的镜花水月早已嵌印在永远的记忆中，在那诗意燃尽的将来，你一定会梦境重圆。

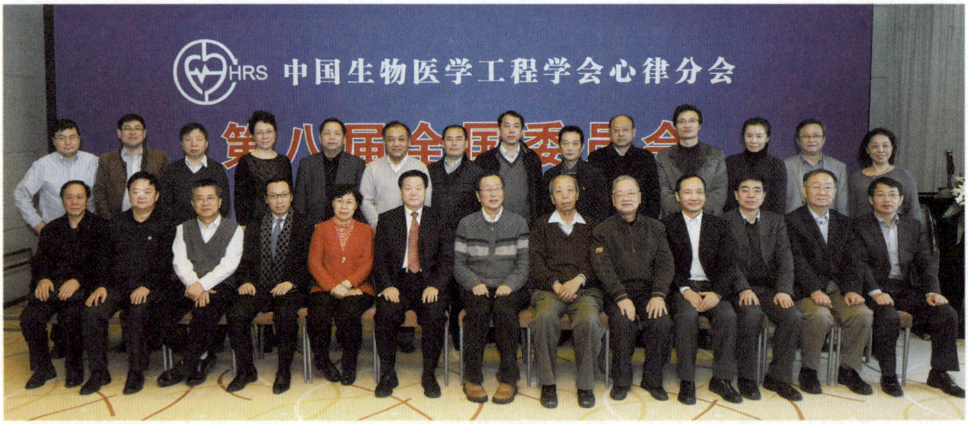

著者方阵 气势如虹

前排左起：杨杰孚、丁燕生、方全、杨延宗、王金新、郭继鸿、胡大一、杨虎、方祖祥、马长生、吴书林、万征、李毅刚

后排左起：董建增、李学斌、杨新春、王冬梅、宋志远、孙英贤、郭涛、杨向军、陈泗林、李学文、陈义汉、邬小玫、浦介麟、张萍

在新卷本即将面世之际，我要由衷感谢本书“特种部队”的每位成员：段江波、田轶伦、张丽萍、郭飞、陈琪、郑明奇等一群年轻高飞的“鹰”，在本书统稿、修改、润色的最后阶段，就像登顶珠峰时的最后冲刺，白天他们策马横刀，驰骋在门诊、病房的一线，夜晚他们人不松甲、马不解鞍，继续奋战，没有他们“拼命三郎式”的工作，将谈不上今日的如愿以偿。

还要感谢老友向东编辑，她虽然已从人民卫生出版社退职，但对本书依然关心有加。她电话多番，扬鞭督战，她再三叮嘱：中国心律学系列卷本已成为品牌，绝不能有丝毫松懈，不能辜负众望，一定要做到“每步必登高，一卷一浩然”。

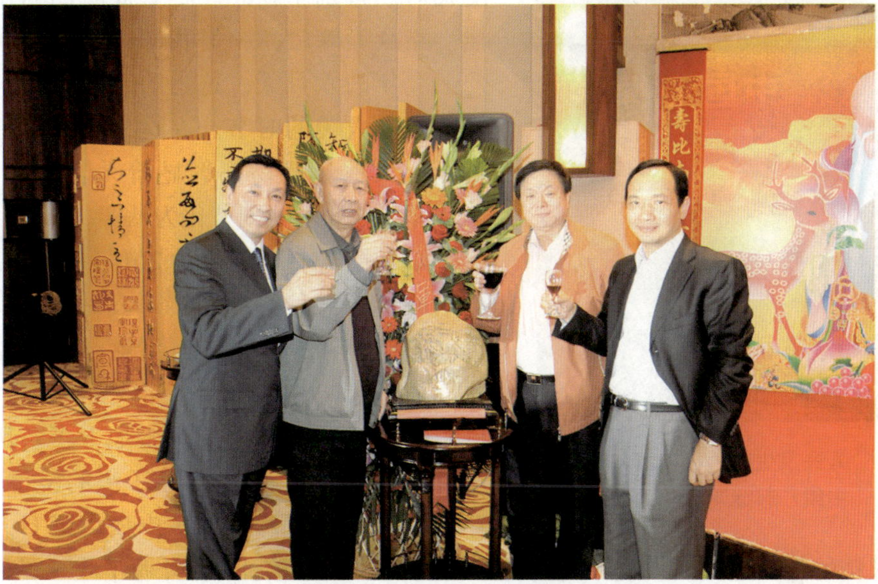

学会领导为老前辈祝寿

左起：杨延宗、王思让、郭继鸿、马长生

让我们从奔逸的梦境中醒来，回到“月光如水水如天”的仲夏之夜，让我们再次翻开《中国心律学 2013》，分享这些在寒暑时节仍不驻足，仍在勤奋吐丝、仍在编织梦想人的新杰作，并共享挥洒汗水后的爽快与甘甜。

序言即将收笔，今年与各位读者共勉的是雨果的一句名言：**所谓活着的人，就是不断挑战自我的人，不断攀登命运险峰的人。**

（2013 年 5 月）

《中国心律学 2014》

序 言

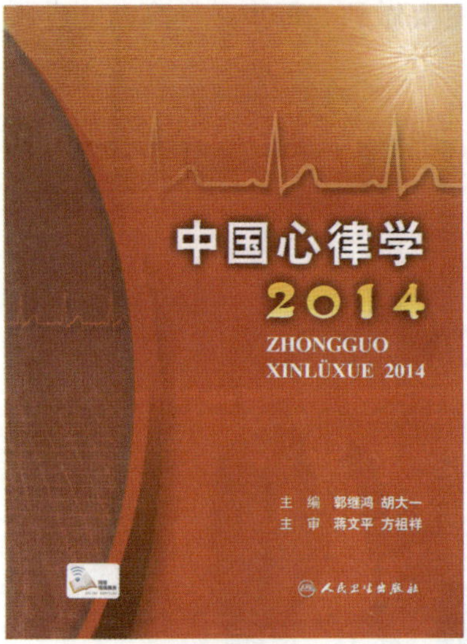

人民卫生出版社，2014
主编 郭继鸿 胡大一

与历年不同，本应春天完成的中国心律学书稿，今年却拖至入夏的六月天，这使我对六月别生新感。尽管此时已骄阳高挂，酷夏峥嵘已露，但我却情有独钟地喜爱上今年的六月天，这是跨越春种夏长而兼有两季大美的时节。在这艳阳高照的六月天，大地与万物都彰显着无限生命力，辛勤挥洒的汗水顷刻就化为秋实之露。

如果把《中国心律学 2014》这部专著比喻成春天播种，那确实逼真贴切。就是在甲午年早春三月，编写组就开始策划觅题，张榜求文。那一百多个文题还在春寒料峭时就播撒在肥沃的黑土地上了。历经几月，在各位撰稿人勤劳汗水的浇灌下，春苗破土，入夏疯长。多少夜以继日，精益求精的阅文绘图，一丝不苟的编审通读……。天道酬勤，开镰丰收了，一本敦厚扎实、内容前沿的专著如期面世了。在你万般辛劳之后，手捧这沉甸甸的巨著时，“云在青天书在手”的那股豪迈意境顿时从脚下腾起。

事必躬亲，这是我作主编的律己之约，故每临此刻，都要强制性“闭关”数月而专心撰稿、修稿。严实的窗户将世间的喧哗与浮躁关之于外，就像远离了滚滚红尘。告别了名利场，将拜金的世俗丢在脑后。此时孤独的你，却能找到一片清幽之地，与明月清风作伴，追逐那怡静的梦幻，找回那片心灵的净土。你可在幽静中观赏游鱼吹笛，林中鸟儿对歌；还可在通幽曲径行诗低吟，行到水穷处，坐看云起时；还可坐听岁月那点滴往事落在生活的琴弦上，轻弹出悠远醉人的曲律。看似孤独了，但在孤独之境，更易深思长考，意识专注，思维活跃。此时的你会深深感到，表面的孤独其实是一种大美，是一种享受。你失去的是世俗自我，而得到的是笔下生花，行文如流。那篇篇佳作，如甘美泉水，沁人心脾。

摆在案头的《中国心律学 2014》，文逾百万，插图近千，分明又是一本让人爱不释手的上乘佳作。这套读者深爱的心律学系列丛书，准确而言是一套中国心律学的年鉴。每卷都把当年基础理论的新突破、新建树，把该年出现的诊疗技术新亮点、新仪器、新方法一一展现。除此，心律学的各亚专业：包括无创心电学、心脏起搏器、ICD、CRT、射频消融术、抗心律失常药物、猝死预警等诸多方面的新进展、新概念一一被囊括其中。而该年度国内外心律学相关的专家共识与指南解析也是全书必不可缺的内容。因此，称其为中国心律学年鉴绝不为过。

当你把先后的七卷本一手在握时，每位读者在心律学领域九成以上的疑问与求索都能得到满意的解答。

2014 卷本中，全书字图之比稍有变化，即插图比例略有升高。插图比例的增大更益于读者对内容的理解、更节省阅读所需时间。

2014 卷本著者的队伍明显扩大，更多的学者与业内人士欣然加盟，这里包括外资企业的技术人员，旅居欧美的知名学者，甚至国际的著名学者 Antzelevitch、严干新等也都撰文投稿，他们都想借此平台与国内专业人士建立良好的学术联系，宣传学术主张、前沿观点及科研最新成果。

2014 卷本编写组的水平也在提高，他们的任务繁多：初期选题、招贤求

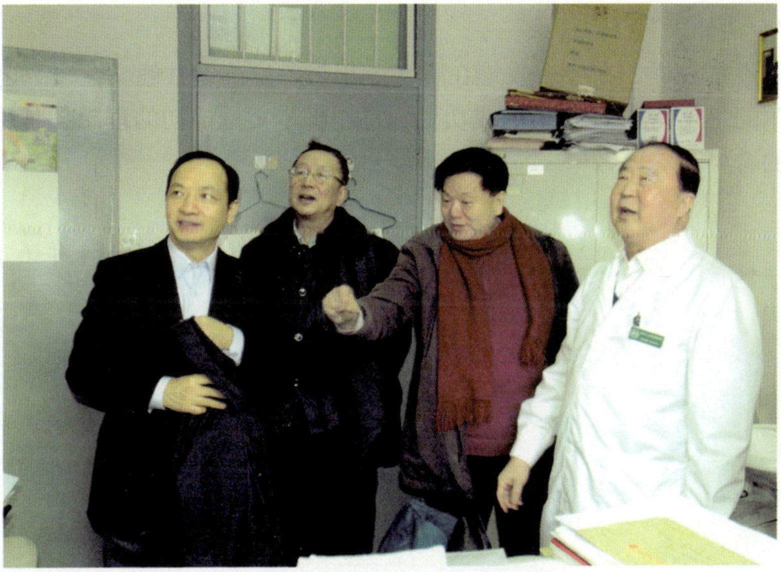

梅兰竹菊四君子

左起：马长生　胡大一、郭继鸿、高润霖

文、取舍稿件、规范格式、全书通读、清样校对等。但凭借高度的责任心，凭借日夜兼程的勤劳，最终使本书的品味又胜一筹。

2014 年，是中国农历的甲午年。一提甲午自然令人想起两甲子前的中日海战，虽然这不是近代史上中国蒙受的最后一次耻辱，但至今仍让人感到国威丧尽的窒息。不消两时辰，大清帝国赫然有名的北洋水师就已全军覆没，而败后丧权辱国的马关条约第三次谈判后，日方暗杀的子弹射入清政府首席代表李鸿章的面颊。还能让人想到，甲午海战完败后的五年，李鸿章再次忍辱负重，签署了再辱中华的辛丑条约，而积劳成疾的这位顾命大臣却惨死在贤良寺居所的榻前。在那败落凄凉的贤良寺正厅，只留下他"含谟吐忠"四个令人心酸落泪的大字。蒙屈受辱的历史常让人仰天长叹，低头痛泣，常能点燃我们心中那难以平复的火种，让每位中华匹夫的心中升起一股不可推卸的强国使命感，愿尽杯水车薪之力，再铸中华雄魂。

尽管两甲子已过，但是，甲午耻，犹未雪，国人恨，何时灭！国殇，何时不再来！

与上卷本一样，序言结尾既有签字，又有印章。但本卷前言最后的印章系大师崔自默赐制，自默是范曾先生的得意高足，曾获国学大师文沙怀"五百年一奇才"的少有评价。看过自默先生书画艺术集的人才能体会到文老点评的妙哉，才会感到高处不胜寒，才会在崔先生的博大精深之中感到自己学识的苍白、功力的菲薄。"催人自新"的感觉也油然而生。本卷本也欲借自默先生的神功，"企沾仙气"。

与上卷本一样，在序言收笔在际，今年与各位读者共勉文艺复兴艺坛三杰中拉斐尔的一句话："征程上的成功者，是用脚步丈量最初的理想，是用汗水浇灌着新的希望"。

（2014 年 6 月）

《中国心律学 2015》

序 言

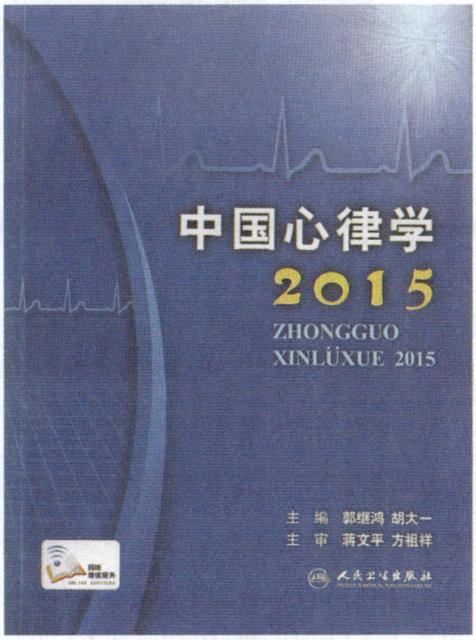

人民卫生出版社，2015
主编 郭继鸿 胡大一

恒者远行，思者常新。转眼又是一个艳阳高照的六月天，此时摆在案头的巨著经过长达半年的夜以继日的艰辛劳作后，竟在“夏至”临近时节，使我享受到金秋丰收的欢愉。此时的心境就像窗外放飞的白云，尽情舒卷；又像如洗的长空，深远而湛蓝。每年一卷本，约定与践行，耕耘的劳顿与收获的欣喜竟是如此相似的轮回，而此时的心情正是，“八年风雨再回首，千帆过尽心依旧”。征途中的猛士，依然是不登巅顶不言休。

其实，每年出版社交稿的大限前，那漫长、枯燥，甚至有些残酷的“闭关”时期尤显重要。除闭户谢客外，常要夜览群书、通宵达旦。每临夜阑人静，独对孤灯，伏案疾书，或手秉书卷，荡涤尘嚣，心静如梵。你会在飘逸的书香中尽享幽静与孤独，或在拂面的阵阵清风中，任凭思绪浪迹在学术瀚海中。有时，你会突然在潮起潮落的长思中感到一种灵动，一种茅塞顿开的大彻大悟。思绪像插上了翅膀，群神为你点化，众佛为你加持。随着飞驰的思路，疾飞的笔尖也在快速地移动，一字一行迅捷闪过，一页一文华彩成章。那是远隔尘世喧嚣、深思长虑的积累与爆发，那是一种享受，一种升华，一种功到自然成的快感；也是经历艰辛觅寻到科学霞光时的振奋与惊喜。

近时，有人问起这套丛书是否还有续写的必要，在心律学这样一个狭细的领域，几卷之后的选题是否已枯竭。但我的感受却不同，每年遴选文题时，非但不觉内容已匮乏，反而觉得相关内容每年都爆炸式膨胀，常有一个卷本容纳不下的感觉。以本卷内容而论，今年增添了“儿童心律失常”整整一个篇章，这使全书内容涵盖更全；就选题而言，今年一下涨出几十个，只因篇幅受限，还要忍痛割爱，不少精彩文稿还要顺延到明年才刊载。当然，也有些专题在

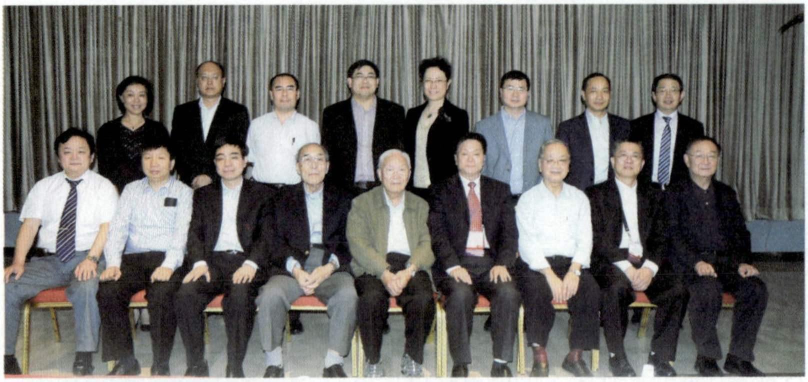

心律学一代群英再聚首

前排左起：丁燕生、杨新春、吴书林、黄贻焯、蒋文平、郭继鸿、方祖祥、方全、万征

后排左起：张萍、李学文、郭涛、李学斌、王冬梅、董建增、马长生、李毅刚

2～3年再次出现，是因这些学术热点进展日新月异，几年中内容已大幅度更新，螺旋式提升了一个层次，因此绝非是简单重复。

2015年的卷本中，增添的“儿童心律失常”新篇章，是在儿科心脏病学家韩玲教授的主执下完成的。本书前几卷中，韩玲教授及团队均有重头文章，但她深感零散文章已不能满足临床需求，故集结、组织了国内这一领域的精英骁勇，各自挥墨、堆翠成既前沿又实用的一个新篇章。韩玲教授高屋建瓴的学术理念与运筹帷幄使本卷内容熠熠生辉。

近年来，遗传性心律失常的快速发展让人目不暇接，从基础理论到临床实践，从遗传学筛查到现代影像学检查，涌现出众多的新思维、新理念、新技术。耀眼亮点倍出、学术火花飞溅。今年卷本中众多精品文章已衍射出这一领域的活跃与生机，展现了该领域我国新老专家的学术风采。

此外，还有很多精彩文章分布在全书各篇中，这些文章既有前沿的学术理念，又有很强的可读性、实用性。例如在活跃的房颤领域，今年推出患者可凭症状触发自己记录的几种新仪器，还涌现出几种非药物抗凝、抗栓治疗的新技术。此外，另一篇重量级的文章“房颤危害认识的新突破：增加心脏性猝死”，介绍了刚刚发表的Framingham的研究新成果，该文将会影响今后房颤治疗的总策略。在起搏器领域，起搏心电图多年来让人深感困扰，而本卷“起搏心电图新理念：起搏逸搏间期”一文，以全新的思路、以让人眼前一亮的视角提出：应用逸搏间期这一简单而基本的概念更容易解析复杂的起搏心电图。在“早复极波患者的危险分层”一文中，介绍了日本学者Aiwaza的“快频率依赖的J波增强”的最新成果。该文将给读者增加一种鉴别QRS波终末部的J波与碎裂波的新方法，同时读者也能从Aiwaza的理念与治学中找到差距、受到启发。他们测量 J 波已精确到 0.1 mm 水平，中国学者应学习这种严谨的治学精神，以期缩小与国外学者的差距。

与历年一样，每卷的《中国心律学》闪烁的都是集体智慧，都是众多学者卓越而无私的奉献。从甄选题目到撰写，从审阅修改文稿到全书校对，本书编审小组的功绩总是金榜第一。几十位年轻的学者，牺牲周末休息时间，从全国各地云集北京集中审修稿件，他们的才华与付出、他们的奉献构筑了中国心律学系列书卷的丰碑。

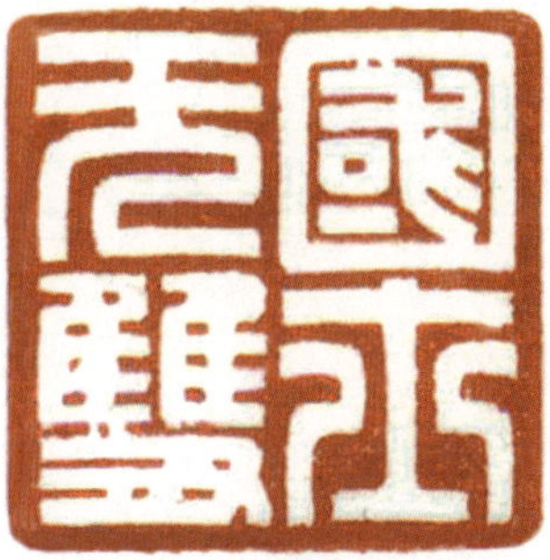

篆刻“国士无双”

今年附在序言之末的是我十分珍爱的一枚闲章“国士无双”。这方字体顶天立地、浑厚饱满的印章出自荣宝斋躍文先生之手，章的侧面还刻有一行小字“诸将易求耳，至如信者国士无双”。此言出自《史记·淮阴侯列传》，是萧何月下追韩信时，向震怒的刘邦做出的解释。言中“信”字指韩信，全句之意是：“诸多将领容易得到，但像韩信这样的，举国上下难有第二人”。果然，刘邦得韩信后大胜项羽而君临天下。日本人很尊崇韩信，专有一款青酒冠名“国士无双”。不久前一位亲友送我一瓶“国士无双”，并讲述了这一典故。几年前，我在徐州参加学术活动之余，才知晓西楚霸王项羽的灭顶之灾是从韩信设下“十面埋伏”为开始，随后兵溃如山倒，最终自刎乌江。自那次我才悟彻出，迫使项羽在四面楚歌中自刎的并非刘邦而是韩信，那是韩、项两位军事奇才的斗智斗勇，才最终改写了中国历史的一次大博弈。大博弈中，项羽屡战屡败，而非一役偶尔的失利，这与另一军事家拿破仑的一生也绝非仅惨败滑铁卢一仗同出一辙。韩信助刘邦得天下后，又是萧何设局诛杀了忠诚无二的韩信，这就是“成也萧何败也萧何”成语的来由。其实被杀之前，韩信已有耳闻，他又威名天下，兵权在握，完全可先发制人而自立，但他没有，他始终诚信于诺言，忠效于信仰和事业。他浑身文武；他忠义双全；他的文韬武略和高尚节操使他成为流芳百世的无双国士。

序言结束之际，今年与各位读者共勉意大利的一位自然科学家、思想家布鲁诺的一句话“在真理面前，我绝不退让半步”。布鲁诺因捍卫“日心学说”被判为“异端分子”，并于 1600 年被罗马教廷烧死。但他为科学而殉道的精神至今仍激励着每一位崇尚科学、追求和献身真理的人。对于中国学者和有识之士，不仅要修炼“出淤泥而不染”的情操，抵御拜金与追逐名利的世俗，还要敢于抗争和反对盛行的各种谬误而捍卫真理。坚持真理的人多了，就能汇聚成唤起民众良知的呐喊。

（2015 年 6 月）

《中国心律学 2016》

序　言

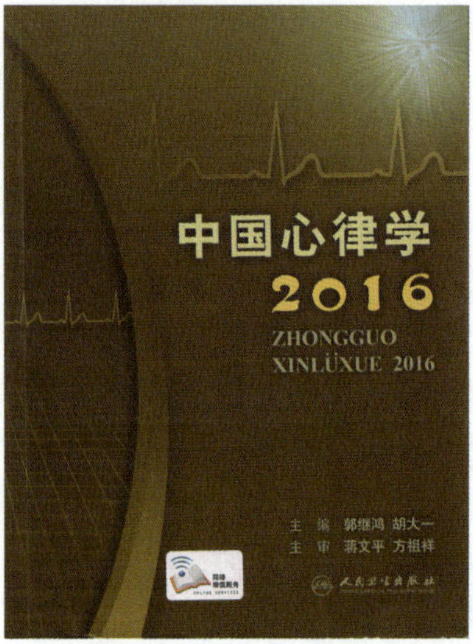

人民卫生出版社，2016
主编　郭继鸿　胡大一

七月骄阳似火，伏天溽热，万物生灵此刻更彰显生命的顽强；七月又是夏日的最后一章，是金秋丰收的前行。因今年心电学术大会的推后召开，使《中国心律学 2016》一书脱稿前的鏖战顺延到七月天。

盛夏的七月，到处流淌着灼人的炙热，人们在滚热的日照下不敢驻足，那干燥的空气好像一点就要燃烧，而随日温的升高，承载酷热虐狂的人们，生活的热情一时变成无奈的躁动。但地球要做的是不停地旋转，庄稼仍演绎着夏日的疯长，《中国心律学 2016》的编撰者如真金不怕火炼，抗争三伏，默默前行，使本书如期如愿地破茧而出，显露无尚的风采与峥嵘。

本书已是中国心律学的第九卷本，从项目策划至今已整整 10 年。睁开回头的望眼，端注书架上排列整齐的书卷，10 年漫长的历程不由而然荡起一缕淡淡的历史沧桑。十年前的我还是华年正当时，花月沐浴着春风，心中依是幻想漫翩。而转眼间风雨又十载，花甲已多年。那 10 年前立下的志愿，一个人、一条路，一走就是 10 年，而我就像一个虔诚的修行者，一莲花、一承诺，一寻便是一生。10 年中我好像一直在双手合十，不住地恳请："佛祖，请点化我的心"。

那缕缕的历史沧桑，还淡淡来自时隐时现的力不从心。就像是一种轮回，每临卷书付梓开印前，我都要进入"闭关"的谢客中，要将都市的喧嚣、情绪的浮躁屏蔽滤掉。在无声中感受宁静，在无色中看见清澈。并在宁静与清澈中梳理思绪，求源问理，专志立说。而当你临窗独坐，黄卷青灯，穷理悟道时，那是一种何等的惬意与悠然。而今年的挑灯夜读时，长思中容易疲劳，疾飞的笔速略感迟缓。焦虑中我写下新的励志之言："岁月不居，人生苦短。此时的我，渴望再次高擎青春的火把，让那燃烧的通天火光，照亮我足下的征程”。全然是烈士暮年，壮志未已的忧殇。

尽管十年的蹉跎让人略感沧桑，但中国心律学这套卷书 10 年来更趋倔壮，艰辛中愈加挺拔，卷卷令人爱不释手，年年让人青睐企盼。来，让我们一起饱览《中国心律学 2016》新的卷本吧。今年全书的结构已扩为 14 篇，新增的心律失常培训篇介绍了国际心电学技术的规范化培训，首次引进了国外心电学试题的解读与分享，并解析了房颤消融结果判断的国际定义。而儿童心律失常篇，在著名儿科学专家韩玲教授的执印挂帅下再次亮剑，成为全书最闪亮的内容之一。今年该篇的 10 章大作，不仅选题前沿，而且内容实用，一定会在我国儿童心律失常诊治水平的腾飞中起到中坚作用。

纵览全书，今年新卷本更凸显前沿，很多新命名的疾病、新的综合征、新的概念都率先在本书中出现，如胸痛左束支阻滞综合征、机械电反馈性室早、心肌水肿、低腺苷综合征、PRKAG2 综合征的临床谱等。这些华彩夺目的佳作不仅使本书的学术价值蓬荜生辉，对国内心律失常、心电学水平的提高作用也毋庸置疑。除此，还有众多全新并带突破性的理念与认识也在书中首次提出及阐述，如房颤性心肌病的翔实介绍，自主神经对离子通道水平的调节作用，三维心率变异性技术等，大大拓宽了读者的视野与思路。总之，阅尽全书，你会惊叹到：骞翮远翥，又是一席学术盛筵；筚路蓝缕，砥砺不渝之后，又是彩云漫舞的新天地。

在《中国心律学 2016》这本新的经典之作即将面世之际，我要特别感谢国内外心电学大师级专家陈灏珠、韩玲、严干新、李剑明等人的鼎力相助，感谢国内各位专家不顾暑热而挑灯捉笔，伏案而妙笔行文。还要感谢由 20 多位青年电生理医生组成的编审组，经历三伏时节的几个日夜为全书把脉守关，他们卓有成效的扎实工作，使本书得以顺利脱稿。

几乎已成俗约，在近几卷的序言之末，主编签字之旁总有印章伴陪。今年的闲章篆刻了孔圣人一生做人的宗旨，又是他一生抱守不变的信条：“己所不欲，勿施于人”。意指但凡自己不愿遭受的讥讽、冷眼、诽谤、不信任、不仁义之举，绝对不能以此对待别人。其凸显了先哲圣人的不断律己、每日三省、严慎做人的儒家风范。关于这句圣言还有

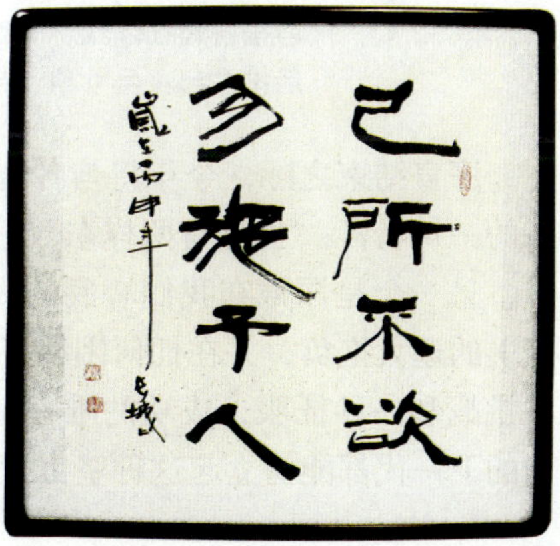

篆刻“己所不欲，勿施于人”

篆刻“己所不欲，勿施于人”

一段轶事，一位美国众院议员建议在美国开设孔子学院的提案中说：“孔子是人类历史最早、最伟大的思想家、教育家，他两千年前主张的‘己所不欲，勿施于人’的理念与我们美国现存的精神完全一致。”就是这一解释使他的提案顺利通过。此外，我视这枚闲章为家珍的另一缘由是这枚金石之作出自名家任会先生，先生篆刻作品已上万件，包括作为国礼赠送给联合国秘书长吴丹先生的大作。就金石艺术而言，这8个字的笔画过少而不好布局，但任先生采用铁线篆刻形式而为之，且字字形美，整体清秀，令人赏心悦目。我还曾请邓长城先生用隶草体挥毫题写，装裱后挂在陋室以能时时欣赏与警示。我常想，在世风日下的当今，孔圣人的这句教诲字字珠玑。

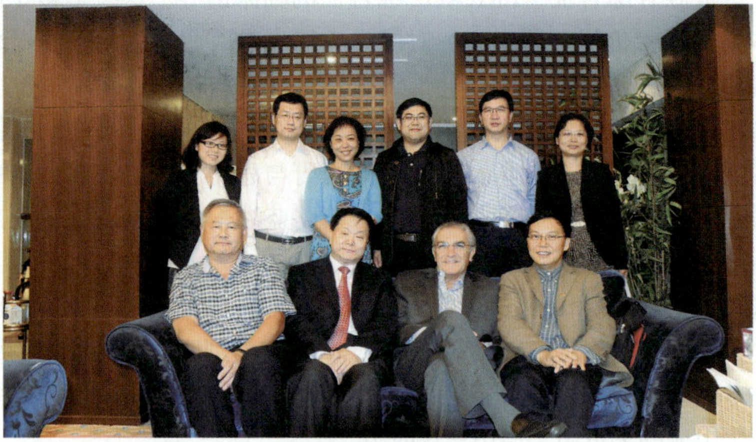

中美心律联合研究组

前排左起：江江、郭继鸿、Jalife、Eugene Chen

后排左起：吴寸草、佘飞、张萍、李学斌、吴林、张媛

序言结束之际，今年将与各位同仁共勉法国哲学家、诺贝尔文学奖得主萨特的一句名言：“世界有两样东西亘古不变，一个是高悬在我们头顶上的星辰日月，另一个是深藏在我们心底的高贵信仰。”其告诫我们每个人都要坚守纯正向上的远大抱负，并在任何困境下竭力前行。另一句是：“成功是一种经历，一种挑战和一种征服，成功的唯一基准就是永不停止朝向目标的脚步。”希望我们的下一代都能树立起这种坚贞理念，为中华民族的兴起与强盛筑就成功。

（2016年7月）

《中国心律学2017》

序 言

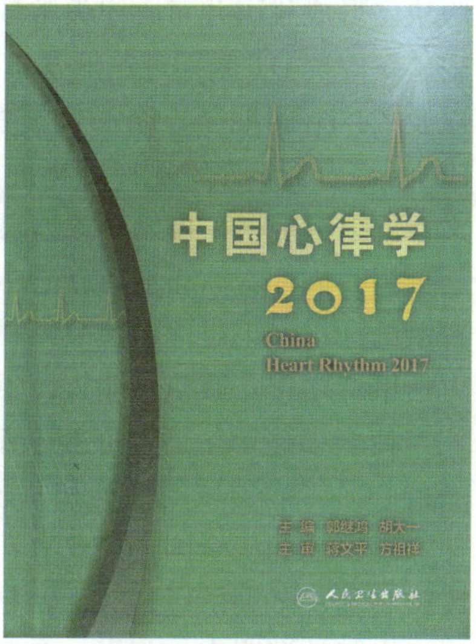

人民卫生出版社，2018
主编 郭继鸿 胡大一

又在艳阳高照的六月天，提笔为《中国心律学2017》新卷本撰写前言，为其面世喝彩点赞。与往年不同，这是全套丛书的第十本，是十年远征的最后驿站，也是“十年磨一剑，云帆济沧海”的收官之作。

时间就像技高一筹的魔术师，能把质朴朦胧的初衷变成难以置信的丰收硕果。遥想十年前，出征的战士站在起点，举目眺望前方那连绵不断的山峦，那时，壮士的心中只有“挑战极限，不达巅峰非好汉”的决心；而面对崇山险岭，面对可能的失败，心中却充满坚定不移的信念：“在前进的征程上，即使拼尽全力还踏不出一条路，那也要用全部的心血与汗水在走过的路上冲出一条沟”。就这样，带着坚如磐石的决心出征了。随后，他们凭借灯下彻夜的思考，荡涤尘世的浮荣，写出篇篇异彩华章；凭借不倦的潜心读书，过滤出清新的灵空，堆翠成卷卷精彩的《中国心律学》。他们在用虔诚的修行与信仰丈量远方，放飞希望，用十年的抱素守一、登高致远，修成最终的正果。跌宕与磨难构筑了经典，一部气势恢宏的心律失常百科全书已供奉在征程的终点。

人们常说，苍天无亲，惟德是辅；大地无言，因根而育。就像万物生于大地而又归于大地的轮回，根深才能叶茂，叶茂将至花繁，花繁必然果丰。十年来常有人问起：出一部精品就很艰难，能连续十年步步生莲，卷卷出彩，这久盛不衰的绝妙何其所在。其实创造绝妙就是凭借所有参与者“为民族立生命，为万世开太平”的赤子之心，就凭借他们强大的责任心与使命感。在这支百战不殆的策划与写作队伍中，有学术与文采超群的两院院士；有翘首楚汉而学富五车的国内外知名学者；更有年富力强、风华正茂的中青年专家；还不乏那些渐露头脚的年轻学霸，他们思路敏捷，笔下有风。当麾帐下集结着如此神勇的捉笔者，再难的城池也将攻无不克。

试看今年的新卷本，13 个篇章组成了 13 个方阵，200 篇文章整齐列队而进。由杨宝峰、陈义汉等院士率领的我国心律失常的基础研究大军，他们的华彩文章组成了第一方阵。由我国儿科界权威学者韩玲教授策划和组稿的“儿童心律失常”一篇中，今年仍传承前沿与临床兼顾的风格，连续几卷的这一精彩版块已形成我国儿童心律失常领域的学术园地。在猝死预警的研究与探索一篇中，在传统 QT 间期理论的基础上，又系统阐述了“Tp-Te 间期”“To-Tp 间期”以及“J-Tp 间期”三个心室复极异常的最新概念。在心电学进展篇章中，有 Bayes 综合征、左室肥厚新标准、宽 QRS 波心动过速积分法等令人刮目相看的文章。纵览全书，再显骞翮远翥，又是一席五彩缤纷的盛筵。

当我们怀着欣喜期待新卷本面世时，由衷感谢每位作者付出的睿智与伏案挥洒的汗水。正是他们夜以继日的辛勤，才能撰写出篇篇既前沿又紧贴临床的力透纸背之作。诚挚感谢人民卫生出版社刘编辑等人的辛勤付出，每卷严格的三审使全书蓬荜生辉，面貌换新颜。还要感谢那些让人肃然起敬的幕后英雄，一群心血管病领域的精英和骄子。每临全书终审时，凭借难能可贵的责任心、使命感，他们从全国云集北京，一遍遍通读原稿，审核内容，文字加工。他们废寝忘食、辛勤忙碌，一干就是一周。这些无名英雄，包括正在美国学习的陈琪，海归的郑明奇、刘彤、佘飞、何榕，以及周益锋、田轶伦、吴寸草、赵笑春、高英、郭飞、段江波、炅峰等。最后还要感谢全书的总管张丽萍，《中国心律学》的前后 10 卷本都离不开她周密的运筹、安排与策划。总之，《中国心律学》系列丛书今日的辉煌是集体智慧与心血的结晶。

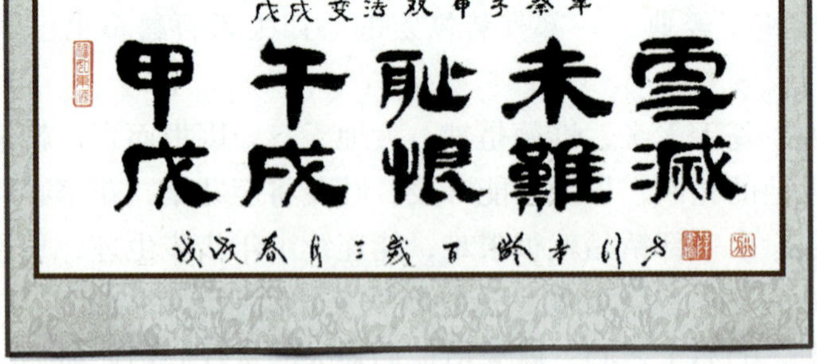

百岁老人 挥墨力作

篆刻“戊戌殇恨”

其实，我在交付本卷书稿时，早已有了挂靴、解甲、归闲之念。未想到刘编辑却细语挽留。她说，本丛书已具规模、已成经典，更有众多的粉丝读者，一旦10年之际戛然停止将让人分外惋惜。不如再来一个华丽的转身与回首，明年将过去10卷中的精品与新进展组合成告别式的豪华版。几句话让我无语，那早已疲倦变慢的脚步，又要踏上新征程。

今年是农历的戊戌年，恰是120年前（1898）清末戊戌变法惨烈失败的双甲子祭年。那是中国近代横遭列强欺辱的年代，1894年的甲午海战，不消两个时辰，北洋水师已全军覆灭，中日海战完败。大量的赔款、大片的土地割让使清廷丧魂，百姓绝望。而四年后的戊戌年，仿日本的明治维新，大清光绪皇帝也决心变法，励精图治，求变强国。未曾料到，袁世凯的卑鄙告密，慈禧的猖狂反扑与扼杀，使百日维新短命夭折。光绪被囚，校场口刑场六君子人头落地。一时间，在腥风血雨的中华上空回荡着面对屠刀，33岁的变法志士谭嗣同的冲天怒吼：“我自横刀向天笑，去留肝胆两昆仑”。变法的失败让旧时的中国逐步败落，最终沦为二等国，屈从于东洋列强的日本之下。民族耻辱没齿难忘，今年又临戊戌之年，我心中就像压上巨石，心情格外沉重。恰巧父亲的至交，现已103岁高寿的薛书琮老先生送来他的书法新作：“甲午耻未雪，戊戌恨难灭”，一语道出了我的满腔踌躇。薛老

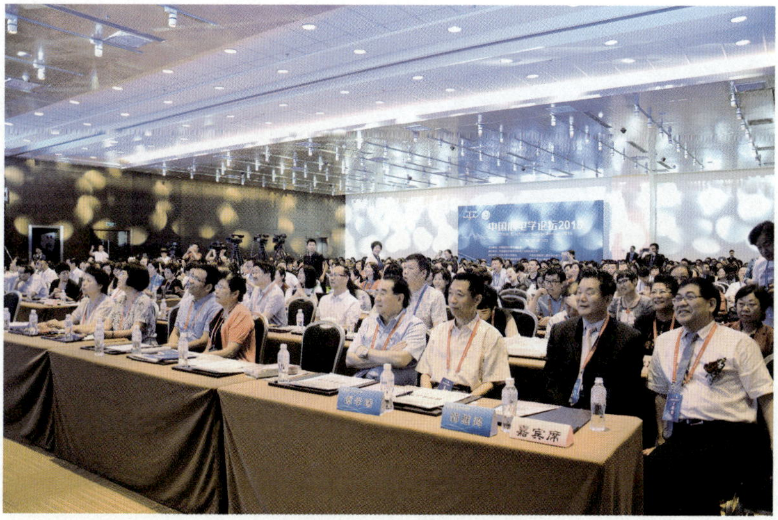

腾飞中的中国心律学事业

先生的书法独具一格，整幅作品不仅在展显书法，更彰显老人的倔强和他的满腹经纶。而我的挚友，国家级的金石篆刻家任会先生，专门为我篆刻了“戊戌殇恨”的印章。友人的相知与共鸣化却了我不少的惆怅。

序言步入尾声，今年与各位同仁共勉的励志之言是“求知若饥，虚心若愚”，这是苹果公司的CEO乔布斯（Jobs）在美国一所著名大学毕业生典礼致辞时的一句话。那年，年仅50岁而事业如日中天的乔布斯突患胰腺癌，给了他沉重的打击。乔布斯在讲话中淡定而语重心长地告诫那些即将毕业的年轻人。他说：“‘求知若饥，虚心若愚’这句话一直激励着我，使我从一个普通的青年成为一位成功者。今天，你们的年龄正是30年前的我，祝愿你们走向工作与社会后，仍能牢记并践约着这句话”。乔布斯的这句箴言告诫我们如何治学、如何做人。而每位科学使者，永远都要保持旺盛的求知欲，不倦的求索激情，又同时坚守谦虚、谨慎、踏实的做人风格。这些理念在当下的中国更需提倡与发扬。

在前言结束之际，我还想说，我不是一个自虐主义者，也不是一个不顾健康与生命而任所欲为的工作狂。但我坚持认为，凡有一颗慈悲善心者，就一定会对自己的工作和他的周围有一种天生的责任感，还会在更大的范围有着难以推卸的使命感，这也形成了我心中几十年来不变的信条：宁可透支生命，不能有辱使命。

（2018年6月）

第五篇

心律学国际指南

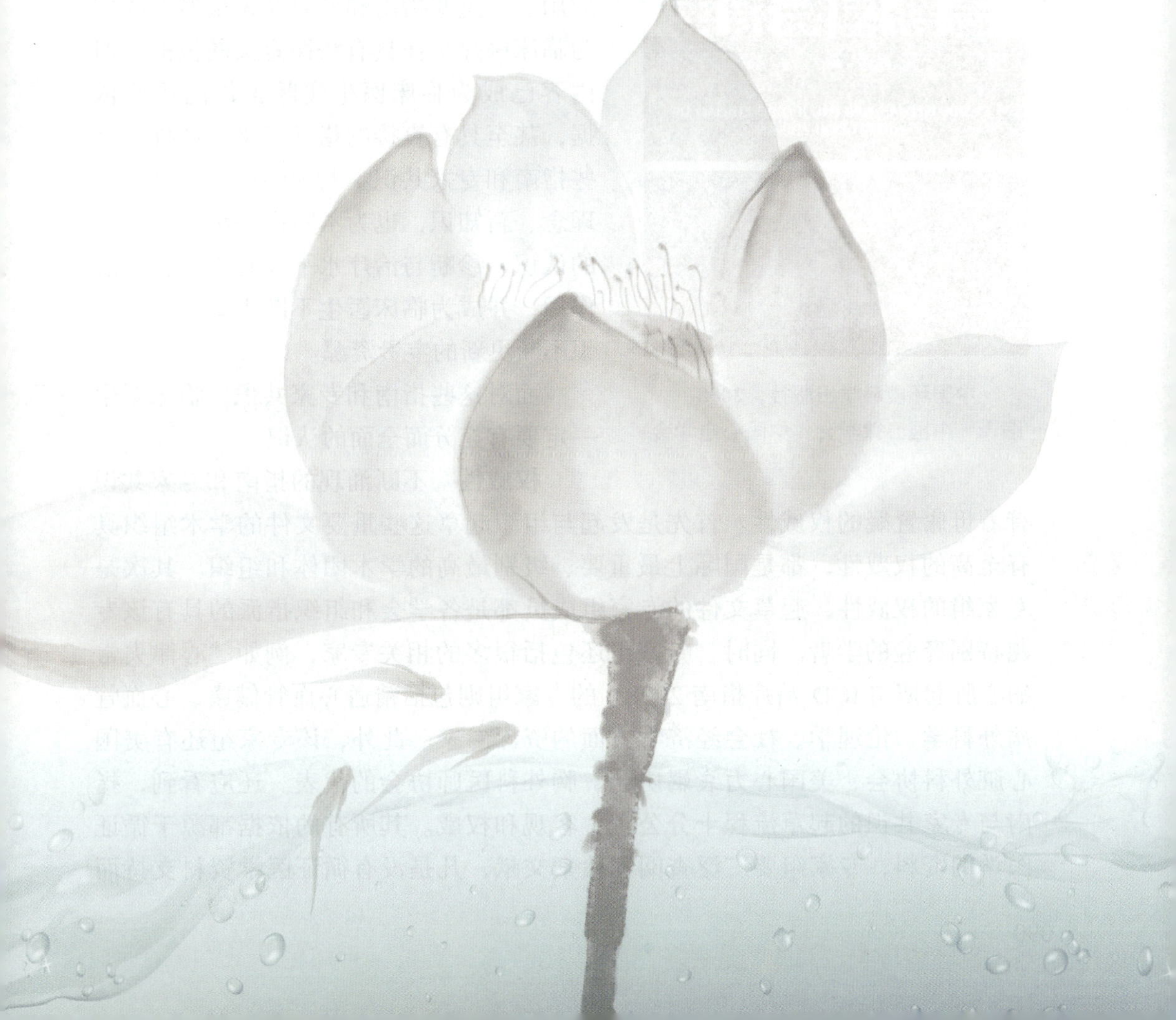

《猝死的危险分层及起搏治疗的最新国际指南》

序　言

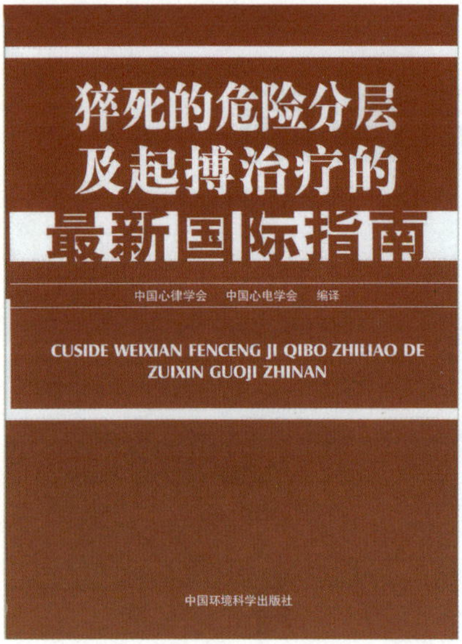

中国环境科学出版社，2008
编译　中国心律学会　中国心电学会

近20年来，各种指南与专家共识蜂拥而至，如雨后春笋，有时多得竟使临床医生应接不暇，而不能及时、深入地拜读与学习，当然更谈不上在临床实践中充分应用了。这些指南和专家共识虽然不能成为临床医疗工作具有法律意义的依据，但内容已成为临床医生实际工作的重要依据，甚至具有直接的指导意义。此外，这些指南和专家共识不断为临床医学推出新理念、新知识，也为不断提高医生对疾病的认识、诊断与治疗水平起到举足轻重的作用，并成为临床医生不断需要学习、知识不断更新的宝贵资源。

面对这些指南和专家共识，临床医生一定要有充分而全面的认识。

权威性　不断涌现的指南和专家共识有着毋庸置疑的权威性。首先是发起与组织起草这些重要文件的学术组织具有至高的权威性，都是国际上最重要、级别最高的学术团体和组织。其次是专家组的权威性，起草文件的专家组成员都是各学会和组织指派的具有该专题特别经验的学者。同时，专家组还包括很多的相关专家，例如“心律失常的心脏起搏与ICD治疗指南2008”的专家组则包括精通心血管健康、心血管病外科学、伦理学、社会经济学方面的资深专家。此外，该专家组还有美国心脏外科协会、美国心力衰竭协会、胸外科医师协会的代表。还应看到，指南与专家共识的起草流程十分公正、客观和权威。其所有的依据都源于循证医学的资料，专家组要广泛查阅和检索文献，凡是没有循证医学资料支持而该专题又涉及的问题，指南与专家共识将做出说明而不轻易涉足。随后，专家各自分工而起草各部分内容，成文后的审稿人也都由官方推荐，并聘请其他的同行进行评审，而最后的文稿必须通过全体成员的双盲投票，才能正式通过。上述过程涉及的人员都要填表，说明自己与该文件可能有关的行业商业性关系。这些严格的措施保证了指南与专家共识的公正性与权威性。

实用性 几乎所有的指南与专家共识都针对临床实际工作中某一重要而被关注的专题而立项。这些专题都紧密联系临床的某疾病或某治疗方法。因此，其阐述的内容十分实用。此外，其涵盖的内容几乎能全面反映自上次同一专题指南发布后的所有新进展和新观点。全文内容将涉及该专题的定义、流行病学、发生机制、诊断与治疗等诸多方面的资料。因此，学习某一指南或专家共识后，读者能对这一专题有最前沿的了解。

限定性 每份指南及专家共识的内容针对性都很强，专题讨论的范围都在引言中有明确说明。例如“无创技术对心脏性猝死危险分层的专家共识 2008”中，其讨论的无创技术对心脏性猝死的危险分层只针对缺血性、非缺血性和肥厚型心肌病患者猝死的危险分层，而不涉及遗传性离子通道病和其他器质性心脏病。因此，全文结论也只适用于这一限定范围。这一限定性提醒读者引用该指南或专家共识的结论与观点时，只能在该特定范围内应用，不能随意逾越。

临床医生全面而正确认识指南与专家共识的上述特征后，对正确应用与学习这些文件非常重要。遗憾的是目前还存在着严重的偏差、缺陷与不足。

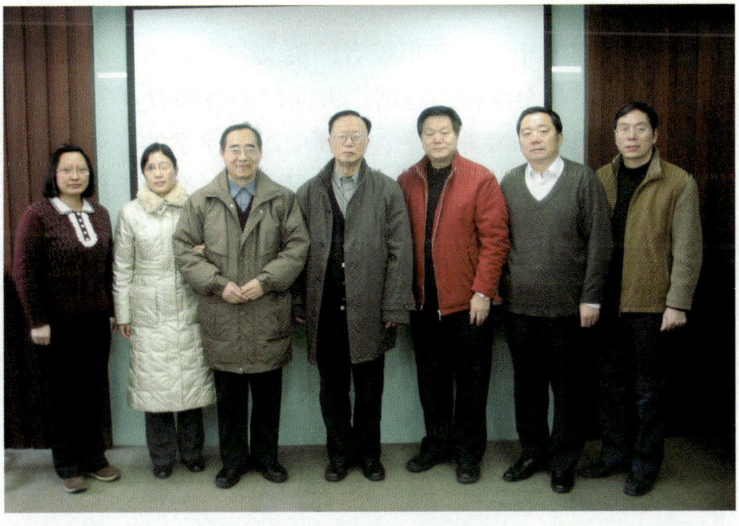

心电专家研讨会留影

左起：王立群、陈琪、刘仁光、何秉贤、郭继鸿、王永权、李中建

束之高阁 不少临床医生，尤其部分中层、基层的医生常认为，国外专家制定的这些指南与专家共识确属前沿，但这些理论可能不适合中国国情，尤其目前中国医生的工作环境令人不满意，因而多一事不如少一事。循规蹈矩的做法将使指南与专家共识中的新理念、新进展在这些医生的诊疗中受到严重“阻滞”，使患者不能及时受益和分享医学科学的进步。

过分教条 与束之高阁相反，有些医生对指南与专家共识的内容不加分析，生搬硬套地应用，结果出现“死板”和“教条”的倾向。实际上，每份指南与专家共识的陈述都会明确指出，该文件涉及的诸多问题对绝大多数患者都适用，但某种干预措施在某一患者中的风险和获益比可能与大规模试验中观察的结果并不一致，对这些有特殊临床情况和背景的患者，只有执业者通过丰富的临床经验才能处理好这些问题。此外，为避免“教条主义”倾向的发生，还要全面权衡文件中的内容。例如对老年房颤患者抗凝治疗时，指南推荐的 INR 值为 1.5 ～ 2.5，这说明这一范围内的不同结果都是理想值，而不少医生却过分追求 2.5 而使部分患者发生了出血倾向。

越位应用 还有部分医生应用指南与专家共识的内容发生“越位”，即忽视了文件的“限定性”，而把文件的结论、观点超出了其范围而泛用，这将导致曲解、误导和误用。因此，正确、合理学习和应用指南与专家共识十分重要。

本书共收集一年来心律失常领域三个重要的指南和专家共识，集中了这一领域近年来推出的很多新观点和新理念。无疑，这些内容对中国医生十分重要。

本书编译过程中，鉴于译者和审校者的英文与专业水平的限制，使书中可能存在不少翻译错误，甚至谬误，恳请广大同仁不吝赐教。

不断提高中国心电学的专业水平、提高中国心律学的专业水平是我们两个学会义不容辞的责任。今后，学会要继续竭尽全力，努力工作，奉献自己的绵薄之力。

衷心祝愿中国心电学事业不断发展、昌盛!

（2008 年 10 月）

百序集

郭继鸿

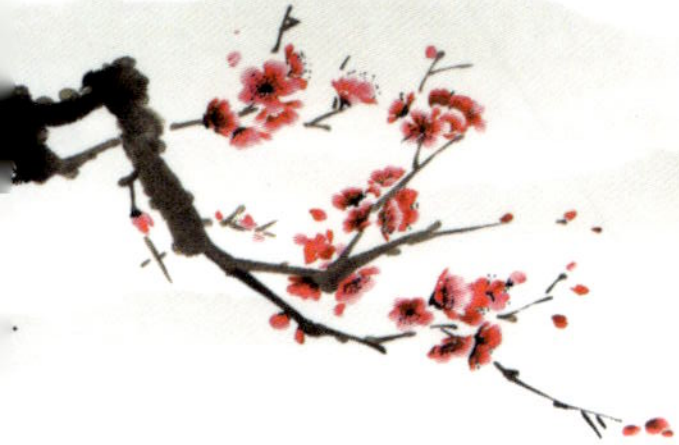

倘若三十年的艰难付出，仍然踏不出一条路時，我也要用毕生的心血和汗水，在地上冲出一条沟。

刘继鸿

《心电图标准化和解析的建议与临床应用国际指南 2009》

序 言

近年来，心血管疾病的发病率与死亡率居高不下的趋势已经全球化。同样，各国政府和社会肩负着巨大、苦不堪言的医疗费用也具有全球性特征。为此，各国政府和学术组织都在积极寻求妥善解决这一问题的突破点。这种情况下，心电图这一心血管疾病患者简单、易行且价廉的诊断方法则被看好、重视和更加被推崇。

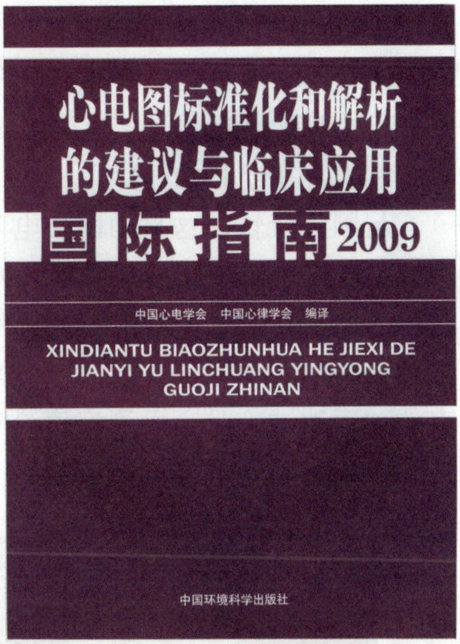

中国环境科学出版社，2009
编译 中国心电学会 中国心律学会

心电图临床应用已逾百年，其强大的生命力不仅表现在临床应用价值久盛不衰，而且心电学的异常仍然是不断出现的心血管新病征发病机制的主线。换言之，近年来出现的Brugada 综合征、短 QT 综合征、致心律失常性右室心肌病（ARVC）、J 波综合征等疾病都与心电图学有着直接而密切的关联，使心电图在心血管疾病诊断中的价值不断上升。W.P.Harwey 提出的心血管疾病诊断的“5 指法”中，心电图则是 5 个手指的中指，足以说明心电图在现代心脏病诊断中的重要性。因此努力提高临床医生心电图水平已成为各国医学界的迫切需求。

有鉴于此，在美国心脏协会（American Heart Association，AHA）的倡导下，AHA 临床心脏病分会（Council on Clinical Cardiology）心电图与心律失常委员会（Electrocardiography and Arrhythmias Committee）、美国心脏病学会基

金会（American College of Cardiology Foundation，ACCF）、心律协会（Heart Rhythm Society，HRS）组织了30位权威专家撰写和审核了AHA/ACC/HRS的科学声明，即“心电图标准化和解析的建议”的文件，并得到国际自动化心电图协会（International Society for Computerized Electrocardiology，ISCE）的认可。

该建议分六大部分：（1）心电图及技术；（2）心电图诊断术语；（3）ST段、T波、U波和QT间期；（4）室内传导障碍；（5）心腔肥厚相关的心电图改变；（6）急性心肌缺血与心肌梗死。前两部分内容已在两年前发表，后四部分经过几个委员会的分别审核最终于2009年4月问世。这是在1975年《AHA的心电图机一般技术和导联标准》、1978年《ACC的心电图报告指南》、1990年《AHA自动化心电图机的带宽和数字信号处理推荐标准》、1992年《AHA/ACC心电图应用指南》之后有关心电图标准化与解析建议的最新、最权威的纲领性文件，更难能可贵的是该建议由该领域的三大权威学术组织（AHA/ACC/HRS）联合发表，并经ISCE认可。

与国际接轨，这是中国心电学会和中国心律学会神圣而不可推卸的责任。为此，我们邀请了国内几位年富力强的年轻学者将这一科学声明全文翻译，同时还邀请了几位德学双馨的专家和学者针对科学声明做了解读。同时，高传玉教授撰写的2009年美国心脏病学会（ACC）和美国心脏协会（AHA）联合发表的“运动试验对心血管疾病诊断价值的专家共识”解读文章也被收录本书，

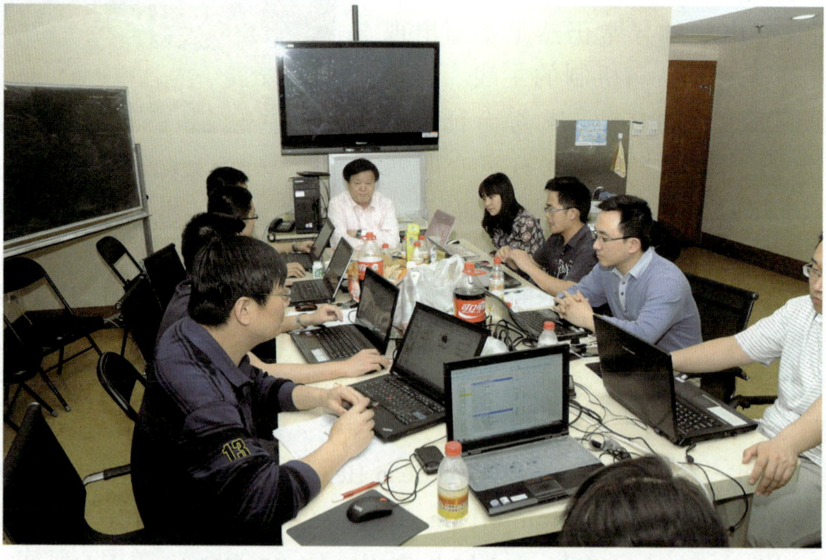

严谨的审稿与编辑

共同组合成 2009 年心电图领域的最新国际指南一书。

为提高本书的可读性，除上述内容外，我们还在本书的第四部分增加了 25 条心电学基本概念的解释，希望读者喜爱这一内容，并能提高本书的学术价值。

真是无巧不成书，本书呈送出版社付印之际，发现本书与 2008 年中国心律学会、中国心电学会编译的《猝死的危险分层及起搏治疗的最新国际指南》一书形成对偶，天赐良缘而结为姊妹篇，这充分体现了这两个学会对提高中国心律失常水平的高度责任感及卓尔不群地将使命感付诸行动的风范。

本书也是“第二十届长城国际心血管病学会议”心律学论坛的专用图书。今年正值这一驰名的国际学术会议创办 20 周年的盛大庆典。在此，我们衷心预祝“第二十届长城国际心血管病学会议”圆满成功，繁荣昌盛，更加辉煌。

（2009 年 10 月）

《心律学国际指南 2010》

序 言

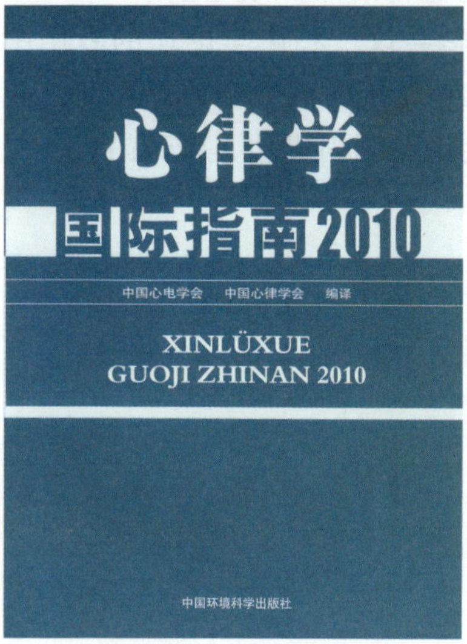

中国环境科学出版社，2010
编译 中国心电学会 中国心律学会

几经努力和连续几天的夜以继日，《中国心律学2010》终于如愿以偿地脱稿付梓了，随后原班人马又毫不停歇地投入到《心律学国际指南2010》的审稿与编写中。还是那队人马，那几杆枪，还是日夜兼程，挑灯伏案。是何种动力，使他们在连续的征战中毫无倦意，是何种理念，让他们在几倍负荷的状态中乐而不悔。请看回答："为梦想而行的人，美梦都能成真""我们是普通的布衣，但我们从事和献身的事业是伟大的""努力和坚持，本身就是一种成功"。

在竭尽全力的努力中，《心律学国际指南2010》已显露雏形和秀容，与前两本不同，因考虑到心电学、心脏起搏、猝死预警等专题都可归在心律学的麾帐之下，因此，本书更名为《心律学国际指南2010》。此外，本书的内容也较前两册书有所扩展，一是收录的专家共识和指南已扩大为6个，二是除专家共识与指南之外，尚配有解读文章。我们希望以此模式，以年为卷的这一系列丛书能把心律学领域的国际指南和专家共识更及时地奉献给全国同道，能让中国医生有案可据，有"理"可循，能及时建立与更新相关的概念和理念，让广大的患者更快获益。

概念与理念的更新在临床医学飞速发展的时代尤为重要，例如当你读到本书收录的"院内获得性Tdp防治（2010）专家共识"时，你至少应当想到Tdp（尖端扭转型室速）是一种特殊的多形性室速，其最大的特点是患者伴有QT间期的延长，对于不伴QT间期延长而心电图呈同样形态的"Tdp"，目前只称为多形性室速。此外，QT 间期的延长达到诊断标准时将毫无悬念地进行诊断，少数病例表现为相对延长，即在原来 QT 间期的基础上，服药后 QT 间期超过 60 ms 的相对延长也同样要特别注意；你还应当想到，临床中应用的药物很多，尤其抗心律失常药物，不少都能引起 QT 间期的延长，进而引起部分患者发生猝死。国外已十分重视这一问题，在专门的网站随时可查询到能延长 QT 间期药物的“黑名单”，在美国各种新药深入研制前必须先做有否延长 QT 间期的试验，根据结果才能决定下一步深入研究的取舍。对于每一位临床医生应用药物治疗后，你再阅读患者心电图时，除了要看心律与心电图的变化，还要通过心电图机同时打印出 QT 和 QTc 值，QT 值一般不能超过 500 ms，而且前后该值相比较差值不能超过 60 ms。临床医生应当注意和相信这一打印值，因为高水平的“名牌”心电图机对 QT 间期的测定结果的误差＜ 1 ms。还应想到，当你遇到正在发生 Tdp 的患者时，抢救的可靠有效措施是：迅速电转复，非持续者行补钾、补镁，高频起搏，应用提高心率的药物。Haissaguerre 2009 年报告：应用异丙肾上腺素 100%（8/8）能预防特发性室颤发作的报告可以借鉴。由此看出，专家共识和指南是何等重要。

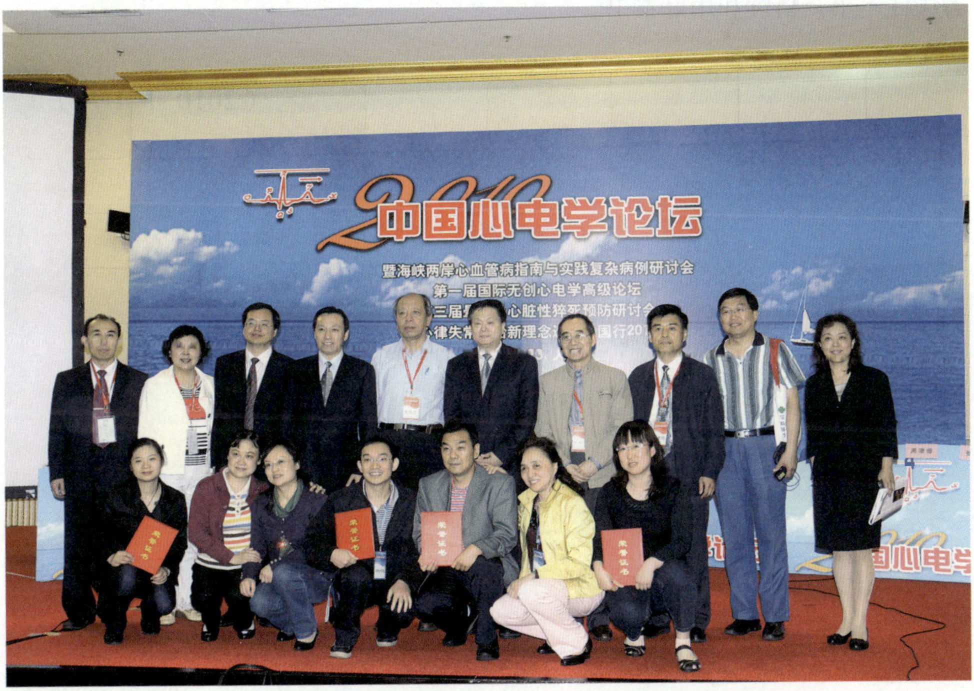

中国心电学会为优秀青年医师授奖

再举一个实例，当你看到本书“心血管植入电子装置感染与处理的（2010）专家共识”时，你一定会了解，随着心律失常植入装置植入数量的剧增，近几年植入后的感染率国外已增加了3.1倍。这一触目惊心的事实提醒临床医生要竭力注意防范，不仅要加强操作时的无菌概念，规范化消毒，植入囊袋的冲洗，还可参考本指南推荐的术前90～120 min快速给患者一次预防性抗生素。当你遇到电极导线已经感染、已有心内膜炎，甚至已有赘生物附着时，别无出路，必须将置入装置全部及时取出。在决定通过外科开胸拔除还是内科经静脉取出感染装置时，过去对经静脉拔取时的赘生物直径标准定为须＜1.0 cm，后来扩展到3.0 cm，2010年专家共识提出的参考标准为“2.0 cm”。当你不断更新这一概念时，会使不少患者免受开胸之苦而经静脉拔出，这种方法既省时，又能节省费用。该实例再次说明，读好与用好相关专家共识与指南何能重要。

我们一再强调，共识与指南十分重要，而正确理解和应用“共识与指南”更为重要，因为真理与谬误之间有时仅是举步之遥，滥用则贻误病情，给患者造成危害。

诚挚希望有更多的专家学者加入本系列丛书的撰写，诚恳希望有更多的读者关注本书，精读和用好本书。

（2010年4月）

《心律学国际指南 2011》

序　言

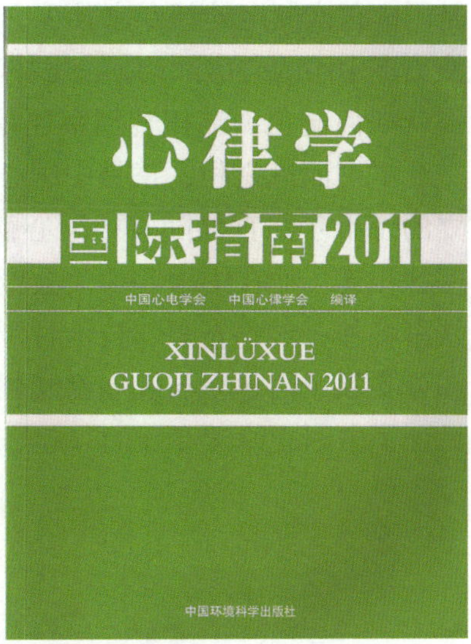

中国环境科学出版社，2011
编译　中国心电学会　中国心律学会

时光荏苒，转瞬即逝的光阴又把我们带到每年一卷《心律学国际指南》的编译及出版之际，如同往年，《心律学国际指南 2011》在多位学者的共同努力下，如期如愿地与读者见面了。与往年不同的是，今年是中国心律学会成立三十周年，本书将有幸与《中国心律学 2011》结为姊妹篇，隆重奉献给“辉煌三十年”的盛大的庆典活动，献给为中国心律学事业发展与腾飞做出积极贡献的广大同道。

本卷共收录七篇指南 / 专家共识及相关解读，包括 2011 年新颁布的指南 3 篇，均与心房颤动相关，包括欧洲心脏病学会“心房颤动治疗指南”及美国 ACC/AHA/HRS 补充发表的关于“达比加群应用”和“房颤抗凝及率律控制”两项指南。2010 年 ESC 颁布的“心力衰竭器械治疗指南”是对 2008 年指南的更新。另有 3 项是中国学者经多方协作与努力，结合我国临床迫切需求而共同制定的专家共识：包括“伊布利特临床应用中国专家共识”“心血管置入电子装置感染与处理的中国专家建议”和“食管心脏电生理中国专家共识”。

国际权威机构发表的指南均以大规模临床试验的结果为依据，具有更大的权威性及实用性，并不断对指南进行更新，以保持其先进性。新的“心房颤动治疗指南”开创了以降低房颤死亡率为直接目标的新时代，将治疗目的调整为“三升三降”，即降低死亡率、住院率及脑卒中率，而要提高患者生活质量、心功能、活动耐量。进而将心房颤动治疗的策略调整为：①抗凝治疗；②率律控制；③上游治疗。抗凝治疗晋升为三大治疗策略的首位，这是心房颤动治疗领域具有划时代意义的新理念。率律控制方面提出严格的室率控制及宽松的心律控制两种不同的策略。导管消融的晚近研究表明，其治疗的成功率为

60%～80%。消融治疗的选用时机与作用不断上升。此外，新指南推出了心房颤动治疗的三个新药：达比加群、决奈达隆、维纳卡兰，分别在心房颤动的抗凝、转复、维持窦律等方面凸显高效，为心房颤动的药物治疗带来新曙光。

另外，本书收录的国内学者制定的三项专家共识，都是借鉴了国内外大量临床研究和已制定指南的基础上，总结国内经验而制定。尤其是食管心房调搏领域的“食管心脏电生理中国专家共识”，此项技术在中国的应用比国外更加普遍，使该指南的制定更具中国特色。“伊布利特临床应用中国专家共识”也是国内首次制定的新专家共识，其规范了该药的应用方法，扩大了其应用范围，使更多中国的心房颤动/心房扑动患者从转复窦性的治疗中更加获益，同时也强调如何避免尖端扭转型室速等严重副作用的发生。

本书面世之际，正是中国心律学会三十年华诞庆典之时，中国心律学会成立的三十年一直伴随着中国心律学专业的萌起、发展与腾飞。他们唇齿相依、一脉相连。而在中国心律学会麾帐下的精英和骨干一直都是中国心律学专业的领军将帅、学术先驱、技术骨干，他们对中国心律学专业的每一历史阶段、每一分支领域的建立与发展都起到了决定性作用。应当说，学会的三十年引领和见证了中国心律学专业的兴起、发展与繁盛。

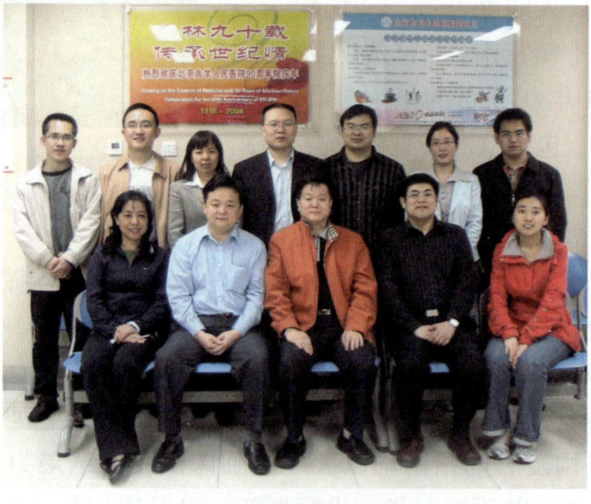

默默付出的编审人员

前排左起：张萍、丁燕生、郭继鸿、李学斌、赵笑春

后排左起：林碧玉 1、常栋 2、盛琴慧 3、桑才华 5、陈琪 6、杨长英 7

五十年一路艰辛，满载希望；三十年一曲讴歌，祝颂辉煌！

愿我们献身的事业如大河激荡，奔流不止，如春驻大地，永远生机勃勃！

（2011 年 6 月）

《心律学国际指南 2012》

序 言

由中国心电学会和中国心律学会联合编译的《心律学国际指南 2012》即将付梓交印，每年一卷的这套心律学指南荟萃截至今年已是第五本，连续五本指南荟萃的正式出版已在心电学和心律学领域产生了相当大的影响，充分证实“贵在有恒”这句名言的真谛！

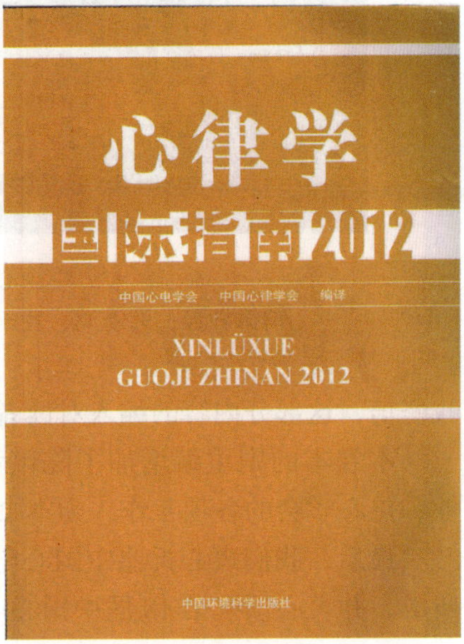

中国环境科学出版社，2012

编译 中国心电学会 中国心律学会

近年来，国际或国内不同的学术组织、不同的地区或国家每年都要发表不少心律学相关的指南与专家共识。而中国心电学会、中国心律学会领衔编译的这套指南系列丛书主要偏重心电学领域。一是因为心电学相关的指南少，二是翻译或解读的专业人员少。自然，为了普及与推广这些学术内容，编译这些指南的任务必定落在中国心电学会与中国心律学会的肩上。

今年的卷本，集合了 4 个有关指南与共识的翻译或解读，并最终堆萃成册。其主要内容包括“左室肥厚的心电图诊断专家声明”“T 波电交替专家共识”“心悸患者的治疗建议”等，这些都与临床心电图或心律失常相关。本书还全文翻译了“2012 年心房颤动消融专家共识”，但希望读者阅读时特别注意，这个指南与以前的某些心房颤动指南一样，内容主要与心房颤动的射频消融治疗相关。因此，文中阐述的相关定义、诊断的分型、各型的诊断标准等都与普通心电图专著中的阐述不全相同，读者不能等同视之，或生搬硬套、原封不动地用于临床心电图应用实践中。

为使本书更具可读性与参考性，另增加了三十多个“一图解概念”内容，形式仍然采用一个图配一段简明的文字说明，最终是为读者解释一个心电名词或心电学术语。原图大多为彩色，但本书系黑白印刷，使其“失色”不少。但

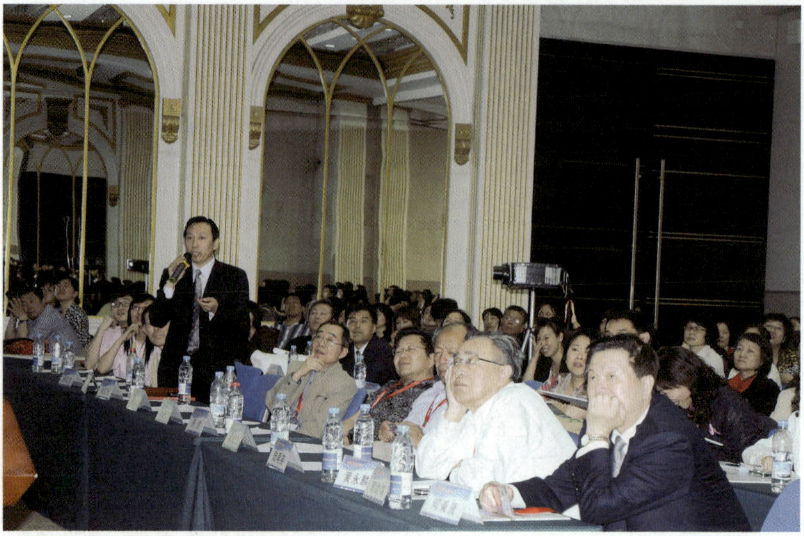

中国心电学园地生机勃勃
前排右起：郭继鸿、黄永麟、杨虎、刘肆仁、刘仁光、杨延宗

我坚信，这部分内容的编入对读者必有教益。

本卷本的副主编增加了陈琪和常栋两位青年医师，他们献身于心电学事业，热心学会的各项工作，为本书的编译付出了艰辛努力。

最后，我们衷心祝愿中国心电学事业朝气蓬勃地发展，祝愿每位读者学有所成，并衷心预祝第18届中国心电学论坛圆满成功！

（2012年5月）

《心律学国际指南 2013》

序　言

如约守时，《心律学国际指南 2013》的文稿已悄然而整齐地放在案头，等待着序言迅速完成，以便付梓。

屈指一算，自 2008 年起始，今年是第六卷本。从这套丛书的目录足能看出，本卷内容更充实、更丰富。以前每卷多数将汇总 4 ～ 5 个心律失常相关的指南或专家共识，而本卷本却破天荒地扩增到 9 个，全书内容容量几乎翻番。

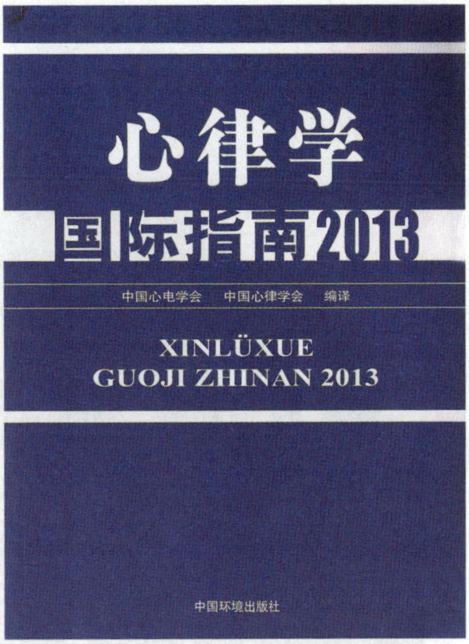

中国环境出版社，2013
编译　中国心电学会　中国心律学会

新卷本的内容不仅丰富，而且更加与时俱进，涵盖的 9 个指南中有 3 个是 2013 年刚刚发表的。尤其是 ACC 和 AHA 两个学会共同推出的“心房颤动实践治疗指南”，该指南在 2013 年 *Heart Rhythm* 杂志的第 5 期刚发表，其篇幅浩繁，内容囊括了 2006 年欧美共同制定的心房颤动指南和 2011 年美国对该指南进行了修订及大量的内容补充。选题一定，几位年轻的执笔者就日夜兼程地辛苦操戈，全文翻译脱稿后又连番校对，最终如愿以偿地编入本卷本中，使读者第一时间领略该重要而最新指南的内容与前沿理念，也使本卷册的学术前沿性更为突出。

此外，国内 2013 年新推出的两个重要指南也尽收本卷，一个是“急诊心律失常处理与药物治疗要点的指南”，另一个是“心律植入装置感染的诊断与治疗指南”，这些都是当今心血管专业领域最热门的话题，这些前沿性的内容将使本卷本更凸显实用性而倍受读者的青睐与喜爱。

每年一卷册的国际指南汇编一书都是先经主编、副主编及相关人员研究讨论，选题确立后再委托几位年轻的学术秘书实施完成。今年本书内容的遴选也按惯例实施，但不同的是，往年的学术总协调陈琪教授出国在外，鞭长莫及，使全书的编写学术秘书改由郭飞与段江波两位更年轻的医师临阵授印、走马上任，最初还让人略有担心。但是“天道酬勤、勤能补拙”，这几位年轻有为的干将，凭借对心血管与心律学事业的高度责任感、使命感，自奋扬鞭、马不停蹄、夜以继日地忘我工作，最终出色及时地完成了本书的翻译与编写，并奉献给读者。

青山无墨，但大自然的神功却年复一年地变换着颜色，画着绝美的山水国画，而江河流水无弦，珍惜时间的人们会用自己的坚毅抚弄着这万古之琴，谱写出一曲又一曲生命礼赞。请看，在那万卷书中的字里行间，就是无数学者灵魂驻足的地方。

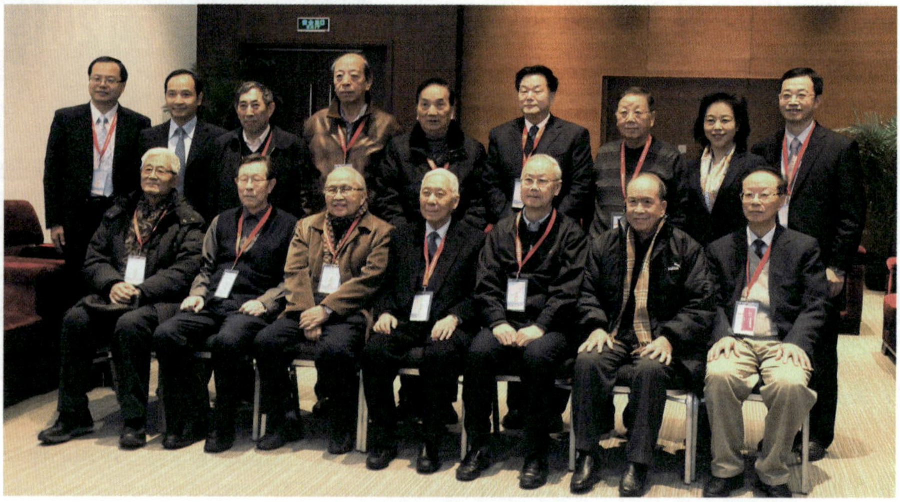

心电学界的三世同堂

前排左起：邓开伯、林治湖、徐成斌、陈灏珠、肖梓仁、许玉韵、何秉贤

后排左起：张海澄、马长生、朱俊、杨虎、吴祥、郭继鸿、汪康平、张萍、刘元生

本卷序言结束之时，我想用一句励志之言与各位读者共勉：“生命是一张去而无返的单程票，把握住每一天，就是最好的珍惜人生”。

（2013 年 5 月）

《心律学国际指南 2014》

序 言

又是一个骄阳高悬、万物张扬着生命活力的六月天，这是桥接春种夏长而兼有春夏两季之美的时节。就在这六月天，《心律学国际指南 2014》通过春种：立项和选题；又经过夏长：脱稿与编辑、通读与校对，终于如愿以偿与读者见面了。

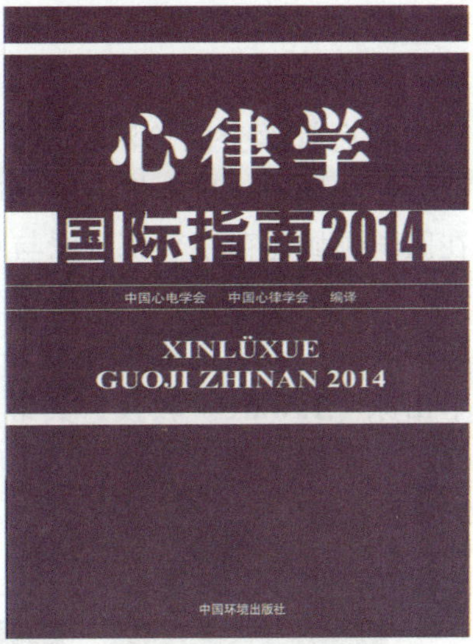

中国环境出版社，2014
编译 中国心电学会 中国心律学会

《心律学国际指南 2014》收录了 5 个专家共识与指南，其内容真可谓“前沿”。以“原发性遗传性心律失常诊治专家共识”为例，这是该领域首次推出的指南 / 专家共识。其内容包罗八种原发性遗传性心律失常的定义、诊断与治疗的概述，还包括了每种遗传性心律失常的具体治疗意见。此外，还有“起搏与 CRT 治疗的 2013 指南”及“早复极指南新观点”等。至今，尚有不少医师常误认为各国的指南与专家共识只是专家组针对某一亚专业领域或某一学术热点发表的泛泛而空洞的概述而已。但事实并非如此，每一个指南或专家共识都是十几位乃至几十位该领域及相关领域的精英汇聚在一起，在广泛复习文献的基础上，又结合各位专家的个人认知与经验、深入争论与讨论后，最终以少数服从多数为最终意见，汇集成文。因此，指南与专家共识谈的不光是“原则”，不仅是罗列的推荐意见，还有很多新的学术前沿的观点与最新理念。例如在“原发性遗传性心律失常诊治专家共识”中，对 β 受体阻滞剂治疗的非类同效应以及如何选定哪种 β 受体阻滞剂这样一个临床至关重要的问题进行了阐述。当下，国内医生在原发性遗传性心律失常治疗时，主观意识仍然认为在治疗冠心病、心力衰竭等方面具有优越效果的美托洛尔，也一定在治疗原发性遗传性心律失常时非常有效。因此，医生仍最先选用美托洛尔治疗，但本次专家共识却优先推荐心得安（普萘洛尔）及纳多洛尔，说明 β 受体阻滞剂具有非同类效应的特征不仅存在于高血压、心力衰竭的治疗中，同样在原发性遗传性心律失常的治疗中也有同样现象。

屈指一算，《心律学国际指南 2014》已是系列丛书的第七本了，该丛书可催读者深知、掌握和了解最新指南的内容与精神，当读者对某一问题需要查考指南时，这套丛书更显方便与得心应手。这套丛书不是系列的口袋书，而是一本可备随时阅读与参考的工具书，放案头随时“光顾”，真可谓有求必应。

与前六本不同，今年的《心律学国际指南 2014》破天荒地收录了两个日本心血管学会的诊治指南：一个事关急性心力衰竭，一个事关晕厥。阅读后你会发现，日本指南的阐述方式和思路与欧美尚有不同。不知当今是否在医学领域还存在着德日派与欧美派之分，应当了解当年不少日本医学界的学者都集中赴德深造，并把不少德国医学的风格引进和带回日本并逐渐蔚然成风。其中最著名的例子就是 1906 年在德国 Aschoff 实验室进修学习的日本田原（Taware）教授，其继 Aschoff 发现 Aschoff 小体后，发现了房室结并深入研究了其生理功能，故心脏的房室结还被称为“田原结”或 Aschoff-Taware 结。

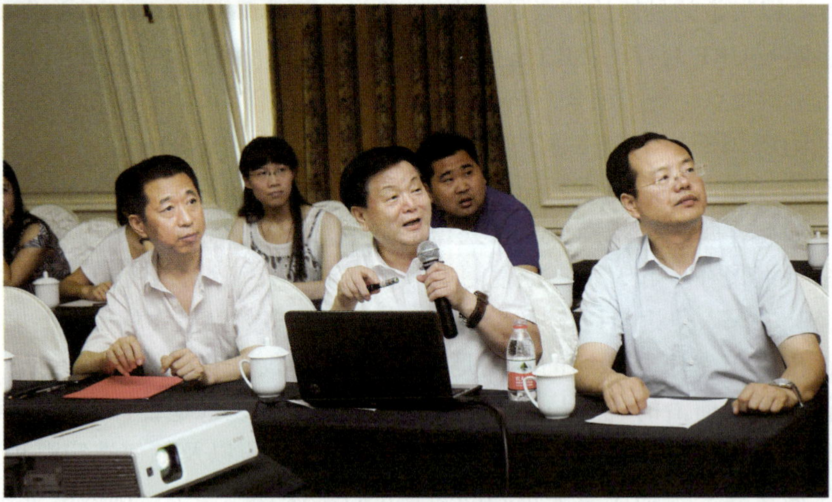

畅抒己见，共同提高

左起：谭学瑞、郭继鸿、张海澄

本书首次收录日本心血管学会指南的另一重要意义与地域有关，日本与中国毗邻，有些心血管疾病的发病特点与中国更相似。以肥厚型心肌病各亚型的比例而言，欧美的心尖肥厚型心肌病约占总病例的 3%，而日本心尖肥厚型心肌病的相对发生率高达 30% 以上，而近年资料表明，中国心尖肥厚型心肌病的发病率也在 30% 以上。因此，及时借鉴日本的相关理念与经验十分重要。这是本书的首次尝试，很想得到各位读者的反馈意见。

今年的《心律学国际指南 2014》仍由郭飞博士主笔，包括组稿、审稿及文字润色，比 2013 年他首次临阵授命时相比更显娴熟，同时更有段江波、郑明奇、陈琪、田铁伦等医师的鼎力帮助，使本书最终能达内容丰富，如期如约出版。长江后浪推前浪，年轻有为的新一代自告奋勇地冲到一线挑起大梁，担当起重任，这是历史的必然。

“云在青天书在手”，当我们即将把新书奉献给每位读者时，心中常涌起一种自豪感。今天的故事必将成为明天的历史，而我们的书不仅读者在评说，似乎“云要读、天在听”，我们的一切作为都要经得起历史的评说和后人的圈点。

（2014 年 6 月）

《心律学国际指南2015》

序 言

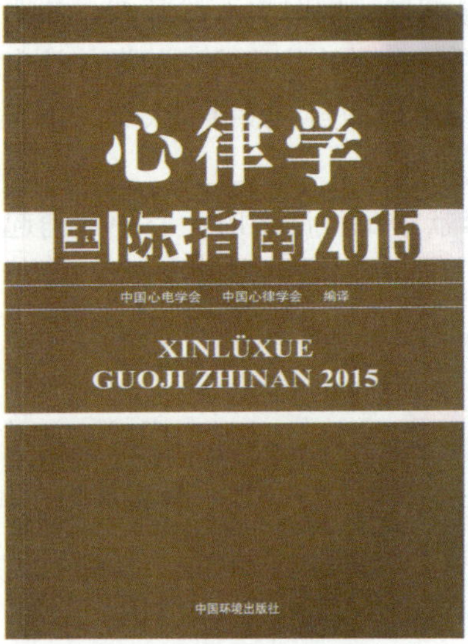

中国环境出版社，2015
编译 中国心电学会 中国心律学会

又逢每年“阳光明媚，春色撩人”的时节，携春色同行，《心律学国际指南2015》的各位编译者放弃了户外踏青的浪漫，而是怀揣春色明丽的心情伏案、挑灯、夜战；未去赏花，却踏着春风般轻盈的脚步在辛勤爬格、翻译、行文。他们用汗水灌溉播撒种子，用勤奋与奉献去拥抱春天。

与去年相同，《心律学国际指南2015》共收录了这一领域的5个专家共识或指南，其中一个是经105位国内专家多次讨论而制定的“稳心颗粒治疗心律失常专家共识”。其回顾及总结了稳心颗粒三十年来临床应用的经验，并总结了近十年来国际、国内研究的最新进展，这些研究新成果多是世界心律学领域最负盛名的超一流专家亲自参与，而研究成果又都在国际超一流刊物如*Heart Rhythm*等杂志发表。因此，这一专家共识雄辩地证明：科学无国界，中医、中药已走出国门，成为全世界人民的医学财富。

本卷本还收录了ESC“2014年肥厚型心肌病的诊治指南”，肥厚型心肌病近年来的研究进展快，很多相关知识不断更新。例如肥厚型心肌病患者伴发心房颤动的几率高，而最新观点认为：这些患者全然不需进行$CHA_2DS_2\text{-}VAS_c$评分就应当口服抗凝药进行卒中的预防治疗。又如非持续性室速是肥厚型心肌病患者的猝死危险因素，一旦两者合并存在，患者就属于ICD预防治疗的Ⅱa类指征。此外，肥厚型心肌病患者的预后并不像过去认为的那样凶险，但患者心脏性猝死的发生率依旧很高，这些相关进展对临床医生正确处理患者至关重要。

本册还收录了日本的“心房颤动药物治疗指南”。多年来，欧美有关心房颤动药物治疗的指南或共识的各种版本都被译成中文发表并做了解读，观点国内读者已然熟悉。但对日本相关指南介绍的较少，形成了该领域的“空白”。而中国又与日本毗邻，日本的人种特征、生命环境等与国人更贴近，了解并参考日本的相关资料有着重要意义。

近年来，中国医生行医看病时，已越来越多地参照相关的国际指南，这是一种进步与飞跃。在以“指南与专家共识”等现代循证医学为依据的临床工作中，我们常看到医生要比对指南的意见后，再给予患者相应的诊断与治疗，当然包括参阅这套已经出版的《心律学国际指南》系列丛书，这让我们感到无比的欣慰与满足。

与前几卷一样，今年的《心律学国际指南 2015》依然由郭飞博士主笔，他在完成自己学业的同时，兼职做此项工作。此外，郑明奇博士也功不可没，他与前几年刚回国时的情况全然不同了。这两年，他双肩压满繁重的科研与临床工作，即便如此，科学报国的信念和高度的社会责任感使他更加勤勉、更多奉献。本书的面世则浸透着他大量的心血。另外，陈琪、冯超、丁洋等也为本书的完成做了大量工作。在此，我代表中国心律学会、中国心电学会向这些有志有为而又辛勤耕耘的年轻学者表示由衷的感谢。

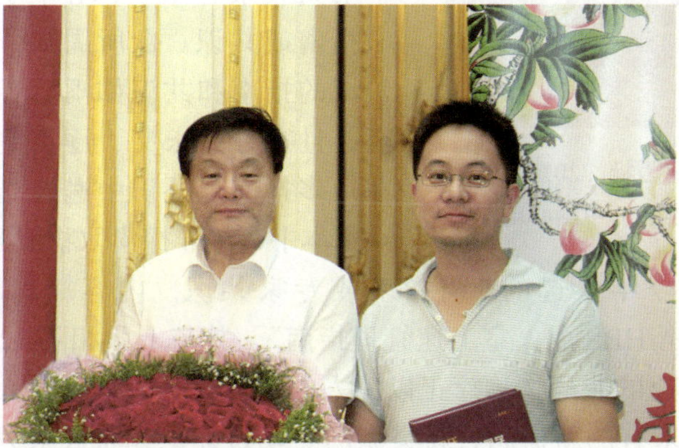

才俊翘楚郭飞主编（右）

在《心律学国际指南 2015》序言结束之时，我依然想用一句励志之语作为结束，今年选用爱因斯坦的一句话：“不管时代的潮流与风尚如何低俗，但勇猛的志士总能凭借高贵的品质，摆脱时代的束缚，踏出自己的路”。回眸《心律学国际指南》系列丛书连续 8 年的步履，其已踏出一条蔚然之路。

（2015 年 5 月）

《心律学国际指南 2016》

序　言

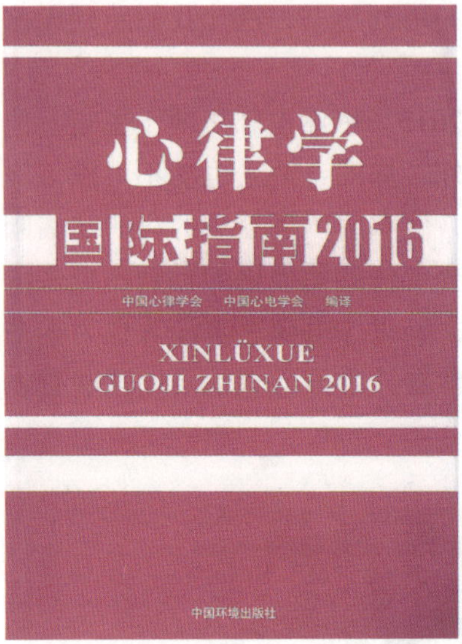

中国环境出版社，2016
编译　中国心律学会　中国心电学会

七月正是“盛夏酷暑，溽热难当”的时节，此时人们多么渴望在炽热的日晒下，借几分云霭遮阳取凉，又有多少人远离钢筋水泥比比成林的喧嚣都市，到曲径通幽的荷花湖畔或榭亭树下摇扇品茗、菰雨生凉。而辛劳的本书编著者却全然不能，反而要在一天工作的劳顿后，继续抗争三伏、灯下夜战，伏案修稿，唯此才能使《心律学国际指南 2016》如约而至。与往年相仿，本书共收录心律学、心电学领域的 5 篇专家指南或共识。众所周知，近年来心血管领域的指南和共识如雨后春笋般地接踵而至，且有方兴未艾、逐年递增之势。如何在众多指南与共识中遴选既前沿又实用者入围本书，绝非探囊取物般容易。

应当说，今年入选的 5 篇指南或专家共识，内容篇篇精彩。首先是“2015ACC/AHA/HRS 成人室上速管理指南”，其与上版相隔 12 年，在漫长的 12 年中，室上速的非药物治疗正以惊人的速度迅猛发展，使心电生理领域出现了很多前所未有的新概念、新类型的心动过速，如希氏束旁室速等。但同时，对心律失常药物与非药物治疗也出现了争议和偏颇，使国内心律学界一度出现唯消融治疗（非药物治疗）至上，药物治疗已过时的令人困惑与迷茫的境况。此时，在众人的热忱期盼中，新的 2015 版指南面世了。该指南对六种临床常见室上速的定义、分类、发生机制及各种诊疗做了翔实阐述。令人吃惊的是，新指南的基本观点根本不受当下某些资料片面导向的干扰，而是从临床需求及实用的基点出发，阐述了实用而又不失前沿的学术观点，让人深感这版指南更接地气，一定程度上起到了拨乱反正的作用，使广大医生有案可依，凸显实用。因此，临床医生一定要精读该文。

其次是“NICE 心房颤动诊疗指南 2014”，尽管相似的心房颤动指南已屡见不鲜，但与众不同的是，本指南阐述的心房颤动诊治更加深入、细致、实用。例如指南强调：鉴于患者自身情况的不断变化，其脑出血与卒中的风险也在不断变化中。因此，对正在进行抗凝治疗的患者应当每年评估，使心房颤动患者在预防脑卒中的治疗中最大获益、受害最少。

“ESC 室性心律失常患者管理和心脏病猝死预防指南 2015”也能充分结合循证医学的最新资料，该指南首次提出：对中青年猝死患者的尸检或分子尸检的重要性剧增，其更加客观地揭示心脏性猝死的真正原因，进而提高防治水平。通过本指南与 2013 年“原发性遗传性心律失常诊治专家共识”的对比，能使读者更深刻地认识何为原发性、何为继发性遗传性心律失常。此外，本指南还首次推荐穿戴式埋藏式心脏复律除颤器（ICD）和皮下 ICD 的临床应用。

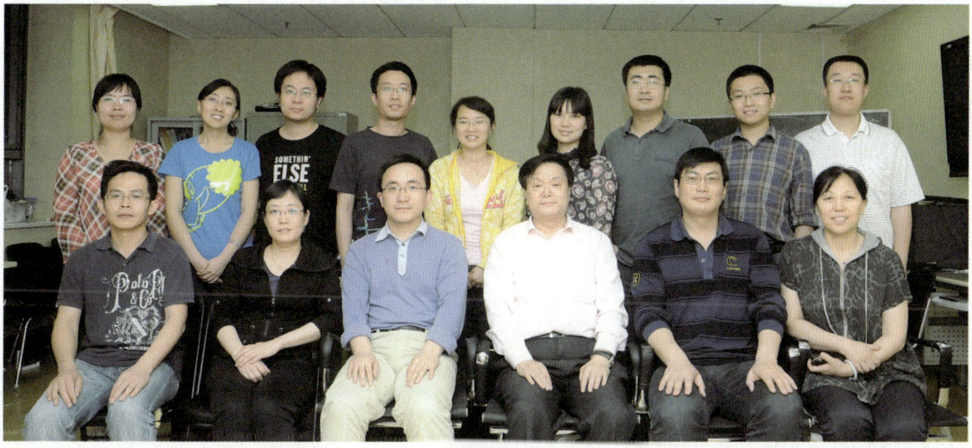

战地黄花分外香

前排左起：郑明奇、陈琪、常栋、郭继鸿、褚现明、张丽萍

后排左起：高英、赵笑春、郭飞、郑志涛、田芸、姚艳、张志军、陈珂、昃峰

ICD 对心脏性猝死的防治作用已充分得到肯定，Madit Ⅱ的 8 年随访结果表明，ICD 可降低猝死高危患者 34% 的全因死亡风险。此外，本书还对“HRS/EHRS/APHRS/SOLAECE 的 ICD 编程和测试优化的专家共识 2015”做了节译和解读。国外学者对 ICD 的规范化程控和使用经验一定会对我国 ICD 临床应用水平的提高起到积极推动作用。

"2015 日本心血管学会心血管药物血药浓度检测的相关指南"也将对我国新药的临床开发与研究水平的提高起到推动作用。

毫无疑义，本书琳琅满目的内容，又是一席丰富的学术盛筵，也不辜负本书几位年富力强编著者的初心与理念。过去的一年中，主编郭飞已完成博士学位的学业并被分配到北京安贞医院工作。在繁忙的工作之余，他未推脱执行主编之职，而是一如既往地不辞辛苦，专志完成本书的编写。再加上陈琪、郑明奇等年轻学者的鼎力相助，才出现了本书连续多年的"攻无不克"的胜绩。在此，我代表本书的所有读者向编著者表示由衷的感谢。

序言结束之际，今年与各位读者朋友共勉的一句名言出自近代大儒于右任先生："计利当计天下利，求名应求万年名"。其激励我们应当有谦谦君子的真才学识，又不能像社会上那些眼光短浅而低俗的唯名唯利者。这句话虽然是于右任先生赠予蒋经国之语，但对当下的我们亦有颇大教益。

（2016 年 7 月）

《心律学国际指南 2017》

序 言

七月，是骄阳燃烧的时节，是春种夏长彰显生命力的时光。又是在暑热的七月，提笔为《心律学国际指南 2017》撰写序言，为其喝彩点赞。

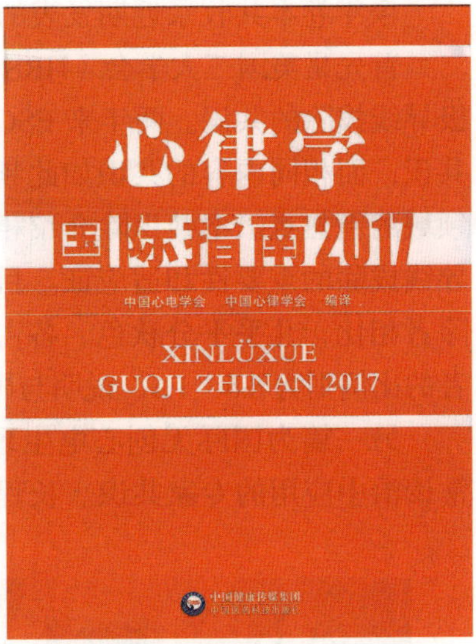

中国医药科技出版社，2017
编译 中国心电学会 中国心律学会

应当说每年一册的《心律学国际指南》是同年出版的《中国心律学》一书的孪生姊妹，至今已携手同行了 10 年。虽然两书的文体、选题迥然不同，但基本内容都为心律学领域的相关前沿知识，只是书名、开本、版式、字数不同而已。可把《中国心律学》视为体健高硕的姐姐，每卷书都由 130 多个文题不同的综述组合在一起，阐述心律学十几个领域的新概念、新理论、新技术、新方法，且每卷字数远超百万，是心律学前沿与基础相结合的大型专著；而《心律学国际指南》则是恬静秀美的妹妹，每卷本常优选国内外心律学领域的最新指南或专家共识，全文以翻译为主，偶有解读的文章。因国际每年颁布、发表的相关指南或专家共识的数量大，故需积虑熟思及充分讨论后才能更佳地遴选出价值高又实用的选题入围，再组织人员翻译。10 年来每卷本都包涵 5 ～ 8 个选题，使每本的总字数控制在 15 万～ 20 万的范围内。

10 年前编写《中国心律学》这套丛书的初衷是想集结多册卷本后，使其成为心律学专业医生随手可查的一部百科全书，也期望伴行的《心律学国际指南》系列丛书能成为临床医生随时查阅的指南与专家共识专集。今年正恰是这对孪生姊妹同生同行的 10 周年庆典，这意味着两套丛书都已坚挺 10 年，这十分符合我酷爱的一句格言：“失败只有一种，那就是放弃，而坚持本身就是一种成功”。按照此言，这两套丛书都为十分成功的丛书。因为两书都克服了重重困难而坚持 10 年，这在当今浮躁的社会纯属“另类”。让我欣慰和自豪的另一原因是他们各自的 10 个卷本都整齐摆放在我的书架上，成为我查阅频率最高的藏书。

最初几年，两套丛书都由我主编，从选题、定稿到文字把关，但繁忙中难免顾此失彼，就像古语所言："搏二兔，不得一兔"。因此，近几年的《心律学国际指南》已转郭飞医师统领管辖，由他主持选题，并组织人员翻译，直到全书付梓。自他执印后，一旦选题确定，每篇译者都由他指派战将，多数译者与他年龄、学历相仿，其共同特点是临床工作繁忙，中英文水平双佳，借此优势才能确保每年一本的出版都能如期如愿，并获读者与同道的认可和好评。

今年卷本共收录近期发表的 5 篇重要指南和共识。

首先是美国三大学会（HRS/ACC/AHA）2017 年发布的心律失常植入装置电极导线拔除的共识。两年来 ESC 和英国相关学会都先后发表了内容相似的专家共识，而相同内容的共识如此频繁的发布，足能说明这一内容已成为心脏病学领域的新热点。本共识除介绍相关新技术、新器械外，还强调了非感染性电极导线拔除的重要性和适应证。目前，美国因感染而拔除的电极导线与非感染拔除者相比，几乎平分秋色、各占 5 成，旗鼓相当。而中国的资料表明，国内两者的比例则为 8.5∶1.5，说明与国际水平还存在较大差距。

另一篇为国际无创心电生理学会与 HRS 共同发布的长程心电图在心律失常诊治中应用的专家共识。长程心电监测包括动态心电图、体外心电监测、远

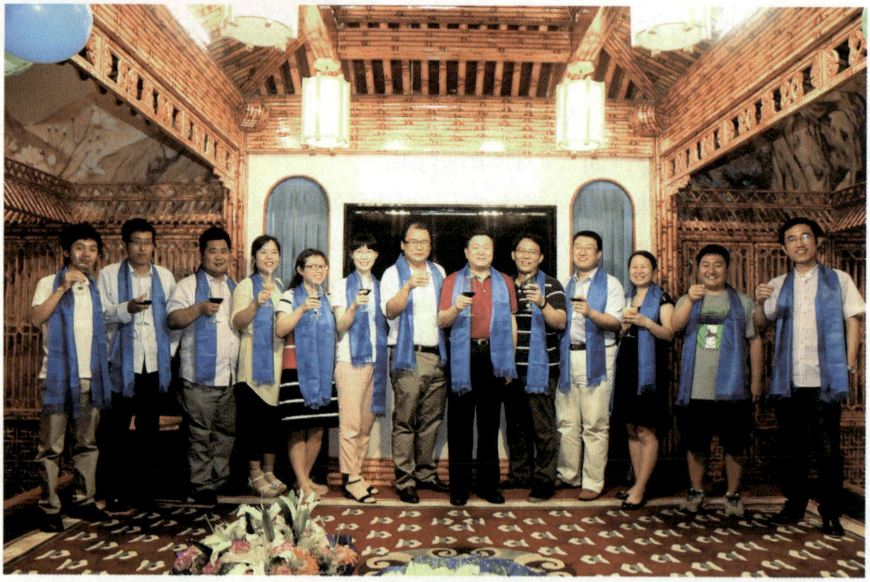

青出于蓝而胜于蓝

左起：叶志海、翟宗旺、孔计华、高英、吴寸草、孔令云、田轶伦、郭继鸿、段江波、炅峰、丛翠翠、高瑞龙、周旭

程心电监测三种。本专家共识是侧重远程监测技术为数不多的国际专家共识，说明这一技术不但进展快，且新方法、新技术不断涌现，急需规范化管理。专家共识指出，各种心电新技术不仅用于心律失常诊治的评价，在评价自主神经张力功能和心室复极、评价心律失常的药物与非药物治疗、评价如何合理而有效地进行心脏康复治疗方面都有着重要价值。可以肯定，新的专家共识对该技术的规范化建议，一定能对快速发展中的远程心电技术产生深远影响。

另外，本卷本还收录了 2017 美国三大学会的晕厥诊治指南。众所周知，近几年有关晕厥的诊断与治疗，欧美频频发布专家共识与指南，充分说明晕厥正在成为心脏病学领域的新热点。目前，欧美对晕厥的分类意见已趋一致，即分为血管迷走反射性晕厥、直立低血压性晕厥和心脏性晕厥三大类，其共同的病理学特点是因低血压诱发了全脑缺血导致。除此，本指南对假性晕厥、少见疾病引起的晕厥等也做了深入阐述。

除上述指南 / 专家共识外，本卷收录的另外两个指南 / 专家共识为亚临床房速的仪器检出及 J 波综合征上海专家共识。纵览全书，这又是一本内容丰富、最具前沿性和实用性的《心律失常国际指南》新卷本。

十年磨一剑，沧海济云帆。我们从最初的起点出发，经历 10 年而走到今天。当回望与盘点 10 年征程时，你会发现，一路走来，有多少志同道合的同道携手共进，最终结成了学术与人生的真挚朋友；又在多少跌宕坎坷的道路上印上了我们的足迹，成为日后美好的见证与回忆。还有那灯下的长思，通宵的伏案，那朵朵的妙笔生花，那篇篇绽放异彩的华章，这些美妙的往事，都已融进我们人生的年轮。我感谢那一路不离不弃的战友，我感恩困难时伸来的每一双手。

在序言结束时，我想和 10 年来并肩共进的同道与朋友分享一句至理名言："贵族精神有三种高贵的内涵，一是诚信，二是道义，三是不辱使命"。

让我们牢记：学识决定眼界，眼界决定格局，而格局决定一生！

（2018 年 6 月）

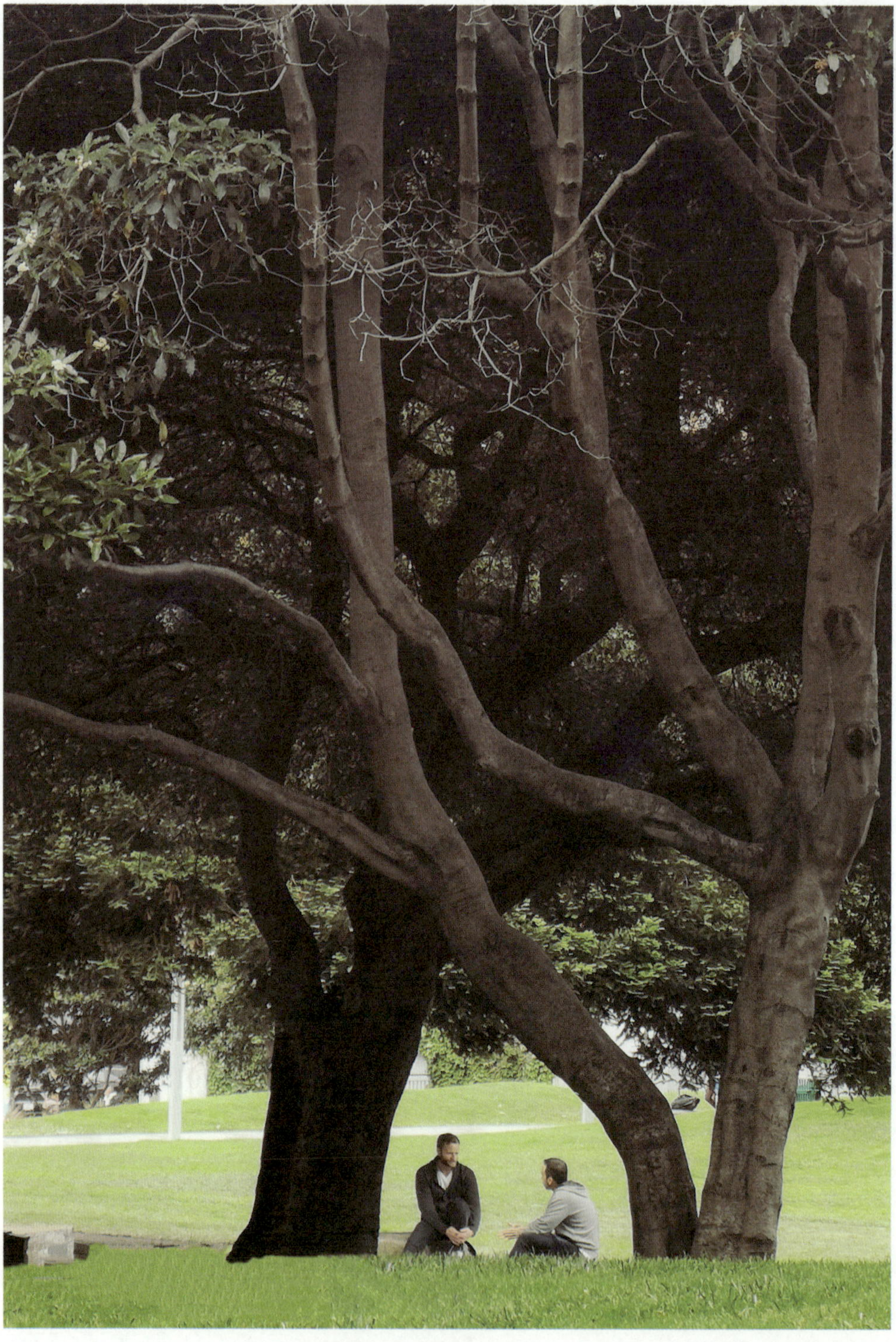

古树参天 学子话科学　　2019.9.5 摄于斯坦福大学校园

第六篇

《临床心电学杂志》卷首篇

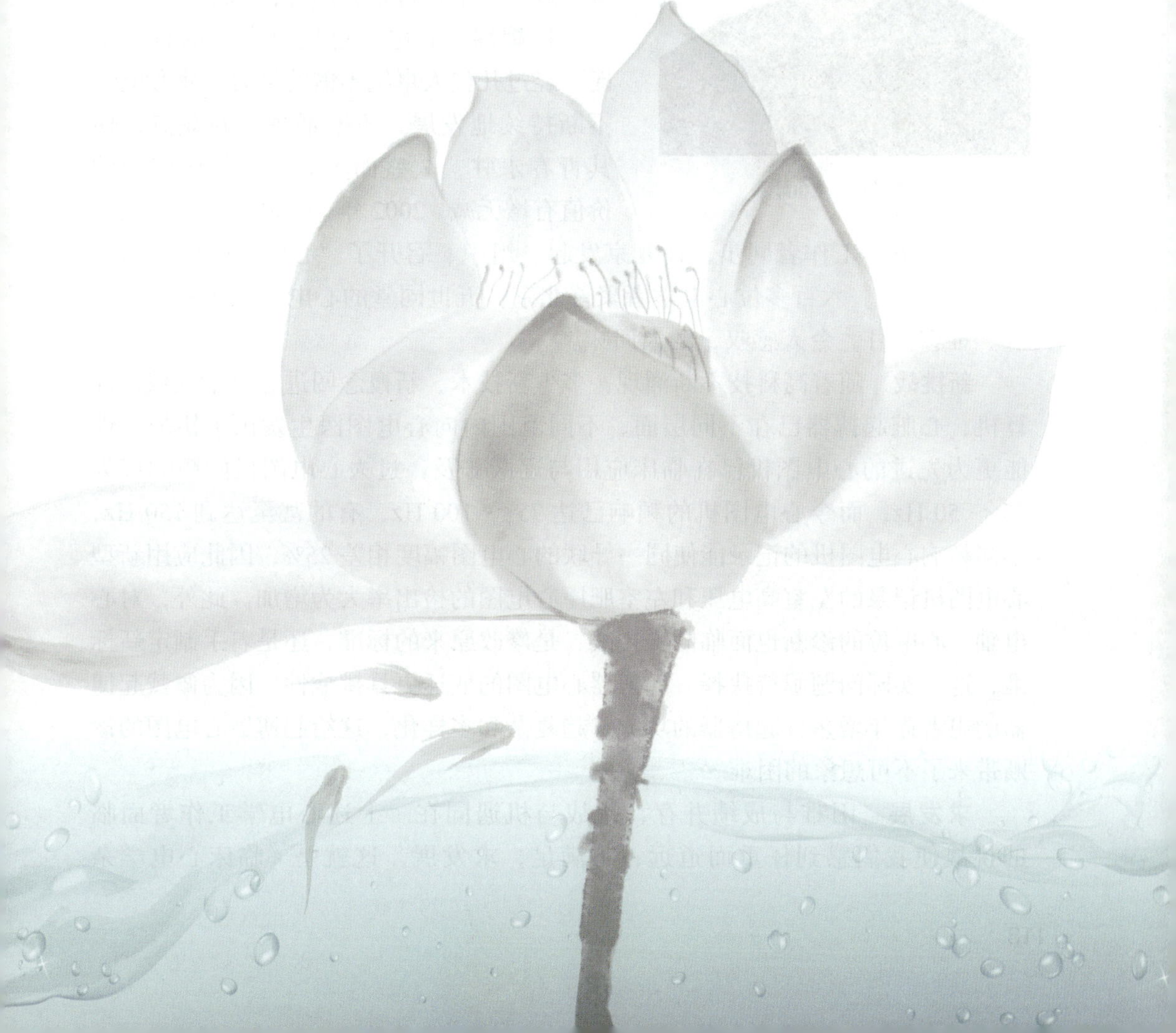

功崇惟志 业广惟勤

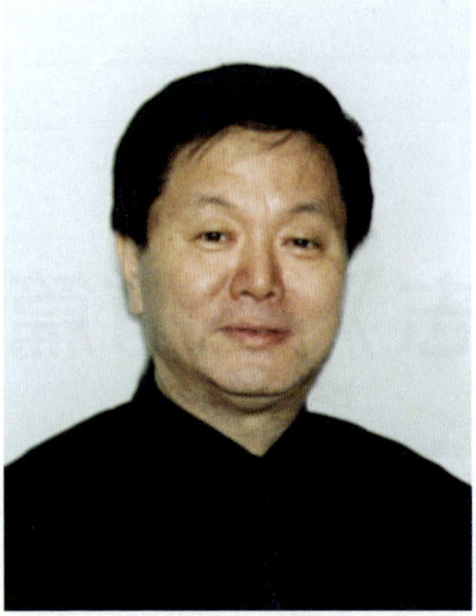

卷首篇，2004

携九万里雷霆，挟八千里风暴，《临床心电学杂志》迎来了创刊后的第十二个百花盛开的春天。

创业难 《临床心电学杂志》从创刊的第一天到今日的茁壮成材，这块心电学的芳草绿地浸透着张亚斋教授等前辈的心血与汗水。在那根深叶茂、果实累累的枝条上，凝聚和闪烁着辛勤耕耘者的睿智和才华。

忆辉煌 心电学已度过自己的百年华诞，经过几代人卓绝不懈的努力，使心电学不断持续地发展，不断涌现着新亮点，使其青春永驻，久盛而不衰，在临床应用的价值有增无减。2002 年，《临床心电学杂志》与世界心电学工作者同步，在北京发起、组织、召开了“心电图临床应用百年纪念大会”。六百多位心电学者聚首北京，五世同堂的心电学工作者共贺佳节。难忘岁月，令人感叹，耐人回味。

新挑战 随着高科技不断涌现，多少新技术、新概念闯进心电学领域，计算机、心脏起搏器已在不同层面、不同范围内向心电图医生发出了挑战。性能更为先进的心电图机已在临床应用与逐渐普及，过去心电图机的频响仅为 25 ～ 50 Hz，而今心电图机的频响已达 75 ～ 100 Hz，有的甚至达到 150 Hz，不同频响心电图机的记录能使同一导联的心电图幅度相差 25%，因此应用新型心电图机记录的左室高电压和左室肥厚心电图的检出率大为增加。此外，对心电轴、心电位的诊断也面临同样挑战，是修改原来的标准，还是着手制定新标准，这一实际问题亟待抉择。起搏器心电图的变迁更具挑战性。因为佩戴起搏器的患者逐年增多，起搏器的功能日趋复杂和多样化，这给起搏器心电图的诊断带来了不可想象的困难。

求发展 困难与成绩并存，挑战与机遇同在。上述心电学工作者面临的挑战使我们感到任重而道远，不满足，求发展，这就是《临床心电学杂志》的信仰和理念。在近两年，杂志就先后推出了很多读者喜闻乐见的专栏："心电快讯""心电学新概念""心电人物""一词一图""疑难心电图征解"。这些栏目正以崭新的学术视角，拓宽着读者的知识领域和水平，提高了心电学工作者解决实际问题的兴趣和能力。当今，心电学领域内越来越多的新学说、新概念都是由《临床心电学杂志》最先引入国内。使越来越多的读者感到《临床心电学杂志》求新、求实的学风耀眼鲜明，百花齐放、百家争鸣的学术风范极为凸显。《临床心电学杂志》已成为众多学者、医生和广大读者的良师益友。

展宏图　成绩只说明过去，并给未来提出更高的要求。创业难，守业难上难。在新的一年里，我们将坚持"不断求索，永不放弃"的奋斗精神，将《临床心电学杂志》办得更上一层楼，我们将继续发扬"不思八九，常想一二"的求实、求精的学风，使《临床心电学杂志》能和国外的学术动向更加同步和链接。我们还将开辟"心电学科研园地"专栏，专门组织、讨论、引导心电学领域对有指导意义的专题开展科研探讨，组织多中心、小型协作组或专题科研工作，为提高我国心电学的科研水平献策、呐喊、发力。2004年将是《临床心电学杂志》更加充满活力、向上、更加辉煌的一年。这需要我们更加辛勤的耕耘，需要挥洒更多的汗水。本期新辟的"先哲名言"专栏，就是想激励我们及全体读者勇往向前、不断进取。

"功崇惟志　业广惟勤"是告诫我们欲成大业者，或事业、或学业，都需劳其心志，苦其筋骨，非此不能成功。仅用此言与同道和所有读者共勉。

（2004年1月）

常修浩然之气

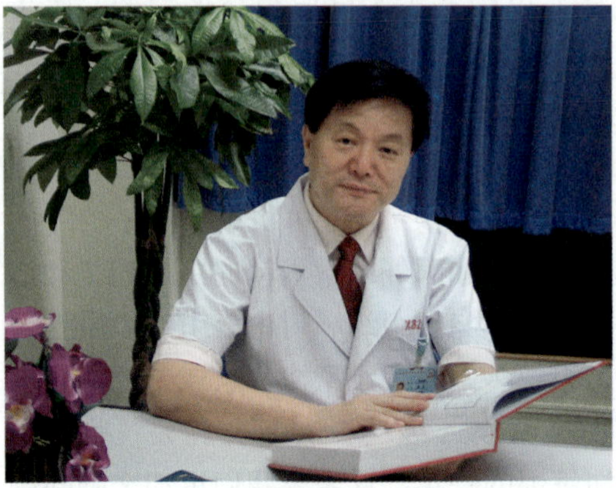

卷首篇，2005

冰河消融，春潮涌动，时光荏苒，年轮回转。

惊回首，翘首起锚归航的一年，我们无限欣慰，无比豪迈。是我们不懈的努力，辛勤的汗水，换来果实压枝，成绩斐然的丰收年。

载誉晋级　核心期刊　畅想甲申年的初春，中国科技部正式批准《临床心电学杂志》为“中国科技核心期刊”。喜讯令我们雀跃，佳音催我们泪下。这是《临床心电学杂志》创刊12载辛勤耕耘的硕果，这是张亚斋教授等前辈为之奋斗的宿愿，这是全国心电学工作者的热望与期盼，这是中国科技部对《临床心电学杂志》的鞭策、鼓励和关爱。当我们沉浸在欢乐与喜悦中，冷静的思索却告诫我们：这仅仅是成功的一半，未来蕴含着更大的艰辛，需要更大的勇气和拼搏。

晋升考试　终于立项　春华秋实，甲申年的秋天令人心旷神怡，国家人事部、卫生部正式批准：“自2005年国家新开设心电学技术专业主管技师的晋升考试”。这个困扰广大心电学专业人员多年的老大难问题终于水到渠成，如愿以偿。在这历史遗留问题的解决当中，经历了万般磨难，多少心电学工作者投书诉苦，多少著名学者鸣之不平，却仍多年未能解决。为此，《临床心电学杂志》作为心电学工作者的喉舌挺身而出，辟专栏，刊专文，疾呼心电图专业急迫需要单独设考。经过多次的反映，终于得到国家人事部和卫生部的重视，使这一问题最终得到解决，这是我国心电学界2004年度的一件大事，为此，《临床心电学杂志》广被赞誉，功不可没。

天道酬勤　以勤补拙　《临床心电学杂志》在过去的一年中，励精图治，以勤补拙。从主编到编委，从编辑部主任到工作人员，每期杂志都一丝不苟，精心策划、精心设计、精心实施，对每篇文章都反复讨论、反复推敲、反复修改，新辟了很多实用而深受读者喜爱的专栏。其中“专题笔谈”由浅入深，利于提高，“心电快递”重在推理、演绎、分析，培养敏锐的思维。“国外心电学进展”旨在介绍国外进展，开拓思路，“一词一图”积水成渊，扩大知识面。经过一年的努力，《临床心电学杂志》已真正成为每位读者的“益友良师”。

峥嵘岁月　岁月峥嵘　勤劳与汗水创造了辉煌，而辉煌的峥嵘岁月转瞬即去，我们面对着的是《临床心电学杂志》的第 13 个春秋，2005 年，我们将用智慧和双手书写我们新的岁月峥嵘，创造杂志新的坦途、荣耀与辉煌。

注重原创　着眼基层　2005 年，杂志战略调整的八字方针是“注重原创，着眼基层”。“注重原创”是倡导、启发、组织我国心电学工作者原创性的工作，将心电学的基本理论和新观念与实践工作紧密结合，取得第一手原始资料，总结第一手经验和结论，将中国心电学原创性工作的成果，丰富的科学数据，展现在杂志上，与世人共分享。这些扎实、真实、有实际参考价值的原创性工作的观点和结论势必会将中国心电学水平推向世界的更高层次。“着眼基层”是 2005 年杂志大政方针战略转变的另一方面，是指刊物的内容注重提高解决实际问题的能力，使专题笔谈等专栏的内容与读者的工作和学习更贴近，更实用。

焦点争鸣　方兴未艾　2005 年，杂志将继续用一定的篇幅，开展焦点争鸣。“焦点”包括社会医学的内容，例如本期的“心电图医技人员能否签发心电图报告”，下期的“何为心电图规范化报告”等专题，这些内容很多牵扯到医政问题，不做深入尖锐的争论就不能明辨真伪与对错。“焦点”还包括专业医学的内容，例如新辟的“心电图误诊点评”“读者、作者、编者”专栏，都是通过争鸣与激烈讨论的方式加深读者对某些学术问题的理解和认知。

人们常说，比海洋更广阔的是天空，比天空更广阔的是人的胸怀。所谓“常修浩然之气”。浩然，是博大、浑厚、宽阔；气，是精神、是气质，浩然之气则是一种非凡的品质。而修，是用心智感悟，锤炼永不放弃的意志，培养尽善尽美的情操，是用宽厚的为人气度寻找和抚育浩然之气。我们应用恕人律己和不断求索而永远勉励自己，赢得时间，主宰生活，超越生命。《临床心电学杂志》立志要常修浩然之气，我们所有的心电学工作者也要常修浩然之气。

当太阳收起一年的余晖，我们知道，明天她将在广袤的天边喷薄而发。让我们高举双手，迎接更加灿烂、更加辉煌新的一年。

（2005 年 1 月）

不思八九　常想一二

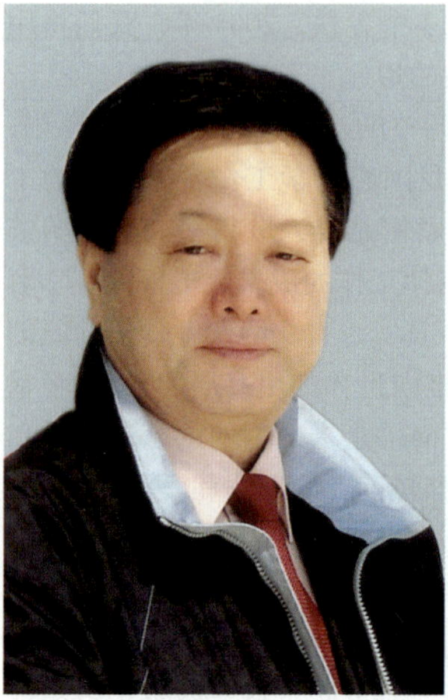

卷首篇，2006

云海碧空，时光飞逝，转瞬寒冬岁阑，又是辞旧迎新时。

在岁月的涌动流转中，天干地支，二十四向，《临床心电学杂志》又深深印刻下一个不寻常的年轮。

在满载硕果归航的2005年，最令我们欢欣慰藉的是：经《临床心电学杂志》多年的努力与呼吁，国家人事部、卫生部新设立的“心电学专业主管技师资格考试”已圆满完成了第一年的尝试，近千名心电学专业的技术人员通过了这项国家级专业考试，喜获来之不易的职称与荣誉。

在满载硕果归航的2005年，《临床心电学杂志》第五届编委会应运而生，这不仅是一次例行的新老交替，还是云集中国心电学界当今最有学术实力、最富朝气的权威与骨干，组成的最强心电学学术方阵。不少编委虽已花甲，但壮志未已，再披战袍；不少编委年少志高，却已经纶满腹，嬗变通晓。无疑，新一届的编委会一定将不负众望，成为《临床心电学杂志》新的中流砥柱，并托起《临床心电学杂志》明天的太阳。

仍然是2005年，《临床心电学杂志》度过了创刊后的第13个春秋，登上了不断求索、持续发展的又一巅峰。这一年，杂志又相继推出了几个令读者喜爱的栏目。**焦点争鸣**：百花齐放，畅所欲言，为中国心电事业的发展献计与呐喊；**一词一图**：文简图精，开阔眼界，拓宽思路；**特约专稿**：篇篇重千金，系统阐明一个领域的过去与现状；**起搏心电图**：如同春雨，深入浅出，解析难点。今日的《临床心电学杂志》每期都让读者爱不释手，每期都是水天一色，风景独好。

但是，当我们盘点丰收的佳品与业绩，当我们沉醉在胜利喜悦与欢乐的时刻，新年的钟声敲响了，2006年已起锚扬帆向我们驶来。此时，业绩已成为过去，成绩只是继续努力的起点。面对未来，我们必须冷静地思索：杂志如何再发展，哪些是面临的新挑战，如何回报我们的读者，如何征服眼前新的峰峦。

在未来的2006年，杂志将变为双月刊，这是一个严峻的考验；2006年，杂志将协办10月在杭州召开的“中国心电学论坛2006”的学术大会，只能办好，因为这是中国心电学事业征程上的一件大事；2006年，杂志还将继续为促成国家人事部、卫生部新设立“心电学主治医师资格考试”而奔走，这是健全和稳定心电学队伍的关键之举；2006年，杂志还要继续努力，为实现创办“中华医学会心电学分会”的目标而竭尽全力；2006年，杂志还要进一步提高可读性，提高学术水平，减少错字率，提高影响因子、被引频次、他引率、扩散因子等衡量杂志水平的各项指标。

“不思八九，常想一二”是充满哲理的一句名言。“人生升落荣辱常八九”，而“不思八九”是告诫每位志士要真正做到“不以物喜，不以已悲”。倘若心为物役，患得患失，则将窒息心智。更不能脱落实际，妄自菲薄，好高骛远，虚荣浮躁。“常想一二”是勉励志者行路做人要脚踏实地，研修学问要励精图治。“常想一二”还提醒每位学者时刻不忘做人之基本。人要自重，因为“君子不重则不威，学而不固”。人要能甘为寂寞，不能浮躁和虚荣，因为“静能修身，躁不能理性”，还因为“非淡泊无以明志，非宁静无以致远”。

常青树上，每一片绿叶都是对根的回报。《临床心电学杂志》的根就是她每一位忠实的读者，就是勤奋工作在心电第一线的白衣天使。“常想一二”就是教诲《临床心电学杂志》的理念要永远魂系根上，系在她的每位读者身上，系在我们共同献身的心电学事业中。这是被奉为圭臬的杂志宗旨，这是我们抱素守一的不变信条。

看，春光已跃玉门关，当2006年扬帆驶来时，请我们每位读者、每位同道相信:《临床心电学杂志》的罗盘永远不会偏移，她将永远朝向我们的读者、面向中国的心电学事业，面向光明无限的前方和彼岸。我坚信，能造塑《临床心电学杂志》品牌与质量，能造塑我们人生境界与品味的，不是八九，而是一二。

（2006年1月）

勤能补拙　奋则生术

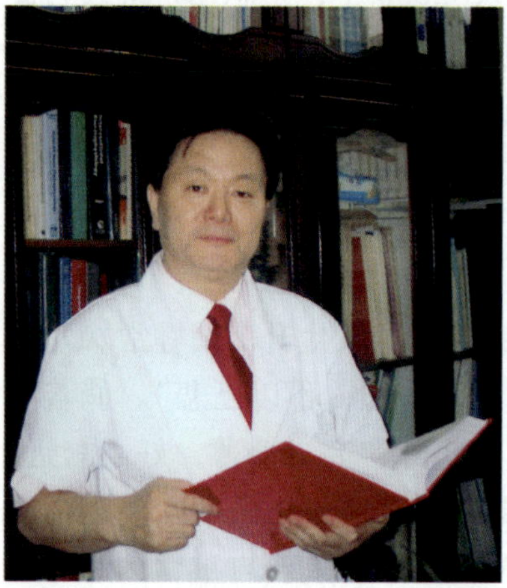

卷首篇，2007

丙戌已往，丁亥来临，转瞬又是新年伊始，卷首开篇之时，又到了开仓盘点、筹幄来年之计。

杂志　《临床心电学杂志》于2006年经受了严峻挑战，杂志在这一年变为双月刊，这意味着文稿的刊出量将增加50%，出版周期缩短为2个月。对挑战最好的应答是必胜的信念，对重重困难的最好姿态是威武不屈。就是凭借这种磅礴气势，杂志闯过了2006年，意志摧毁了困难，成功拥抱着挑战。高质量的6期《临床心电学杂志》如期而至，如愿以偿。而且还推出了读者喜闻乐见的“大师点拨”“心电学诊断能力大比武”“心电图与冠脉造影”等新的栏目。同时，杂志订户数量也在逐渐上升，进入了良性循环。

晋升　2006年是人事部、卫生部批准设立“**心电图主管技师资格考试**”的第2年；在报考的865名心电学工作者中，447名顺利通过了国家资格考试，通过率51.7%，比2005年的通过率（46.2%）有所提高。报名人员中本科与大专学历的比率增加，85%的参试人员工龄超过11年。20%的参试人员为地级市与县医院的心电学工作者。2007年的晋升考试报名工作业已结束，肯定已有更多的人喜获成功。同时，《临床心电学杂志》及心电学会正在积极向卫生部人事司反映情况，呼吁尽早设立“心电学主治医师的资格考试”，这是心电学界的一件大事，对稳定心电学的技术队伍，提高专业水平至关重要。

论坛　2006年的10月正是丹桂飘香、秋高气爽的丰收季节，中国700多名心电学界的精英与骨干云集在风景醉人的西子湖畔，欢度中国心电学界的节日，共同参与中国心电学的学术峰会：**中国心电学论坛2006**。这是中国心电学史上规模最大、学术水平最高的盛会。与会代表围绕心电学领域的8个学术板块展开了争鸣、讲述、点评及讨论，同时大会还举办了“资深专家心电学专题讲座”，陈灏珠院士等7位教授做了精彩的演讲与面对面的答疑。最终，论坛成功落下了帷幕，但对中国心电学界的影响却是深远未测的，就像闭幕词中所言：“几天前，杭州钱塘江大潮气吞山河，汹涌澎湃，势不可挡，而今天中国心电学论坛2006在杭州的隆重召开，象征着中国心电学的大潮开始涌动、冲腾、奔流，我们的理念在这里凝聚，心血与汗水在这里汇流，让我们信心百倍地迎接这一大潮的到来”。

学会　2006年的另一件载入中国心电学史册的大事是**“中国医药生物技术协会心电学技术分会”**的成立。中国心电学会在赵易与周金台教授倡导与领导下已走过了15个年头，15年漫长的历程中，先后召开了10届全国性学术年会，并逐渐成为支撑中国心电学的脊梁与中流砥柱。2006年10月，经卫生部与民政部正式批准，原中国心电学会正式挂靠在“中国医药生物技术协会”之下，成为正式的二级专业学会，全称为“中国医药生物技术协会心电学技术分会”（下文仍沿用中国心电学会的名称）。成立大会上，通过充分的酝酿和民主选举，推选出郭继鸿为主任委员。心电学会正式成立的喜讯传来，全国心电学届的几代学者、学子无不喜上眉头，欢欣鼓舞。著名的心脏病学家、原中华心血管病杂志主编顾复生教授激动地说：“我们老一代心电学和心脏病医生企盼多年的梦想终于变成了现实”。更多的心电学工作者兴奋地说：“我们终于有了自己的学会，有了自己的家”。学会成立后，《临床心电学杂志》将成为“中国医药生物技术协会心电学技术分会”的会刊。

展望　盘点家珍，让我们给2006年画上了满意的句号，让我们更加信心倍增地憧憬已拉开序幕的2007年。在2007年，《临床心电学杂志》要更上一层楼，使其在中国心电学新大潮中发挥更大的喉舌作用。在2007年，我们将拿出更多的精力与时间，申办“心电图主治医师的资格考试”，并力争能正式立项。2007年，我们还将举办“中国首届心脏性猝死的学术论坛”，提高心电图在猝死防治中的地位与作用。2007年，学会还将吸收更多的会员入会，还将举办内容更加实用、丰富的学术活动。我们坚信，来年更比今年强，中国心电学的2007年一定更加辉煌。

勤奋是中华民族的瑰宝与传统，是自立于世界民族之林的根本，对每位心电学工作者更加至关重要。“勤能补拙”是说刻苦的学习将能克服与跨越前进路上的各种困难与障碍；而“奋则生术”是说坚持不懈的努力将使学业不断升华，达到自己所追求的博大精深境界。“勤能补拙，奋则生术”是《临床心电学杂志》送给每一位读者与同道的2007年新春祝辞，并与大家共勉。

年迴春晖渐，万象始更新，伴着涌动的春潮、伴着惊蛰的春雷，让我们张开双臂，迎接中国心电学新大潮的到来吧！

（2007年1月）

不积跬步　无以致滦

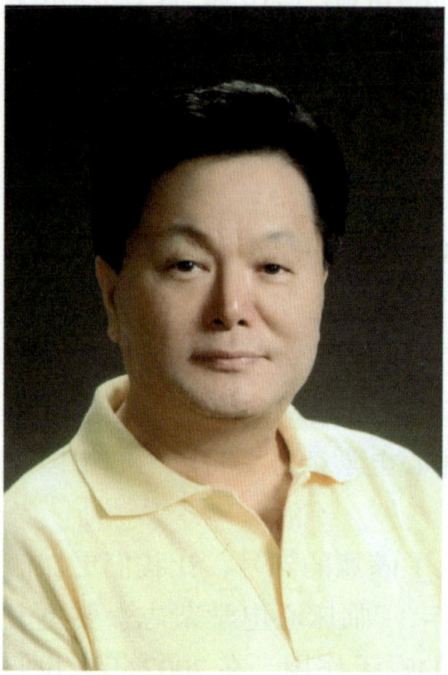

卷首篇，2008

一年始为春，律转春晖渐。转瞬即逝的岁月给人们留下了感叹，甚至伤感，却给勤奋而永不言败的人们拓展着空间，带来机遇与荣耀。昨日的挑灯夜战，艰辛攀岩、德业双臻早已融进2007的年轮，而今，带着无限生机的2008已冲破隆冬的风寒，带着春的暖意，喜现人间。

望广厦万千 心电学天地旧貌换新颜 回眸审视，悉心盘点，我们惊喜地发现，心电学天地的乾坤已扭转，到处莺歌燕舞，旧貌换新颜。几年前还是被冷落的“第三世界”“被人遗忘的弱势群体”，如今，人人挺胸昂首、扬眉吐气；处处百花齐放、万紫千红。我们有了自己的学术论坛，规模盛大，学术前沿；我们有了自己的专业学会，人气鼎旺、和睦而温馨；我们拥有自己的国家级杂志，内容丰富，读者爱不释手；如今，国内重要的心血管病专业会上，心电学分会场已是必不可缺，这里听会者众多，学术氛围热烈。这些变化让人欣慰骄傲，这些业绩令人振奋自豪。

家和万事兴 格物明德聚人心 然而，心电学领域的旧貌换新颜来之不易，这是心电学医师老、中、青、少四世同堂齐心努力的结果。德高望重的老一代专家的讴歌呐喊，年富力强的中青年精英高悬旌旗，血气方刚的青年学者冲锋陷阵，几股洪流势不可挡，交织成一首气势磅礴的交响曲。格物明德一语源自《礼记　大学》。格物，是告诫人们对知识和真理的追求要百折不挠，要仔细探求天下万物万事，推演其变化的内在规律，才能悟出深奥之理；而明德，是指至精至臻的做人之道，求学之道。唯此，才能意念诚恳，心志端正，在人心不古的世俗冲击下，才能不受外物的诱惑而达修身，做到从善如流。格物明德不仅能让我们彰显内心的美德，魂灵的天良，修炼品质，获取真知，还让我们凝聚人心，众志成城，共创辉煌的基石与根本。

任重而道远 博学笃志振雄风展宏图 显然，今日的成就不是我们的终极地，在心电学的金光大道上我们才迈出第一步。当今，我国心电学的整体水平仍然较低，心电学相关的基础研究几乎仍是空白，迅速提高全国心电学整体水平是中国医药生物技术协会心电学技术分会与《临床心电学杂志》的天职和矢志不渝的理念。《临床心电学杂志》是中国心电学界的家园，是中国医药生物技术协会心电学技术分会的喉舌，是每位心电学同道的挚友。杂志将一如既往、不惜一切，为中国心电学的发展竭尽全力，鞠躬尽瘁。博学笃志一词出自《中庸》。博学，是教诲我们通过刻苦学习和实践，获得广博知识，而笃志，是激励我们将坚定的意志付诸实践。博学笃志将使我国心电学事业再展宏图，再振雄风，展翅腾飞。

“不积跬步，无以致千里；不积小流，无以成江海”，这是两千多年前我国著名的思想家荀子的至理名言，意指不经半步或一步的积累就不能达到千里之遥，这是勉励有识之士做人与治学都要持久以恒、稳健踏实，唯此才能积土成山，积水成渊，积善成德，才能达到青胜于蓝，冰寒于水。荀子这流芳千古的《劝学篇》，曾培育了韩非子、李斯这样的旷世奇才，今天对于决心报效国家的学子，决心为民族而立生命的学者也是最好的训导。

与过往一样，在卷首篇收笔之际，依然要敬赠《临床心电学杂志》的所有读者和同道一句共勉之语：我们要不懈地追求“天行健，君子当自强不息”的信念，这是勉励学子要像苍天风雷，奋力拼搏，勇猛无前。我们要不断修炼“地势坤，君子当厚德载物”的情操，这是告诫学子要像大地母亲，容纳百川，宽厚为德，容睿兼取。

苍天无亲、惟德是辅；大地无言、因根而育。就像万物生于大地而又归于大地的轮回，根深才能叶茂，叶茂将至花繁，花繁必然果丰。

十年磨一剑，云帆济沧海，我们要经得起曲折与磨难，耐得住无闻和寂寞。淡泊明志，静以修身，而辉煌永远属于崎岖山路上不畏艰辛的攀登者。

（2008 年 1 月）

抱素守一 登高致远

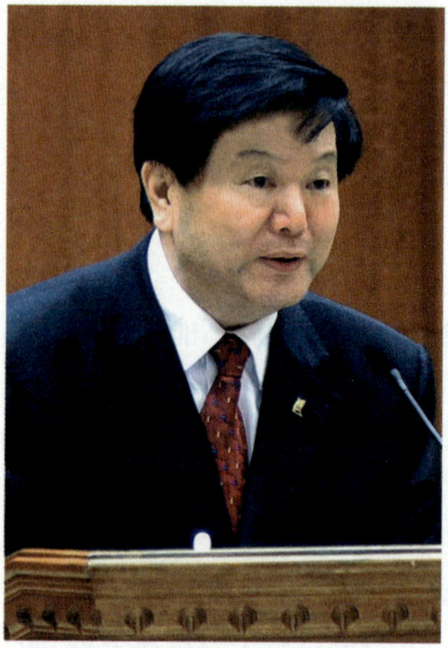

卷首篇，2009

风雨相伴难舍，冬至阳生春渐晖。当我们用辛酸与幸福的泪水收笔2008的画卷，转瞬又要畅抒胸怀，用不断追求与向往的大笔疾书2009年新诗篇。在高耸的群山中我们环顾远眺，哪里是心电学下一个攀登的峰峦，在沉静中我们缜密思考，心电学的新征程路在何方。

揽天地磅礴 古今豪情 时间是伟大的作者，她总是天籁神助，妙笔生花，最终写出美好璀璨的结局。冰雪雾霾、山崩地裂、英灵涂炭，饱含多少磨难的2008，最终还是以鸟巢夜空娇艳盛开的牡丹，中国人在太空豪迈的行走而圆满画上句号载入了史册。与伟大祖国同风雨、并肩行的中国心电学事业也是沿循奥运夜空那一揽天地磅礴的历史足印，激扬古今英雄气吞山河的豪情，大步流星地疾飞向前。畅想金秋月海河之滨的盛会：那是历史性的突破，近两千名心电学者欣然聚首，研讨学术前沿，探求发展新路，其规模、其锐意进取的精神、其超然的学术水准都堪称史无前例。再看，多少个省市级心电学会相继成立，真是喜看2008心电学天地，大有铺天盖地的燎原之势。

凭根深叶茂 枝冠已成荫 随着时代的步履，2009年《临床心电学杂志》已迈入她的第18载春秋。在传承中思变，在求变中成熟。年已18岁的《临床心电学杂志》不再是弱不禁风的树苗，她早已把根深深扎入了心电学工作的第一线，她把脉络紧紧维系在每位读者的脑海与心田中，同呼吸共沉浮。历经18年的杂志成熟了，18年的风雨颠沛让杂志更加茁壮挺拔。凭借深扎在沃土中的根，这棵参天大树已枝繁叶茂，而我们可以骄傲地说：“《临床心电学杂志》的枝冠已经成荫”。就是在2008年，杂志在天津召开了第5次编委会，就是在2008年，杂志出版了3期学术权重的专集。如今的杂志，已设立了很多图文并茂而读者喜闻乐见的专栏，有些是破土的新苗，有些已坚持数年。这里还有为全国心电学引路导航的“心电学相关概念”的重轴栏目，多少新理念、新技术都从这里萌生和起步。

拆墙求登高　转型以致远　2008年“中国心电学论坛”向全国心电图医生提出了“拆墙”与“转型”的倡议。所谓“拆墙”，是要拆除多年来在心电图与心脏电生理之间的隔墙，心电学医生在高墙的外边，翘望却无力逾越，只能望洋兴叹。悲观之下放弃了一次次进军心脏电生理的机会，热望变冷，心潮消匿。但是今天，我们要大声疾呼，对于每位心电学医生，要想有所进取、要想不断提高，学习和掌握心脏电生理势在必行。因为，心脏电生理如同显微镜、如同病理解剖刀，很多分辨不清的心电图，甚至错误的概念，都要经受心脏电生理的验证，去分析、去纠正，最终揭示其“庐山真面目”。“水滴能石穿”，在艰难的“拆墙”过程中，心电学者一定要坚守这一矢志不渝的信念。

而“转型”则是倡导心电图医生要从过去单纯的“图形心电图”转为“临床心电图”，即分析与判断心电图时要密切结合患者的临床信息。因为心电图图形的每一变化都不是孤立现象，都是患者整体病情的一部分，与患者的临床戚戚相关。所以，心电图的判断最终还要回归临床，成为临床疾病整体表现的一个方面，最终为临床诊治提供重要的参考意见。只有紧密结合临床的心电图才有久盛不衰的生命力，彰显其更高的科学价值。“转型”要求心电图医生不断扩大学识领域，学好相关临床知识，唯此才能迅速转型，获得学业的新进取、新腾飞。

可以这样说，面临的“拆墙”与“转型”，就是心电学工作者新征程上的崎岖之路，也是通向下一个学术巅顶的必经之路。《临床心电学杂志》将一如既往，竭尽全力为心电学的新征程搭好桥、铺好路。

抱素守一　登高致远　“抱素守一”源自道家理念，素是“朴素，少私寡欲”之意。这里的抱素守一是勉励《临床心电学杂志》的每位读者、心电学界的每位有识之士，努力在浪花、泡沫、回流的表层下把握真实的潮流，要像道者僧人一样静以修身、潜心治学、格物明德。在励精图治的求学、寻真的路途中，还要嬗变通晓，才能志笃博学。

“抱素守一，登高致远”是《临床心电学杂志》献给每位读者2009的寄语与共勉之言。

（2009年1月）

立修齐志　心无疵兮

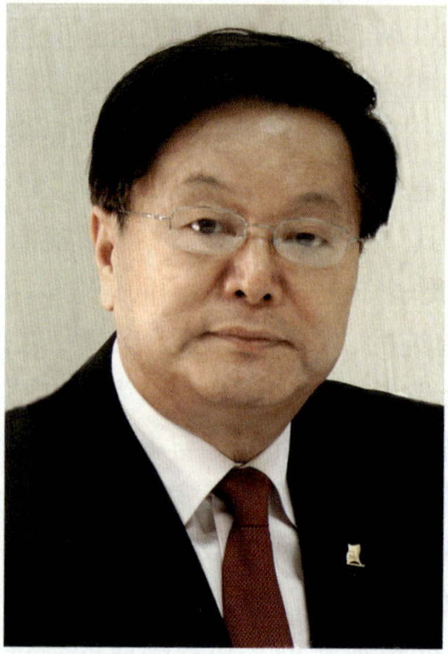

卷首篇，2010

在千里冰封的隆冬，梅花蓓蕾穿透枝条上的冰霜，展露出第一丝春意。那一品的傲骨，一品的姿色竟然如此淋漓尽致。枝头上排列的朵朵小花在寒风中摇曳，就像施特劳斯“春天来了”那悠美旋律中跳动的音符，充满欢快与活力，给人力量和希望。携春色同行，踏过霁深的积雪，《临床心电学杂志》迎来了她的第19个春天。

一觉梦醒　恍如隔世　蓦然回首，报春的梅花身后已是柳浪滴翠，遍地落红，春意琅目。中国心电学已走出低谷，露出秀容。这里不再是受人冷落、不被重视的“第三世界”，而成为备受关注的热土，心血管领域独树一帜的“第三极”。眺望国内大小的学术会议，心电专场总是人气旺、热气高，学术活跃、气氛炽热。再看看中国心电学工作者，他们不再一味地伏案测量每个顿挫的小波，不再花费大量时间和精力追逐和猜想那些心电图单纯图形的意义，而是紧密与临床挂钩，潜心洞察心电图发生的变化暗含的临床信息和意义。在临床医学的沃土中，心电学再次扎下了深深的根、找到了广阔的用武之地。喜看今天的心电学园地，到处人气鼎沸，无处不是用争鸣的百花装点的满园春色。

朱门北起　紫气东来　仅短短几年，中国心电学界为什么就能旧貌换新颜，靠的是心电学人的凌云壮志，靠的是业内“家和万事兴”的团结，靠的是新的理念。2008年，“中国心电学会”和《临床心电学杂志》发出“拆墙”的倡议，此后两年中，我们一直奋力拆除着心电学和心电生理学之间的隔墙，心电学人开始刻苦学习心脏电生理的基本原理，学习心律学的相关知识，并用这些新进展、新理念指导自己。除此，我们还在奋力拆除着心电学与临床之间的另一隔墙，使心电图和临床不再各行其道，而是相互渗透与融合，相互影响与促进。事实证明，这些新理念对中国心电学的腾飞至关重要。

心电与临床相融的实例比比皆是，当心电学人发现患者酒后心电图可以出现 Brugada 波时，临床医生马上领悟为什么饮酒后有人突发晕厥，甚至猝死。反之，当了解到介入医生为大量急性心肌梗死患者进行了溶栓和 PCI 治疗后，心电学人才大彻大悟出，为什么急性心肌梗死患者心电图病理性 Q 波的发生率已从过去的 66.6% 下降到当前的 37.5%，而陈旧性心肌梗死患者的病理性 Q 波的消失率从过去的 6% 升高到 25% ～ 63%。玄机的破译，促使心电学人寻找更多诸如“碎裂 QRS 波”的心电学新指标，进而提高陈旧性心肌梗死的诊断水平。因此，坚持“拆墙”何等重要，舍此，别无他路。

长河扬鞭　千帆竞流　当中国心电园地已是山花烂漫，满园春色关不住的繁盛之时，《临床心电学杂志》又在思考和寻觅着下一个攀登的峦峰。在启航的 2010 年，杂志决心新辟“基层医生园地”，扩大杂志的普及力度，新辟“疑案分析”专栏，进一步加强与临床的结合，还要新设“指南解读”专栏，这是希望中国心电学加快规范化进程，更快地与国际接轨。除此，《临床心电学杂志》还要统领中国心电指南的制定工作，要开展心电和心律失常流行病学的调查与研究，使世界的心电数据库中出现中国人的资料。沧海起锚扬帆，百舸竞流争先，我们坚信，中国心电学的大潮将来得更加迅猛。

精诚所至　金石为开　卷首篇之末我们总要破题解析。“修齐”一词的原意为：“修身、齐家、治国、平天下”，这是历代士大夫不懈追求的理想。而“立修齐志”正是辛亥革命英雄林觉民自勉之言，1911 年广州起义前，23 岁的林觉民响应孙中山的召唤从日本返穗参加反清义举，他深知起义很可能失败，含泪写下了“与妻书”，随后坚贞不屈而惨遭杀害，为民为国捐躯，其舍身壮举令人感怀无限。而“心无疵（cī）兮”引自屈原《离骚》诗中“人或加讪，心无疵兮”，表达诗人为了心中美好的理想，纵然九死亦无怨无悔的万古追慕的情操。此处借两位爱国者精忠报国的宏愿，以示本刊为我国心电学事业的腾飞全力拼搏和赴汤蹈火的决心。

2010 年，与全体读者共勉的箴言为：“有多少挫折就有多少坚强，付出多大努力就有多强的光芒。成功者就是要屡遭失败后，依然热情不减地前行”。让我们在不懈的坚守中享受成功。

（2010 年 1 月）

革故鼎新　骞翮远翥

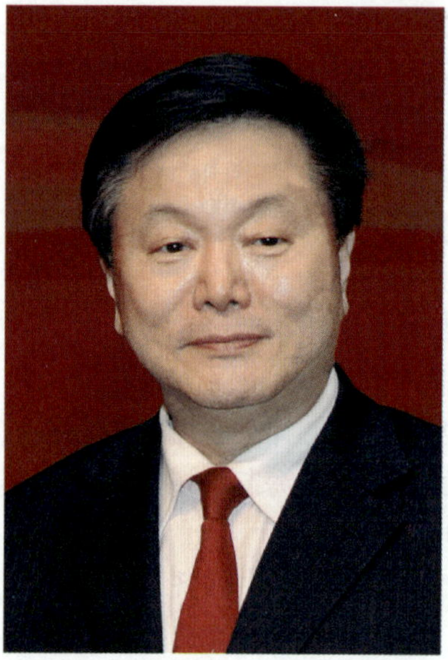

卷首篇，2011

初春的雪，润泽着广袤的土地；初春的风，吹绿了田野山峦，唤醒了蛰伏的世界。一元复始，万象更新，弹指间又到了给读者撰写贺岁文，为杂志写卷首篇之时。

与往年不同，今年杂志是以“诗书”开卷。诗文为“心电学子聚一堂，探讨学术为民康，新老交流互激励，创新成果共分享”（见下图）。这诗是福建第三届心电学大会上，黄子厚主任即兴而吟，并言：“看到中国心电学园地人气鼎沸、百花齐放，我的心也乐开了花，故心花怒放含双重意思”。而书法墨宝是黄主任邀请国内著名书法家九日山人挥毫而就。其运笔弛张有度，集隽秀浑厚双臻，使你在欣赏这功底敦实书法的同时，似乎观看到字的背后那一幅百花怒放的盛景。古语曰“忠厚传家久，诗书继世长”，这份“诗书”不仅给2011年的杂志开了好头，也瑞兆中国心电学事业将久盛不衰。

与往年不同，本期杂志刊出了过去一年心电学大比武专栏获奖的“状元、榜眼和探花”名单。人们常说，过程比结果更重要，的确如此，如果你是评委，你有幸阅读他们的分析与答案时，你会被深深感动与震撼。这些第一线的心电学工作者凭借刻苦的钻研与学习，竟能通过有限的体表心电图分析，给患者进行心律失常的诊断以及发生机制的判定，这些入木三分的分析与最终心电生理的检查结果常完全一致。其思路之清晰、诊断之正确，宛如是给患者操刀根治的心电生理医生。看着一份份高水平的答案，你会感慨：我国的心电学水平正在飞速地提高与腾飞。事实雄辩地说明，只要坚持有恒，心电学的队伍还将涌现出更多令人尊敬的状元、榜眼和探花。评选结果让我们深信不疑：莫道今年春将尽，明年春色倍还人。

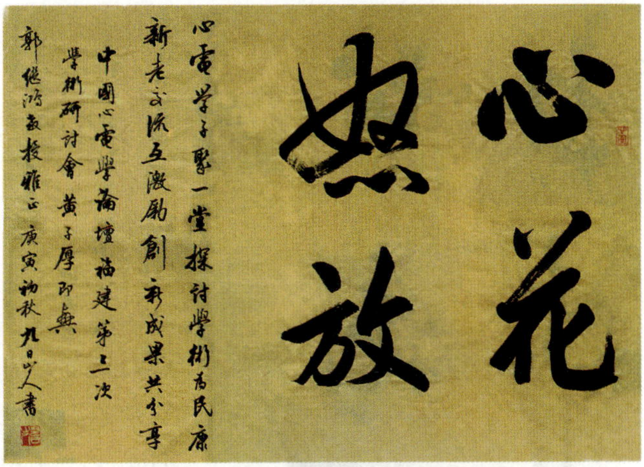

与往年不同，今年杂志首次出现了以3M公司冠名的心电图大比武专栏，还有几家公司正筹划在另外的栏目冠名。这些企业家直白地表示：《临床心电学杂志》深受一线医生的爱戴与推崇，对他们专业水平的提高起到举足轻重的作用。我们更要不遗余力地为推动中国心电学事业的前行而贡献微薄之力。毫无疑问，《临床心电学杂志》在社会更多人士的关注与支持下，一定会办得更具活力，铸就更大的辉煌。

伴春色同行，是《临床心电学杂志》多年来真实的写照。浏览杂志，你会感到期期都春光秀美，篇篇都充满新意。品读着杂志，如同在春光里踏青赏花，拥抱阳光。你还会感到，这不仅是一本学术刊物，更是一幅张扬生命活力的多彩画卷，那神采奕奕的绿，那细腻和煦的风，那充满奋然向上的情，无一不渗透着斑斓的梦想和丰收的希望。

卷首篇的标题中，革故鼎新告诫我们要不断破（革）旧立（鼎）新，杂志正是遵此而行，今年新辟的“心电图经验集锦”专栏，就是想通过心电图误诊原因的剖析，把诊断技巧和经验及时反哺给读者。唯此，我们才能舒展（骞 qiān）双翅（翮 hé），飞得更远、飞得更高（翥 zhù）。革故鼎新，骞翮远翥将成为我们新的座右铭。

当卷首篇伴着旭日的万道霞光在晨曦中脱稿，一缕如释重负的感觉喜上心头，轻轻推开窗户，用力吸吮那沁人心脾的空气时，却在瞬间猛然发现，窗外枝头已绿意萦绕，万般生命又在蕴育生机，伴着春的脚步，欣欣向上的力量悄然洒满世间。

今年与各位读者共勉的是：“我们祈盼春的到来，因为我们不会辜负美丽的生命和珍贵的光阴”。

（2011年1月）

扬鞭奋蹄　论道致远

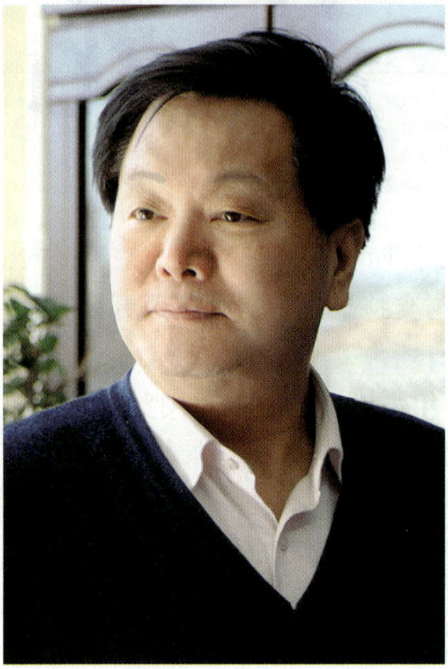

卷首篇，2012

兔走乌驰，棹歌悠然，就在不觉间，沉钩摇兔影渐逝，祥云跃龙光凌空，在对未来美好的憧憬与期待中，《临床心电学杂志》和她的读者却已跨入催人奋进的龙年。龙是中华民族的图腾，其凝聚着天地之灵气，汇集着日月之精华。腾飞不息的龙，或深潜渊潭、吐纳百川，包容四海，或隽永腾起、贯空驰骋，彰显阳刚之秉。毫无疑义，2012 的龙年，一定是《临床心电学杂志》浓墨畅写华章、重彩再续辉煌的一年。

二十春秋激扬文字铸学术丰碑　冬去燕归，冰河消融，澎湃的春潮把我们带回往事的记忆中。1992 年的春天，在三十万心电学工作者的热望中，《临床心电学杂志》破土萌出，艰难创刊。历经 20 个春秋的洗礼和历练，当年的幼苗已长成今天的参天大树，历史的风韵早已编织成厚重多彩的旋律。亚斋主编创业 10 年，难！嗣后由我执掌守业 10 年，亦难。如今，面对读者爱不释手的《临床心电学杂志》应该怎样评说，何处是杂志下一个 20 年发展的空间和攀登的山峦？

我酷爱国学大师王国维论述治学者必经的三境界。首先是“独上高楼，望尽天涯路”，这要求治学者登高望远，瞰察路径，确立坚定志向；其次是“衣带渐宽终不悔，为伊消得人憔悴”，这是说为实现既定目标，必需劳其筋骨，孜孜不怠，直至人瘦衣宽，也绝不反悔；而至最高境界时“蓦然回首，那人却在灯火阑珊处”，即经过不懈的上下求索，用尽功夫，百挠不回，才能豁然贯通，超度通达，有所发现，有所成功。对于一位学者如此，对于一本以强国为已任的杂志道理相通，即第三境界欲达而艰辛，第二境界则路漫漫其修远兮。面对 20 年华诞的《临床心电学杂志》，历经两代人的忘我奉献，在学术导向、理念推进、知识更新方面做出了大量开拓性工作。今天，杂志已成为心电学前沿阵地上的一面旗帜，然而万里之遥刚刚迈出跬步，未来的路还长，还要付出更多的心血与汗水。

回望旧年已织千重锦业绩骄人 时光若水，岁月如歌，在收帆归航的2011，《临床心电学杂志》不负众望，未让时光空尽流。2011 年，本刊高质量专栏的锐志与活力不减，丰富翔实的内容依然炫目精彩，依然实用而前沿。更令人欣慰的是，杂志每期的彩页数量已然过半，大量精心绘制、独具匠心的彩图让读者一见钟情，使晦涩深奥的心电学难点顿时化解，如今杂志正朝着每期全彩的目标挺进。2011 年，杂志坚持倡导和推进心电图与临床及心电生理的交汇融合，决心将心电学技术推到为患者诊治服务的最前沿，并竭力避免将心电图束之高阁，或变成一种纯粹图形变化的揣测。

新岁再进百尺杆彰显理念新天地 眼前的 2012 年，又将是《临床心电学杂志》挥洒汗水、操戈不止的一年。两年一度的"中国心电学论坛"将在山西太原召开，杂志要为本次学术盛典不遗余力地摇旗、助威、呐喊；"中国成人心电数据库"科研项目将要启动和实施，面对这一历史使命，杂志定要身先士卒，冲锋在前。2012 年，杂志的另一重任是深入提高临床及心电图医师对各种异常心电图伴随血流动力学改变的认识，杂志为此已辟新专栏，这是一项具有重要战略意义的举措。

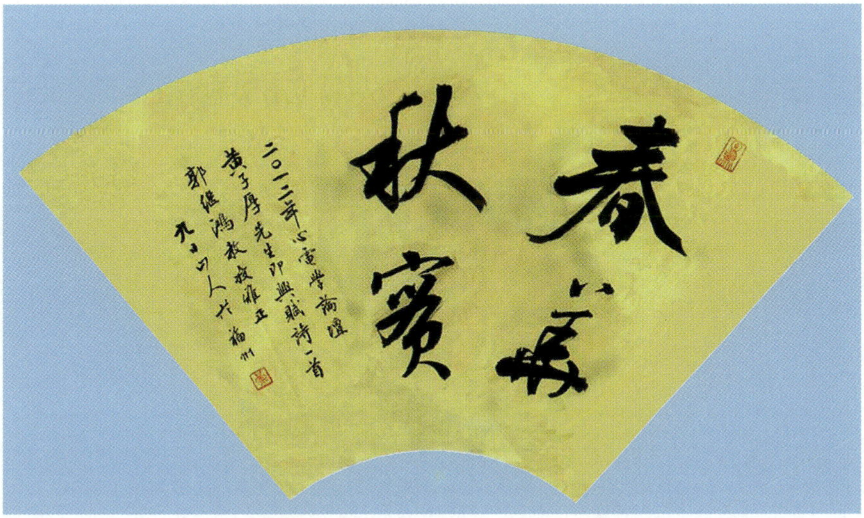

书法新诗添新彩霜叶红于二月花 新年伊始，我就收到黄子厚医师寄来的著名书法家九日山人“春华秋实”的大作和他“秋去春来又一载，救死扶伤展风采”的祝辞，这与去年卷首篇刊出的“心花怒放”辉映为姊妹作。黄先生盛情难却，情深意长的祝愿道出广大临床与心电学医师对杂志的高度认可、真诚的厚爱，这些正是杂志不断发展向前的力量源泉！

卷首篇标题中的“扬鞭奋蹄”道出我们要严格自律，而“论道致远”则是期望又是自勉。成绩永远是新的起点，我们绝不孤芳自赏，自我陶醉；不会在赞誉声中妄自菲薄，陷入盲目；更不因连番苦战，过度劳顿而歇息或驻足在满目业绩前。地球要做的是不停地旋转，《临床心电学杂志》要做的是永不停息地提高与修炼。今天的努力将托起明日的希望，今天的汗水定能书写明日的辉煌。

今年，与读者共勉的箴言源自美国哈佛大学图书馆的馆训：**“读书是提高自我价值的最廉价方式”**。我深信不疑，每位勤奋耕耘、不断进取的读者正在将憧憬变为现实。

（2012 年 1 月）

含谟吐忠　功不唐捐

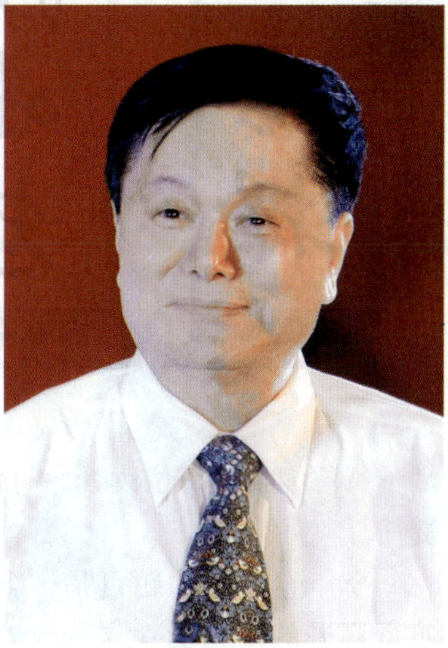

卷首篇，2013

壬辰年腊尽雪飘，癸巳岁伊始春寒，烛醴并华年。这岁月的更迭，如大江奔流，东去无返，留下的却是志士恨日短的感慨，是断肠人的一丝无奈、惋惜，甚至伤感。当2012那浩荡的年轮滚滚而逝时，我仿佛还奔波在过去一年的辛劳往事中，依然梦醉在悠悠岁月的飘香中，不肯弃舍。

历史铭记成就　2012年是《临床心电学杂志》不寻常的一年，她带着创刊20年的荣耀，迈进了又一个10年。2012年，更有作为、更加意气风发的杂志第六届编委会已走马上任，戎装待发。而我作为连任的主编虽已步入花甲，略有疲惫，但对未来依然志在千里，对杂志依然感情如初，踌躇满志，势在必得。纵观2012年各期杂志后你会感到，其学术内容更加琳琅满目，更加实用而不失前卫。2012年，杂志的订册稳中有升，新辟的专栏初露锋芒，已形成新品味、新特色。一品的文章，一流的杂志，历史铭记了2012年杂志的风采与辉煌。

成就启迪未来　当我们回望那期期杂志鲜活的版面，细读那篇篇精深而实用的文章，当我们拜读封封读者的来信，那中肯的赞扬，那由衷的期望，此时内心充满的不是沾沾自喜，而是对未来的启迪与召唤。在充满希望的2013，杂志将再展新貌，再攀新高。2013，杂志将进入全彩印刷的新时代，这将大大提高杂志的印刷质量，提高刊出图表与照片的清晰度，更使读者的直观感受焕然一新。2013，我们还要坚守发刊的准时性，让读者及时读到杂志。2013，我们还要新辟“来图照登”专栏，让更多基层的心电学工作者登上杂志的学术平台。遥望2013，我们信心百倍，这将是《临床心电学杂志》又一个大展宏图之年。

时代造就机遇　在经历了磨难、挫折，甚至痛苦后，2013伊始，每位中国

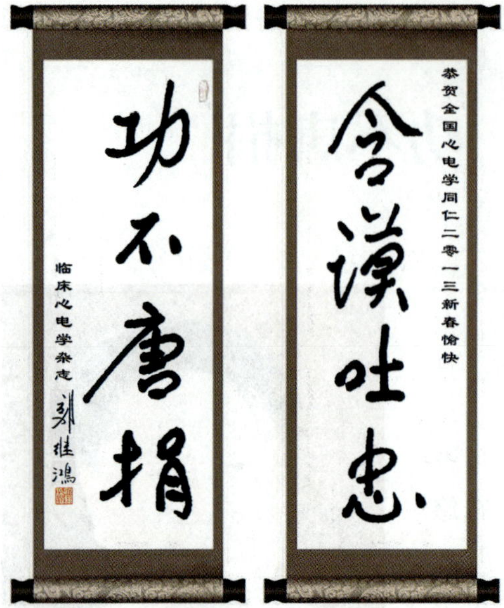

人都欣喜看到了国家的新气象、新前景、新希望。国魂再振，社会风尚陡然一新。在这国家振兴、民众心盛的新形势下，我们将告别浮躁与拜金，将回归谦虚与求真。我们要更加务实、更认真地办刊，多写好论著，多刊登妙笔生花的佳作，全面完成杂志的各项指标。无疑，国风、民风、学风的大转换，将给杂志带来新机遇，新挑战。《临床心电学杂志》要率先严肃学风，自律办刊，扩大作者队伍的广泛性，让中国心电学这个奇葩更彰显圣洁、更加欣欣向荣。尽揽天地磅礴，无惧路艰境险，这就是新机遇赋予每位编委、每位读者、每位心电学同仁责无旁贷的历史使命、不可推卸的责任。

今年卷首篇的题目是“含谟吐忠，功不唐捐”，含谟吐忠是清末重臣李鸿章喜爱的一句话：含为含在口中，谟为运筹才略，吐忠是为国献力效忠。这是勉励有志之士，要不断修炼与提高自己，知书达理，用历练有成的本领报效国家。李鸿章一生兴办洋务，致力于强国而不息。马关条约的谈判桌上，因三次据理不签而遭暗枪。辛丑谈判时，他怒斥列强，被誉为中国的“俾斯麦”，最终为国积劳而死。而“功不唐捐”是近代文坛大师胡适之语：功为投入的精力与辛劳，唐为徒然或无效之解，捐为舍弃、丢掉之意。这是告诫年轻人，世界上任何人的努力与功德都不会白白付出，努力必有回报。胡适先生常用“功不唐捐”自勉，也常题写给年轻学者而激励之。

我喜欢这八个字的内涵，其倡导自重、自律、自强，学无止境及精忠报国。选其为今年卷首篇的题目，就是要激励我们永远追随伟大先哲的足迹，膜拜和效仿先贤的气度与胸襟，不断“修天地正气，法古今贤人”。

2013 年，与《临床心电学杂志》每位读者共勉的名言：“身处黑暗，心却向着光明，当黑暗中没有火炬时，只能燃烧自己”。

（2013 年 1 月）

进思尽忠　退思补过

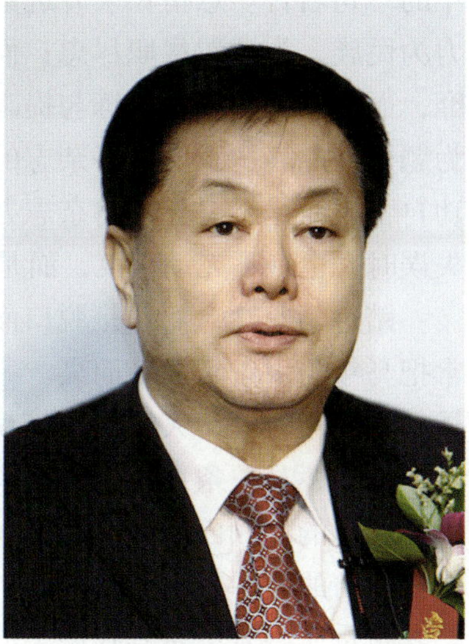

卷首篇，2014

光阴似箭，日月如梭。转眼间癸巳岁狂舞的金蛇已若离渐远，此时甲午年脱缰的骏马已奋踢仰秣，长嘶呼啸而来。伴着中华大地辞旧迎新的鞭炮齐鸣，在普天同庆的笑语欢歌中，《临床心电学杂志》已跨入第二十三个华诞之年。

八风不动　论道声远　回首忆往事，2013年是《临床心电学杂志》拓写辉煌的一年。身处学风浮躁的喧嚣中，杂志仍一如既往，演绎着治学人的宁静致远，操守着修行者不求闻达、淡泊名利的脱俗风范。一心只为弘扬学术，紧跟前沿，传播热点，展现新技术。一年来，杂志继续引领中国心电学术的新潮，不断在第一时间将“复极后不应期”“获得性Brugada波”等最新概念逐一推出。而“心电学大比武”等精品专栏更展新风貌，让读者更期盼、更喜爱，构筑着心电学界的一柱烛天。

德才同显　灵犀已燃　翘首眺来年，我们坚信，2014年《临床心电学杂志》将人展宏图，龙腾马跃，蓬勃发展。2014年7月，中国心电学会将在北京举办两年一度的“中国心电学论坛”，这将是一次丰盛的学术大餐。几千名、几代心电人将再聚一堂，共同绘制中国心电学发展的新蓝图。在新的一年，《临床心电学杂志》还将继承传统、恪守普及与提高、前沿与实用共举的办刊宗旨。还要新辟“心电图精彩病例”等新专栏。毫无悬念，这些新栏目一定能成为杂志的新亮点，成为读者的新爱。

清风养志　律己坚守　在我们满怀希望，收获硕果与成绩的同时，还要不断自律及发现不足。近年来，中国心电专业一直健康茁壮地发展着，使临床医学界、心血管学界对心电领域刮目相望，分外重视。正当心电人信心百倍、昂首奋发时，我们不能不重视在我们的队伍与花园正滋长着一股暗流，一股不良风气正悄悄地侵蚀着我们的机体，污染着我们纯净的学术园地。这些人不扎实读书，不踏实读图，而满足于老生常谈式演讲，喜于巧立名目办班收钱。这股不良之风已被大家警觉、反感，并逐渐遭到抵制。在此，我强烈呼吁：不良之风必须刹住，必须严禁，否则将自毁长城，使蓬勃发展中的心电事业受到摧残，甚至夭折。

进思尽忠　退思补过　“进思尽忠，退思补过”是《左传》中传诵了几千年的一句名言。意指在荣升进爵之际，人不能忘乎所以，而要思考如何竭尽全力为民族、为社稷尽职尽忠；而当蒙冤、遭贬、下野、失意之时，不是沉沦萎靡，而是思考着如何历练与提高，弥补自己的不足与过失。今年的卷首篇择其为题，借此表达我们办好杂志的决心。当杂志进步并取得业绩时，我们绝不居功自喜，而是思虑如何将杂志办得更好，更尽忠于我们的读者；当出现过失或失误时，也绝不无动于衷，而是思考如何弥补失误，向读者与同道谢罪补过。

踏进马年，人们总是脱口而出：马到成功、万马奔腾等成串的吉言。我却常把马年与甲午年联系而冥。一提甲午自然让人想起二个甲子前的中日甲午海战，未消两时辰，大清帝国赫赫有名的北洋水师就已全军覆没，就会让人想到海战失败、马关条约第三次谈判后，日本枪手的暗杀子弹射入大清帝国首席代表李鸿章的左颊面，就会想到在丧权辱国的马关条约最终签字的李鸿章成了无能清政府的替罪羊而名落孙山，破荒而下，还让人继而想起五年后李鸿章再次忍辱负重，签署更羞辱我中华的辛丑条约并积劳猝死在贤良寺居所的榻前，在那空荡而败落的贤良寺的正厅只留下他“含谟吐忠”四个让人心酸的大字。蒙屈受辱的历史常让人仰天长叹、低头反思，常能点燃我们心中那难以平复的火种，激发国人自强、自立的信念，还会不油然在每位中华匹夫的心中升起一股不可推卸的使命感，凭借这强劲的爱国情与责任感，而尽杯水车薪之力，铸我中华新国魂。

每年杂志的卷首篇都以一句励志箴言作为结束语。秉承传统，今年选取《论语》中一句我十分喜爱的话：“君子以文会友，以友辅仁”。这句至理名言告诫我们：君子与学者常用文章或探求学问结识朋友，并不断交往和增续情谊，同时借助朋友间这种交流与往来不断提高自己的仁德修养。无疑，在拜金主义与追逐名利泛滥成灾的当今，这句古训方显教益。时光隧道已进入甲午马年，借此缄言与全体读者共勉。

（2014 年 1 月）

澄怀观道　八风不动

“天涯芳草绿，羊岁淑景新”，正当甲午马年带着双甲子依然未雪的“灭鼎海战”的羞辱渐行渐远之时，辞旧迎新，象征着吉祥、安泰、和顺的乙未羊年已扬帆启锚，若近若现。真是“万马争先自有期，三羊开泰迎春曲”。中华万众翘首期盼着满载祥气生瑞的羊年伊始。

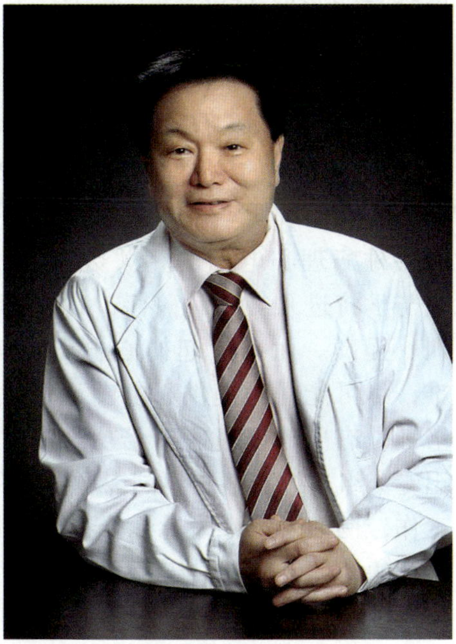

卷首篇，2015

心电数据库：泽被后世再添金　众所周知，心电数据库是医学数据库的重要组成部分。心电图技术自 1928 年引进中国已有 90 年，但其所用的诊断标准与数据均源自欧美。而有着 56 个民族，13 亿人口的泱泱大国，心电图的正常值、异常值、各种心电数据库仍为空白。在中国心电学会的领导下，2014 年，我国在完成了中国正常人心电数据库研究的基础上，再次完成中国正常人动态心电图数据库的研究，使这项泽被后世的浩大工程再下一城，又添一金。

心电论坛：胜似闲庭信步　已逝的 2014 年风云变幻莫测，医疗领域险境叠生而不稳定。但中国心电学界却处事不乱、未曾滞怠，泰然处之胜似闲庭信步。岁末 12 月“中国心电学论坛 2014”如期如愿地隆重召开，群贤毕至、英才云集；鸿儒谈笑、百舸争流。这是一次心电学界四世精英的团聚，是学术盛宴的又一次分享与交流。会上，第十届“黄宛心电学奖”授予了心电学成就颇丰的张文博教授，而精彩纷至的心电学大比武的魁首再落浙江队，这是中国心电学的一次大阅兵。

心电 QQ 群：上尽重城又上楼　心电学 2014 的盛事中，不能不提及中国心电学会心电 QQ 群。最近两年，由中国医科大学附属第一医院王永权主任创办的心电 QQ 群已从萌起、创业、腾飞到稳步发展，学术活跃，2014 年心电 QQ 群再展英雄本色。其创办了全年定期的心电图专家授课，这使地处祖国边陲的心电学医生坐在家中就能听到国内一流专家的讲课。而疑难心电图的讨论更是火爆，心电 QQ 群已成为中国心电学教育的窗口、普及的大课堂。为此，中国心电学会决定：原心电 QQ 群正式变更为中国心电学会心电 QQ 群。揭牌仪式 12 月份已在北京隆重举行。

眺望 2015：来年春色更袭人 “恒者长行，思者常新”，放眼 2015 年，又将是中国心电学大展宏图的一年。2015 年，中国心电数据库工程将启动第三项研究：“中国人异常心电数据库研究”，将选定全国 100 ～ 150 个中心进行为期三年的注册研究，针对 20 ～ 30 项异常心电项目，如心肌梗死、心肌病、电解质紊乱等进行注册研究。这一研究项目完成后有望得出中国人各种病理心电图的相关数据并指导临床实践。2015 年，起搏心电图的教与学将进入规范化一年，以起搏基本功能心电图为主线，进行讲述、培训、提高。而今后起搏心电图相关的病例分析与讨论一定要克服各种困难，尽可能同时提供心电图记录时该起搏器的相关参数。通过这种规范化培训，有望改变过去事倍功半的被动局面。2015 年，中国心电学会还要组织专家组进行心电图不同专题共识的制定，以便更好地指导国内临床心电学工作，例如“急性冠脉综合征心电图检查的专家共识”，将阐述急性冠脉综合征的病理生理、临床及心电图特征，并制定和推荐一旦该况发生，应严格按照列出的流程进行一定频度的心电图记录，给临床医生及时提供重要的反馈信息等。

澄怀观道，八风不动 “澄怀观道”是一种意境，是指身处乱世与世俗中却释怀不惊，真力弥满，不仅精力充沛，而又善辨真伪，以淡定静心领悟微妙至深的禅心境界。而八风是使灵魂随俗而舞的八种障碍，如金钱、美色、名利、权欲……。八风不动则是一种内在的自我能力，是一种修行、一种理性、一种坚韧、一种气度、一种超然的风范。在这种强大的自我控制中，已达无敌、无私，已使各种杂念坦荡无存。唯此，才能达到万象在旁，心如止水。在超脱的意境中修行不懈。今年用其做卷首篇的标题是要表达《临床心电学杂志》在未来的征途中，将继续抵制已泛滥成灾的世俗，竭力克服社会的浮躁、拜金、功利的暗流，继续奉守学术第一的正气，以德为先的办刊风范，坚守儒风傲骨、抱素守一、超以象外的信念。

卷首篇结束时，今年与各位读者及同道共勉二句励志箴言。一句是：“在真理面前，我绝不退让半步”，这是伟大的科学家布鲁诺藐视一切污泥浊水，正气冲天的豪言。他因坚持“日心说”而触犯了罗马教廷，于1600年2月被烧死在罗马的鲜花广场。另一句是歌德语：“倘若你志存高远，努力不懈，即使上帝也将被你感动”。歌德与荷马、莎士比亚、但丁并列为世界四大诗人，他晚年完成了世界名著《浮士德》，书中塑造了一位以他自己为原型的老人，浮士德虽近百岁，但依然斗志昂扬，进取不息。该书刚一面世，就被誉为德国的“圣经”。因为不断进取、永不言败一直被奉为德意志精神。实际，中华民族也有这种美德，中国更需要这种精神。

（2015年1月）

知行合一　格物明德

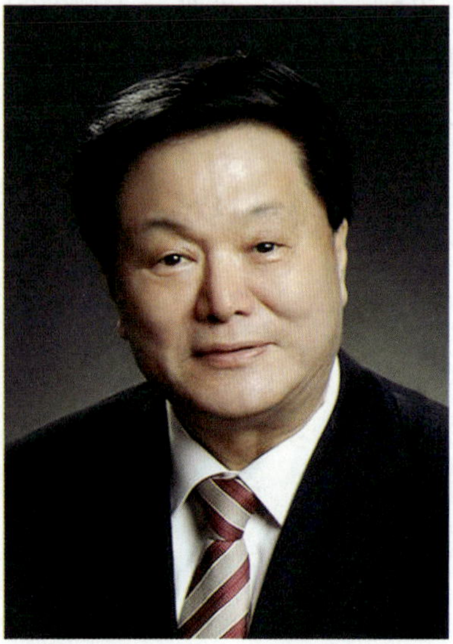

卷首篇，2016

转眼又是春风谷雨前，清和易晚天的时节，初春的翠绿沿街头的树枝倾泻下来，染绿了人间。而窗外的白玉兰，满树洁白无瑕的硕大花朵散发着阵阵清香。她亭亭玉立，静谧得令人惊叹，秀美得让人心醉。那种大美是奔放的情怀，充满生机。春天焕发出的生命活力，让人振奋，催人自新。

巡讲大赛共飞扬　回望扬帆归航的心电学一年的征程，喜悦与感慨交集，而巡讲与知识大赛无疑是一道最亮丽的风景线。学会与杂志组织的心电图新进展和心律失常药物治疗新进展两个专题的巡讲，一气呵成，一年就走完20多站。更让人欣慰的是，站站巡讲高朋满座，场场人气沸扬兴旺，近万名医师与心电学工作者雀跃参加，有无数感人至深的场面。而在心电知识大赛中，最瞩目的当属首次引入的来自国外更具挑战性的试题，这些试题常同时含有多元的考核内容，将心电图、离子通道知识、药物的选择等融为一体，这对参赛者知识的全面提出更高要求，使参与者眼界顿开并深感学识浅薄，大大激发了学习热情。

高屋建瓴盖世功　回望与盘点2015时，必然会想到“中国心电学会心电QQ群”。其荣归中国心电学会的麾帐之后，在著名心电学专家王永权的统领下，2015年取得了骄人业绩。每逢周一群主王永权亲临授课，其他时间各专家轮番执教，讲基础，授理论，辩个案。每晚八点后，近千位心电学人聚集在QQ视频网上，学习、争鸣心电学术。在这“继往圣、开来学”的讲坛上，讲者分毫不取，只求传播学术，组织者默默奉献，只为心电学事业兴旺，这是一种何等可歌可泣的强我民族之精神。学术辩论从不立门户，只求知识分享与共同提高。其坚持数载，乐此而不疲，成为我国规模最大、办学时间最长、最受欢迎、最有成效的心电学术平台。毫不夸张地说：“中国心电学会心电QQ群”

是中国心电学人的楷模与方向，是中国心电学事业的骄傲与希望。

巨星陨落悲天地　2016乙未年的寒冬格外冗长，2月6日，我国一代心电学大师张文博教授悄然谢世，那安详的身旁摆放着他留给我们的最后佳作《心电学解析：从病理生理到临床应用》一书。我称文博教授为“一世不染，八风不动”的先生。“八风”是使灵魂随俗而舞的八种不正之风：金钱、美色、名利、权欲……。虽世风日下，但文博教授却真力弥满，坚守儒风傲骨。他甘于寂寞，并在寂寞中将一生精力都献给了中国心电学事业。他留给我们的不仅是“掷地做金石之响”的多部心电专著，还有他一尘不染的人品与学风。全国心电学的专家与学者都应学习他严谨治学的态度；所有的心电学子都要学习他献身心电学的痴情。

挥云为墨书蓝天　当暖春融化了冰雪，爬上了柳枝，当惊蛰的春雷敲响了2016的战鼓，《临床心电学杂志》发展的新蓝图业已亮剑。2016年，杂志将以更高的激情与追求，创办“细微知功底”新专栏，通过引进国外原汁原味的心电图病例分析，充分展现国际心电学大师扎实的功底与学术风采。2016年，杂志还将新辟“国外精彩心电试题分享”专栏，通过分析国外心电学试题，树立我们学术进取的新标杆。2016年，作为中国心电学会的喉舌，杂志将充分宣传两年一度的“中国心电学论坛”的召开，还要宣传隶属于中国心电学会之下而即将成立的护士心电学工作委员会，为弥补国内这一空白的重要举措而点赞。

今年卷首篇标题中的“知行合一”，是明朝大儒王阳明完成的“心学”宗旨与精髓。其中知字指良知，而行则指实施或践行，其意为：有良知并付之行动时才应称道，相反，知而不行实为不知。“格物明德”一词取自《札学·大学》，格物是指接触和明辨事物，而明德是指净化自己的德行，“格物明德”的目的是修炼品德，获取真知。卷首篇以此为题就是要勉励我国心电学人都能“知行合一”，国家与民族才有更大的希望。

卷首篇之末，今年与各位同道共勉两句先哲名言，一是近代大儒于右任之言：“计利当计天下利，求名应求万年名”，而另一句出自歌德：“因年事已高，常有人劝我停歇下来，但我深信，只有不断的远航才能发现新大陆”。这些励志之言告诫我们：不论年资高低、学识深浅，永远前行才是一条圣贤路。

（2016年1月）

一炷心香 落雪听禅

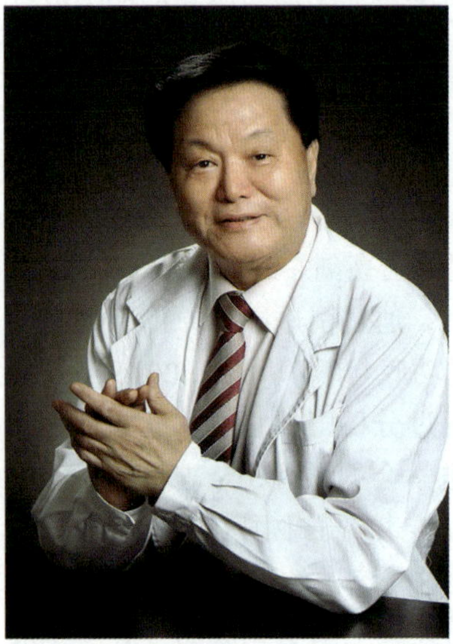

卷首篇，2017

随着川流如梭的岁月，丙申猴年雀跃而归。时值冬至，纳福的丁酉金鸡业已启程，正迈着矫健的步履气宇轩昂地向我们走来。每临岁末辞旧迎新时，正是撰写《临床心电学杂志》新卷首篇之际。

双年峰会 岸芷汀兰 毫不夸张地说，刚刚过去的2016年是中国心电学事业迅猛、高效、蓬勃发展的一年。就在2016年，我们在北京国家会议中心成功举办了中国心电学会的又一届双年峰会："中国心电学论坛2016"。全国3千多临床和心电学工作者聚首北京，共享心电学术盛筵、共商我国心电学发展大计。盛大的学术年会中，心电学人欣喜地分享和学习近几年心电学领域的新成果、新技术、新理念，同时又是心电学界老、中、青几代学者济济一堂，互诉衷肠，再续友情的盛会。让人久久不能忘怀的还有欢迎晚宴的"中国心电好声音"的大型文艺演出。来自全国的心电学者一展歌喉、尽显舞姿，彰显了中国心电学人多才多艺的魅力，展现了中国心电学人热情和积极向上的情操。

高屋建瓴 再鉴非凡 2016年，中国心电学会圆满完成了第三届全国委员会的换届。中国心电学会的前身正是赵易、周金台教授创办的"中国心电学协会"。随时代的变迁，2006年起开始挂靠在中国医药生物技术协会的麾帐下。真可谓十年磨一剑，在学会第一、二届全国委员会的领导下，在总会的指导与监督下，当今的中国心电学会已成为聚集了30万心电图工作者的一支实力雄厚、快速发展与腾飞的生力军。按总会的部署与要求，要在2016年完成换届工作。就在酷暑的八月，120位国内心血管病和心电学专家云集北京，在充分民主协商的基础上进行了认真严肃的换届选举，选出了中国心电学会第三届以郭继鸿为主任委员，卢喜烈、李学斌、张海澄、钟杭美、王永权、林荣、方丕华、陈明龙、谭学瑞为副主任委员的新核心。可以坚信，在新一届委员会的领导下，中国心电学事业将会更加朝气蓬勃的发展。

蓬阳基金　风物清新　2016年，在中国心电学会的倡导下，经过向社会和企业募集基金后成立了“中国心电学会心电蓬阳基金”，并已正式启动和投入工作。心电蓬阳基金会每年将全力支持中国心电学领域的学术活动，资助重大的心电学科研项目，支持和奖励心电学专业书籍的出版发行等。志宏愿坚，勤行不缀，心电蓬阳基金会一定会给中国心电学的发展打造又一个艳阳天。

聚英撷华　杂志再攀高　2016年，已有25年历史的《临床心电学杂志》更是风华正茂。过去的一年，杂志新创办了“国外精彩心电试题分享”专栏。每期选登一个欧美精彩的心电图试题。先列出患者的简要病例、相关心电图和多选试题，然后再给出正确的试题答案及详实的分析讲解，这些深入浅出的分析能给读者新的学术理念和知识要点。此外，面对杂志稿源的短缺，能在杂志质量不降、杂志篇幅不减的前提下，逐渐实现正规按时出版，扭转了杂志屡屡拖期出版的窘境。

一炷心香　落雪听禅　今年卷首篇题目中的“一炷心香”是佛家用语，比喻修行者的虔诚心境。而“落雪听禅”是说要想悟理成道，修行者一定要心静如水、如空，要静得连落雪声都能听到，那正是佛祖在讲法与点化。修行者需要虔诚和宁静，而求学修术者也要全神专注，才能悟道深远。借此勉励本刊读者和心电学同仁要不断排除社会的浮躁和名利的诱惑，才能面壁数载而修成正果。

冬至，这是一年黑夜最长的一天，也是一年中最重要的节气。他的到来会给每个人和整个世界带来新希望。因为，从这天开始，太阳将一天比一天更早地把曙光和朝霞洒向大地。而辛勤的耕耘者，此时已能听到来年春天走来的脚步声。抬头仰望无穷苍宇挂满的星辰，那渴望明年战地黄花分外香的冲动已上心头，又是一番上尽重城更上楼、心强自锋芒的豪迈，而自强者，行无疆。

万里冰封常让人意志挺拔，而凛冽的寒冬却催人思考和自强。请看，旧岁已展千重锦，来年更进百尺杆。让我们每位心电学人都更加勤奋与振作，成为抵御寒冷的烈焰、破晓夜幕的最早霞光，再创卓越的践行之路。

最后，让我们用法国文学巨匠托马斯·布朗的一句名言作为2017年的共勉：“你可能无法延续生命的长度，却能提高人生质量，拓展其宽；你无法预知生命的外延，却能不断丰富他的内涵”。

（2017年1月）

求知如饥　虚心若愚

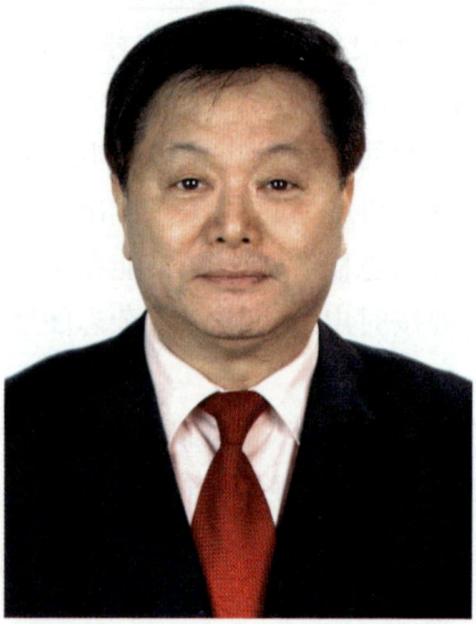
卷首篇，2018

又临卷首篇撰写之时，光阴如流水，去而不复，如流星闪电，转瞬即逝。而对年逾花甲者，更是流年似箭，一隙如驹过。本刊每卷伊始撰写卷首篇之规起于2004年，至今已15个年头，而且每篇的文题都为八个字。2004年第一篇的题目是“功崇惟志　业广惟勤”，这是清乾隆大帝的座右铭，那是一次偶然机会，陪朋友参观故宫时，在皇帝座位后的屏风上发现了这一题字。这励志之语，皇上每次临朝势必看到，使君临天下的清皇个个勤政敬业。随后卷首篇的文题还用过“不思八九　常想一二”。其源自“人生升落，荣辱常八九”一语，此处借其勉励有志者不能成为物役，更不应患得患失，而要脚踏实地走好每一步，不断自省、自慎才能励精图治。今年的卷首篇文题选自国外一位成功者之语，道出了做人治学的真谛。

心电论坛　盛况叠现　2018年又将在国家会议中心隆重举办“中国心电学论坛2018”，这次心电盛会上，将有两个新的心电图工作委员会成立：普通心电图工作委员会和远程心电工作委员会。“起搏心电图中国专家共识”的终稿也将在大会上发表，论坛还将设立专场解读这一共识。与历届心电论坛人气鼎沸一样，本届也将有几千心电人云集北京，学习和分享心电学领域的新成果、新技术、新理念。几代中国心电人又将欢聚一堂，重温友谊，再诉衷肠。而独此一家的“中国心电好声音”大型文艺演出将再次闪亮登场，尽舒悠美舞姿，大展天籁歌喉，再现中国心电人的多才多艺。

蓬阳基金　渐入佳境　过去的2017年，心电蓬阳基金会积极推动着中国心电学各项工作的发展，成效卓著，渐入佳境。首先基金会赞助了中国心电学会和临床心电学杂志邀请国内专家制定和发表了“中国心电学会心电图危急值”的专家共识，共识一发表就引起国内心电学界的巨大反响，国内统一的心电图危急值的面世，将大大促进这一工作的推广。此外，基金会还协助中国心电学会组织专家制定了“起搏心电图中国专家共识”，预计将在中国心电学双年会上正式发表。在新的2018年，蓬阳基金会还将启动“蓬阳国内心电专题访问学者”项目，受邀的心电专题访问学者将脱产3～6个月完成专项专题研修，针对心电学前沿问题到指定的导师与心电学中心完成高质量、高水平的专题研修。这一新举措必将大大提升国内心电学的科研水平。

心电QQ群　门庭若市　中国心电学会心电QQ群是中国心电学会对外教学的窗口，是当今中国规模最大、实效最高的心电学教育殿堂。2017年是心电QQ群继续辉煌的一年，王永权教授仍亲自执教，并改革为各省市专家轮流主持，这使不少深居简出于各省市的心电学名流和他们丰富的经验一并被挖掘和亮相，使心电QQ群的语音教室更红火、更接地气，学术氛围更浓厚，也使聚首在此的心电学人数量空前，天天门庭若市，日日都有好戏登场，演绎着中国心电学的蒸蒸日上，使求学求知的精神蔚然成风。

今年卷首篇的题目为“求知如饥　虚心若愚”，这是美国苹果公司CEO乔布斯（Jobs）在美国一所著名大学毕业生典礼致辞中的一句话。那年，年仅50岁而事业如日中天的乔布斯突患胰腺癌，给了他沉重打击。乔布斯在讲话中淡定而语重心长地告诫那些即将毕业的年轻人，他说：“‘求知如饥，虚心若愚’这句话一直在激励着我，使我从一个普通的青年成为一位成功者。今天，你们的年龄正是30年前的我，祝愿你们走向工作、走向社会后，仍能牢记并践约着这句话。”乔布斯的这句箴言告诉我们应当怎样治学、如何做人。而每位科学使者，都要永葆旺盛的求知欲，保持不倦的求索激情，同时又坚守谦虚、谨慎、踏实做人的风格。这些理念在当下的中国更迫切需要被提倡与发扬。

今年是戊戌年，正是戊戌变法（1898年）仅百日则流产的双甲子祭年，变法的失败使光绪帝被押、六君子在校场口人头落地，中国一度走向衰败。在卷首篇的结尾，我想用34岁就为变法捐躯的谭嗣同的一句话与各位读者共勉：“我自横刀向天笑，去留肝胆两昆仑”。

（2018年1月）

慎终如始　嘉言懿行

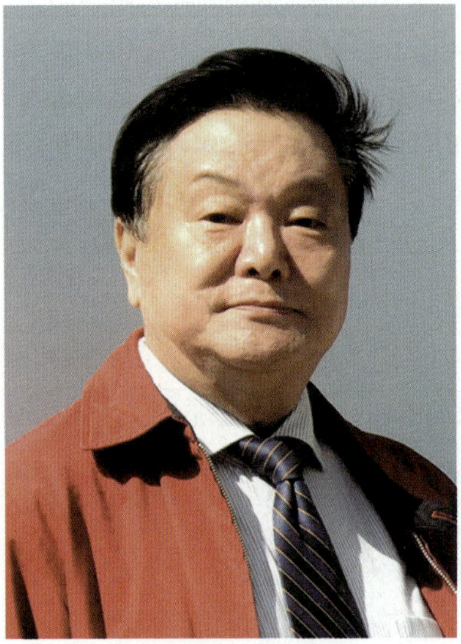

卷首篇，2019

时间似水，岁月如潮。而每年的春潮，都以她独具的神力，吹醒冬眠的大地，吹绿万树，吹开百花，吹开每人心中的喜悦与活力，也会吹响《临床心电学杂志》的进军号，舒展开其壮美的卷首篇。那篇篇都是继往开来的浩然之作。

2018　心电数据库面世　2018年，具有划时代意义的《中国正常成人心电数据库》一书正式出版，标志着中国人自己的心电数据库正式发布，填补了我国这一领域的空白，并为推出国人自己心电图诊断标准迈出了坚实的一步。该壮举不仅福泽当代，也对中华民族子孙后代的健康产生深远影响。

2018　全国心电医联体建立　心电学是各种心血管病诊断中应用最广泛、作用最重要、发展最迅速的领域。当今，如火如荼的医改大潮就是要贯彻普及三级医疗，尤其重要的是基层医院的首诊水平及双向转诊。但我国高度短缺心电学医师，为贯彻中央的医改部署，建立三级医院之间的心电医联体联盟，充分实现医疗资源共享，缓解我国心电医师的短缺，是落实国家医改大政的关键。与时共进，2018年7月28日，由中国心电学会、临床心电学杂志等发起并组织成立了“全国心电医联体联盟”，由本刊主编郭继鸿担任联盟主席。成立以后的半年时间，联盟已在全国医改大政的各项工作中起到重要作用。

2018　心电访问学者已见成效　在2018年心电大事纪中，颇具历史意义的另件大事就是“心电图专题访问学者”的科研新形式已初见成效。该项目是在心电蓬阳基金会的支持下，凡具硕士、博士研究生学历或副高专业职称及以上的心电工作者申请获批后，则可脱产3个月或6个月在北京大学人民医院心电生理室做心电图专题访问学者，完成心电学一个或几个专题的相关研究，并完成论文的撰写及发表。毕业出站时，将授予证书。2018年湖南省肿瘤医院的心电学工作者李予医师已出色完成了这一项目的进站、专题研究、撰写论文并发表，现已出站。她在6个月中完成了“室速积分法对预激宽QRS心动过速诊断作用的评价”等4篇论文，这些论文都将在国内心血管专业期刊陆续发表。这种心电图专题脱产科研的新形式一定会快速提升我国心电图的科研水平。2019年该项目还将进一步拓宽，欢迎业内人士踊跃报名（报名申请书及个人简历发至zlppku@126.com邮箱）。

2018　心电园地叶茂花繁　中国心电学会及其喉舌《临床心电学杂志》一直不遗余力地站在中国心电学领域的最前沿，引领中国心电学专业蓬勃高速发展。每期杂志几乎同步地将国际心电学的新概念、新技术及时引进国内，使国内心电学与国际同步发展。隶属中国心电学会的多个中心，每年也要独立举办内容丰富、较大规模的心电进展研讨会，及时讲授、普及心电学新理论和新知识。2018年，中国心电学会已向坚持这项工作长达十年以上的八个大中心给予了表彰和正式授牌仪式。此外，中国心电学会下设的心电QQ群在2018年也有了长足发展，管理模式已从过去的“全国统一管理”，变为“全国与地方双轨管理的新模式”，使QQ群每次的授课题目、授课教师的选定均下放到各省市轮流管理，这使更多的当地专家欣然走上QQ讲坛，也挖掘出更多心电学工作者更需求的授课内容。总之，2018年，中国心电学领域的学术热情空前高涨、发展迅速，而这种大好势头也持续带进了2019年，形成“莫道今年花奇艳，来年春花更袭人”的新局面。

慎终如始　嘉言懿行　今年卷首篇题目中“慎终如始”，是说《临床心电学杂志》从创刊至今已27载春秋，在中国心电学30年的昌盛发展中起到了中流砥柱的作用。但杂志仍要操守最初的自慎、自律、自勉的信念，坚持严谨不怠的初衷，坚持一丝不苟的办刊之道，唯此才能在心电领域所向披靡。而“嘉言懿行”取自“朱熹全书”，其告诫我们要坚持谦虚若愚的人风，求实不躁的学风，才能在当今蝉雀鼓噪的世俗中，笔蘸书香，风规自远。

卷首篇之末，今年要和各位读者同道共勉两句话。一句为“黄金有价书无价”，这是勉励我们要淡泊金钱与权势，踏实读书，修行不断。另一句是“万事皆空善不空”，其循禅而道：“世上有种财富价值连城，永不贬值，那就是你心中的善良和一生所行的善事。”

真诚期望“读书”与“行善”伴随我们一生。路在徘徊，而我们必需前行。

（2019年1月）

志在巅峰凌绝顶

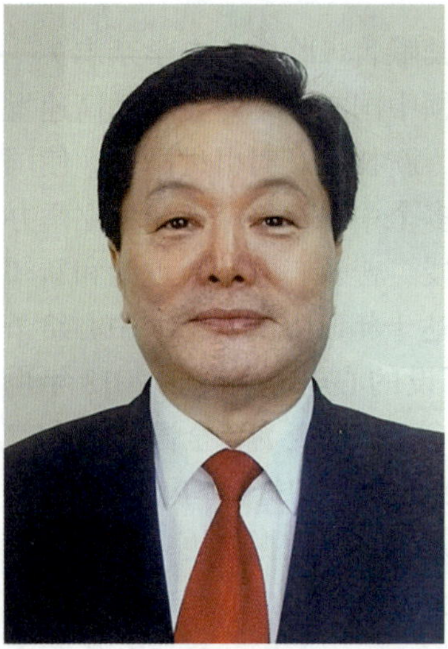

卷首篇：2024

踏隆冬瑞雪，在辞旧迎新的鞭炮齐鸣中，甲辰年起锚扬帆、满怀激情而至。与此同时《临床心电学杂志》也在五彩缤纷、频频升空礼花的簇拥下，满载全国心电学人的信心与期望，迎来创刊后的三十三年华诞。

逆境中抗争 2023年是连续三年新冠病毒肆意猖獗的最后一年，其使《临床心电学杂志》也遭遇生死抉择的考验，原本纸质版杂志就已在网络媒体迅猛发展的冲击中陷入困境，而新冠疫情更让其雪上加霜，杂志稿源匮乏，将平素有条不紊的编审工作弄得无序可循。医护与心电人应对突发事件早已自顾不暇，进而使科研、学术探索，甚至读书都面临荒废，撰写论文更是无暇顾及，使得《临床心电学杂志》稿源几乎缺粮断炊。面对困境，是退缩还是迎头抗争，杂志毅然选择了后者。无稿源就四方求助。为此，编辑部主动向多年来的学术骨干，向心电学的各位精英求稿索援。岁寒知松柏，患难见真情，钟杭美、尹彦琳、杨晓云、邓国兰、白梅、耿旭红等积极应召并很快发来他们的论著、综述、讲座及病例报告，这种雪中送炭、力挺杂志的侠义之举，解决了燃眉之急。另有心电学的后起之秀吴寸草、昃峰、邱妍妍、黄静瑜、罗秋实等年轻学者也是两肋插刀，勇担重任。而编辑部的工作人员张菊、陈琪、张丽萍等在困难面前不退缩、不气馁，而是迎面出击、加班加点地工作，真是众志成城。2023年杂志的全年发刊如愿如期地完成，再次演绎了天时不如地利，地利不如人和的传世名言。在此，我们诚挚地感谢雪中送炭的各位专家教授，各位学者才俊、各位心电学同道。在新的一年中，杂志仍离不开你们热情无私的鼎力支持。

路难更要搏 正当甲辰龙年来临之际，我们就已预感，2024年仍是困难重重的一年，但在2023低迷时期仍能完胜闯关的杂志，面对2024年的困难更要高歌猛进、再创辉煌。

在2024《临床心电学杂志》新卷本中，我们将隆重推出四个全新栏目，包括由李学斌主编亲自挂帅的“疑难心律失常大查房”专栏；刘元生教授主持的“急诊心电图精要分析”，彭军主任挂帅的“儿童心电图园地”，王立群教授主导的“起搏器基本功能讲座”。新辟的四大专栏，既是心电学的难点，又是热点与亮点，我坚信，新亮相的四大专栏，将使《临床心电学杂志》的学术水平更上新台阶。

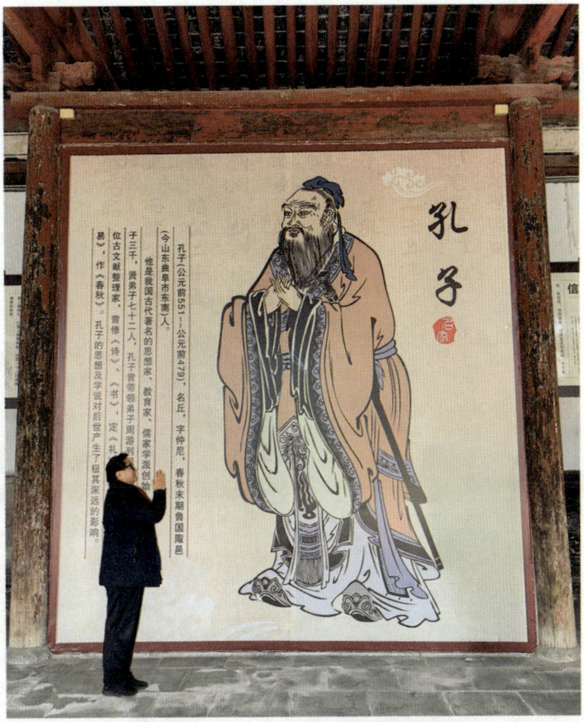

孔子
孔子（公元前551--公元前479），名丘，字仲尼，春秋末期鲁国陬邑
（今山东曲阜市东南）人。
他是我国古代著名的思想家、教育家、儒家学派创始
子三千，贤弟子七十二人，孔子曾带领弟子周游列
位古文献整理家，曾修《诗》、《书》，定《礼
易》，作《春秋》。孔子的思想及学说对后世产生了极其深远的影响。

有教无类 万世师表

2024《临床心电学杂志》的新卷本，对已坚持数载、读者早已喜闻乐见的栏目要再拔一筹，“一词一图”专栏将从每期的2个增为3个，“综述”专栏也要期期见喜，每期必有1～2篇，“学术争鸣”栏目的内容将更活跃，更接地气。此外，在普及与提高的理念下，新卷本决心要把整体水平再提高，通过专家笔谈，就人工智能心电图、原发性遗传性心律失常等专题做更为深层次的普及。此外，对分层阻滞的深入讨论也将成为本刊的又一亮点。一句话：欲穷千里目，更上一层楼。

会当凌绝顶 “会当凌绝顶，一览众山小”，这是伟大诗人杜甫留给后人气势恢宏的千古佳句。当24岁的杜甫科举、仕途两失意时，困难未能阻挡他脱颖而出的雄心大志，并在“望岳”的诗篇中发出了这句震耳欲聋的呐喊。凭借这股凌云志，杜甫一举成为大唐的诗圣。而《临床心电学杂志》也要秉承这种壮志凌云的气魄，大展志在巅顶勇夺魁首的豪气，与中国心电学界的各位名师、学者与精英手牵手、肩并肩地向着学术与人生的巅峰不停息地攀登。

“为一身谋则愚，为天下谋则智”是2024年杂志与全体读者共勉的一句励志之言。这是北宋策论家苏洵（苏轼之父）的名言，其告诫我们，当一个人站位高远时，就能拥有更广阔的视野、更博大的情怀与智慧。当今，临床心电学杂志拥有一大批心怀这种理念与情操的专家教授和心电学后起新秀，他们正全力以赴地为中国心电学事业和临床心电学杂志的蓬勃发展运筹帷幄，这将使我们的杂志所向披靡，使我们钟爱的心电学事业更成功、更鼎盛！

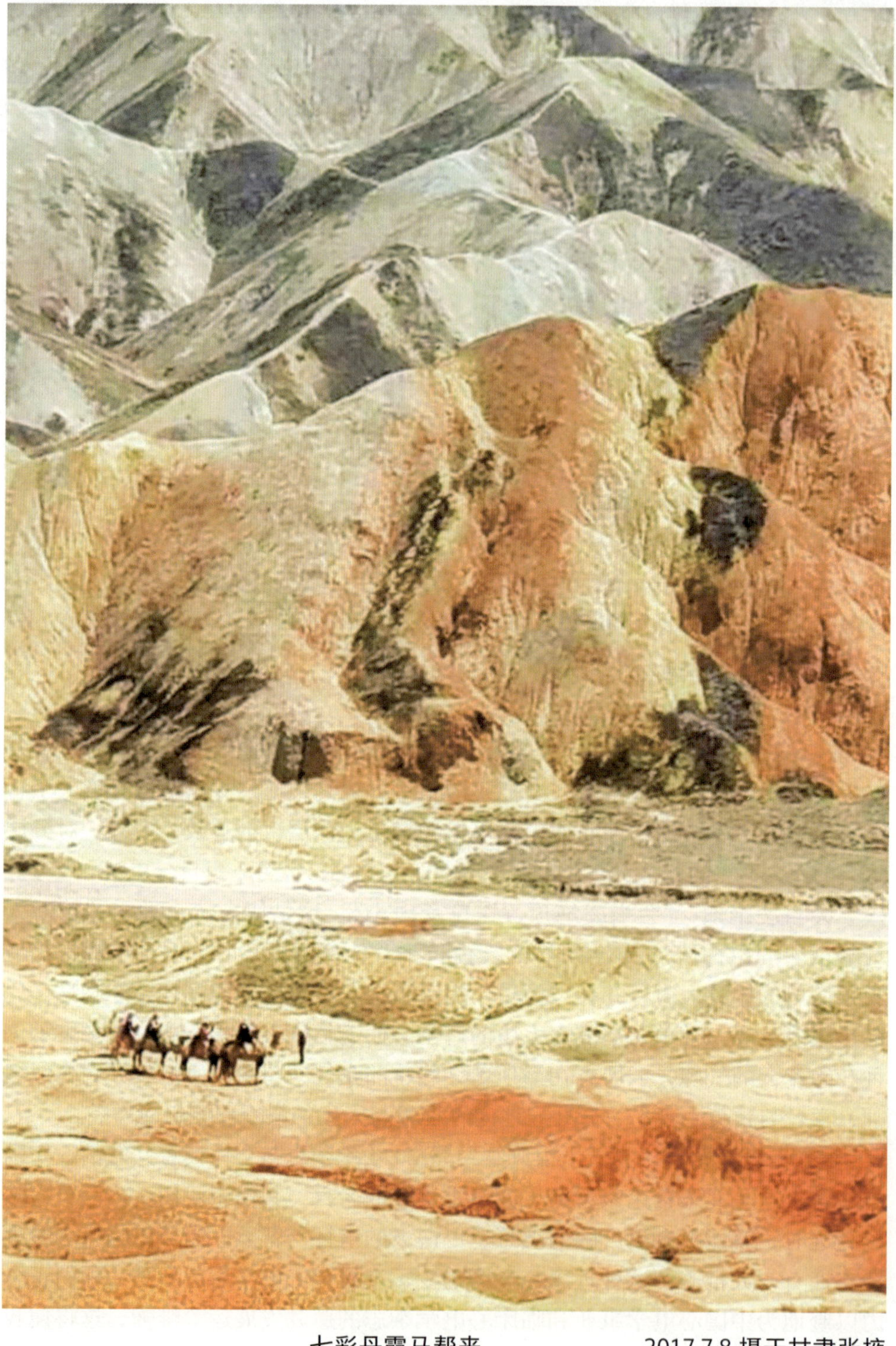

七彩丹霞马帮来　　2017.7.8 摄于甘肃张掖

第七篇

临床心脏电生理

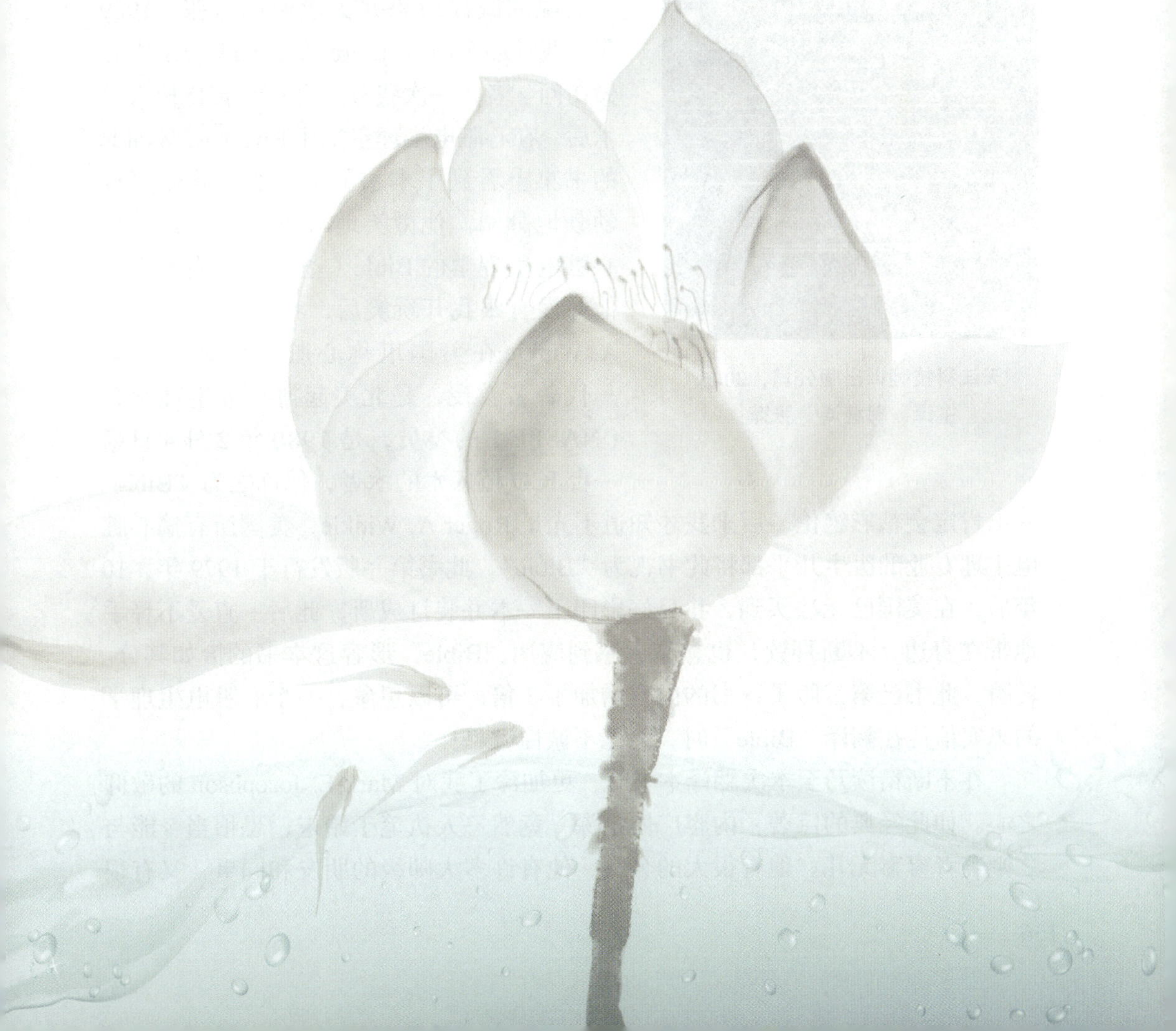

《临床心脏电生理学技术和理论》（第三版）

中译本序言

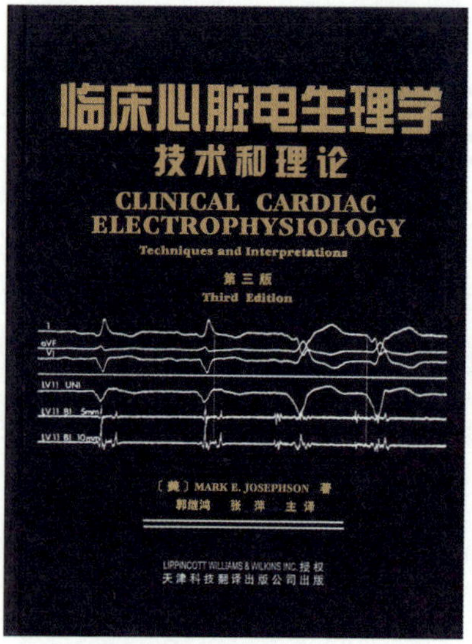

天津科技翻译出版公司，2005
主译 郭继鸿 张萍

从开始翻译，全书脱稿，直至此时，一种诚惶诚恐，一种无比敬仰，一种心灵震撼的感觉和思绪一直缠绕心头，我相信这种感觉可能还会延续很久，甚至终生。

说到诚惶诚恐并无丝毫的夸张。1989年，我在旧金山 Stanford 大学 Falk 心脏中心做访问学者，一次我参加完一台 ICD 植入手术后，在心脏电生理室主任 Roger A. Winkle 的书桌上看到了本书的第一版，我便兴致勃勃地翻阅。他微笑地对我说："这是一部心脏电生理学的 Bible（圣经）。"当确定了他并没有跟我开玩笑后，我惊呆了。Roger A. Winkle 在美国堪称心脏电生理学界第一代著名教授，是北美起搏与电生理学会（NASPE）的委员，是 1980 年 2 月 4 日第一台 ICD 植入术的术者，他称之为"Bible"的书肯定会精彩绝伦。后来我才知道不光是 Roger A. Winkle，美国所有搞心脏电生理专业的医生几乎都将此书视为"Bible"。此书第一版发行于 1979 年，10 年后，在美国已无法买到，我只好影印了一本并装订成册，此后一直爱不释手地带在身边，不断拜读，也愈来愈感到应用"Bible"形容这本书的恰如其分。转瞬，此书已第三版了，书的内容增加了 3 倍，可以想象，一个心脏电生理学的忠实信徒在翻译"Bible"时，怎能不诚惶诚恐！

在不断精读乃至本次翻译本书时，更加深了我对 Mark E. Josephson 的敬仰之心。如此经典的巨著，内容广博精深，竟然一人执笔于始末，恐怕当今能与之媲美者寥寥无几。他有很大的名气，他有许多大师级的朋友和同事，又有很多造诣颇深的弟子和高足，他完全可以组织一个写作班底，各执一章，堆秀而成。节省下的时间，又完全可以再撰写另一本巨著。但是没有，如果真的那样做了，那就不是 Mark E. Josephson，本书恐怕也就称不上“Bible”了！这就是与常者不同、自强不息、治学严谨的 Josephson! 这就是众望所归，掷地做金石之响的“Bible”！

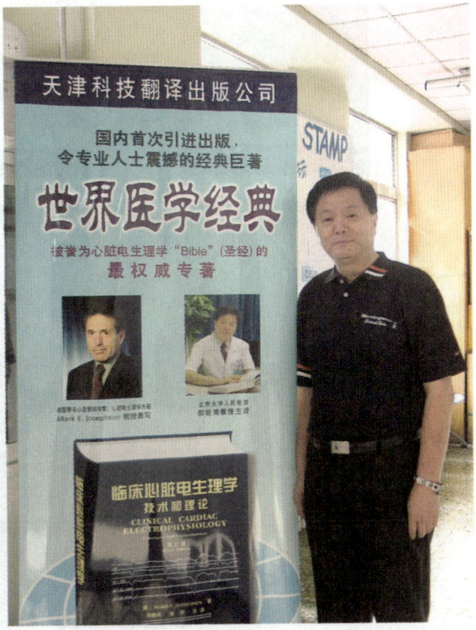

本书海报 精彩绝伦

说到震撼，那确实是一种真实的感受。读着每一章感到震撼，看到作者对每一个问题深邃的阐述也会感到震撼。为作者精辟的论述而折服，为全书准确的表述、入木三分的分析，为作者敏捷迅达的思维而震撼，多少百思不解的困惑在书中被点拨，又有多少清晰的观点，深入浅出地刻印在读者的心中！这就是大师气宇轩昂的气度，这就是大师温文尔雅的学者风范！书中不仅涉及心脏电生理学领域最为复杂的预激多条旁路，而且也深刻分析了窦房传导时间测定的原理、影响因素等已不被人重视的内容。全书不仅囊括 Carto、Insite3000、Localisa 系统等最新技术，还有各种操作的技术要点、珍贵而细腻的个人经验。全书涉足的所有重要问题，作者不仅有独到的见解，还有来自他本人翔实的资料和数据。这里几乎涉及心脏电生理学基础和前沿的每一个问题，将之喻为心脏电生理学的百科全书，称之为心脏电生理学的“Bible”丝毫不过。在这气势磅礴、八面威风的专业名著面前，又有谁不会感到震撼呢！

为了使这部举世名著的学术与文采在中译版中毫不减色地展现给国内读者和同道，我们云集了国内心脏电生理界的一流精英，一流驰骋在心脏电生理第一线的年少有为的专家，共同翻译本书。尽管全体译者都已竭尽全力地投入，但肯定还会有疏漏谬译之处，还望读者与同道不吝指正。

中国的学者一直追慕着“天行健，君子以自强不息”的信念，这是勉励学子要像苍天风雷，奋力拼搏，勇猛无前；一直追慕着“地势坤，君子以厚德载物”的情操，这是告诫学子要像大地母亲，容纳百川，宽厚为德，容睿兼取。我们学读这本书，不仅要学心脏电生理的基本概念和方法，要学如何对复杂心电原理和心电现象的洞察与分析、思考与演绎，同时也要学习 Mark E.Josephson 顽强的毅力，敏锐的思路，严谨的治学，求实无华的人格和学风。

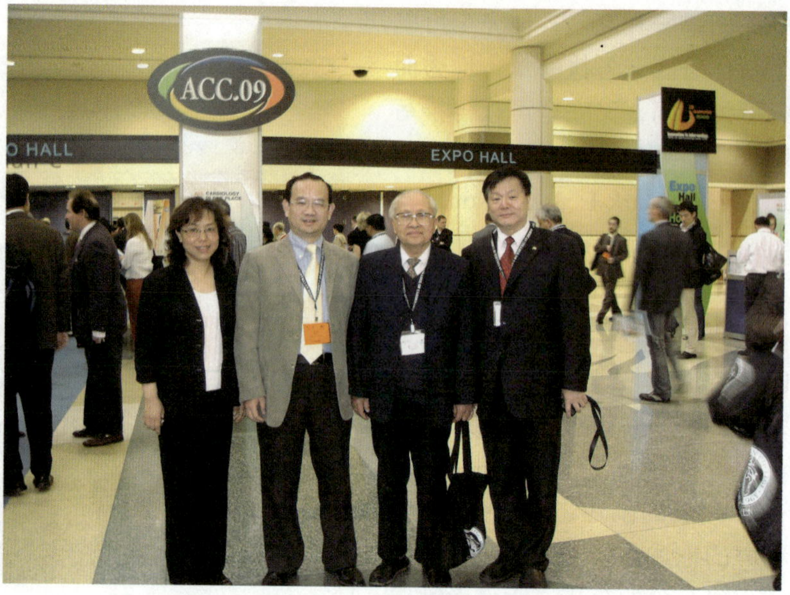

ACC 2009 再聚首

左起：张萍主译、朱振华、徐成斌、郭继鸿主译

正像第三版前言中 Mark E.Josephson 告诫的那样，要做不断探索与追求的心脏电生理学家，而不做名噪一时、行而寡思的射频消融的手术匠。这对中国年轻一代的心脏电生理学者尤为重要，至关重要。

（2005 年 4 月）

《临床心脏电生理学技术和理论》（第四版）

中译本序言

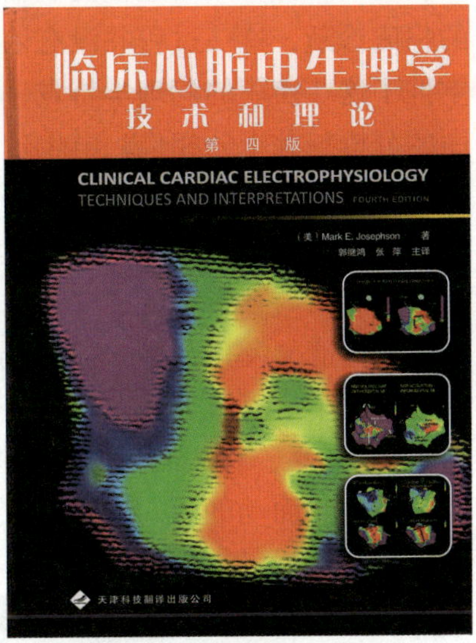

天津科技翻译出版公司，2011
主译　郭继鸿　张萍

又临提笔撰写序言时，这意味着《临床心脏电生理学技术和理论》新版的翻译已竣工而准备付印了。我喜欢写序言，因为每本书的序言就像一件重要工作完成之后的总结，作者或译者常通过序言而对全书做最后的诠释，或者介绍一些书中未能提及的内容，或是书前书后的一些人文背景，甚至包括一些趣闻轶事。正如一件精美的服装，除了对款式独特的设计，对面料的选择，以及巧夺天工的做工外，服饰也十分重要，因为服饰总位于最惹眼处，搭配称绝的服饰常是服装设计成功的关键，而每本书的序言也如此，常为读者得到的第一印象。而读者也喜欢阅览序言，因为序言是全书的一部分，又设置在书的最前面，读者常希望能从序言中获取该书最重要的信息，而序言常像作者或译者的一篇读后感，写出了他们对全书的第一直感。

本书是 Josephson 所著《临床心脏电生理学技术和理论》第四版的中译本，其第三版中译本于 2005 年 4 月面世，当时出版发行的盛况至今让人记忆犹新，接连几次印刷均告售罄，这样一本大部头的专业书，读者又这么踊跃认购实属少见。这说明该书确实是心电生理领域的“Bible”（圣经），每位朝圣者必读；也反映出我国心电生理领域专业人员的数量多、队伍大、人气旺。与第三版相比，本版新增内容约 15%，还有相当多的内容被更新与修订，尤以第八章、第十四章为著。这些新增内容体现了 Josephson 教授不仅具有坚实的经典心电生理的功底，并能及时跟进新的电生理理念、新技术的发展。例如第八章中新增内容均是近年来室上速鉴别诊断的新方法（如起搏后间期、不同部位起搏、希氏束旁起搏等）。更显著的是第十四章，其增添与改动内容居全书之首。本版内容大幅度的更新反映了这一领域的进展迅速，新知识、新视点爆炸式的膨胀，也反映了著者与时俱进和紧跟科学前沿的科学家气质。正因如此，才使这样的大型专著具有经久不衰的活力。

近时，有几位中国医生参加了在瑞士举办的一次疑难心电图讨论会，Josephson 和 Wellens 两人主讲。席间只讨论心电图诊断、机制和鉴别诊断，不以电生理资料做依据，讨论使与会者颇感兴奋，并有极大启发。就像临床医生分析病例一样，其通过病史、临床症状和辅助检查综合分析后，最终做出合理的临床诊断，这一过程并没有依据患者病理检查的结果，但因医生早已学习和掌握了这些疾病的病理学特点，进而能够用这些理论为临床服务。临床对心电图的分析与此十分相像，电生理知识是心电图的病理解剖刀，如同疾病的病理学检查结果，但临床心电图的分析与诊断是独立进行的，不一定依靠心脏电生理检查结果。当前，国内做的远远不如 Josephson 学习班上这样深入、深刻和充实。而国内有些学者尽管能做电生理介入手术，却不会深刻分析心电图并进行诊断的情况大有人在，需要引起特别注意！

近几年，国内学风、人风有下滑趋势，我曾写过这样一段文字抄录于此。

“这几年，我的心情时常揣测不安而难以平静。我常扪心冥想，为什么那些不随潮流而动的人，未经多久就已超越一切的潮流；那些不为名利诱惑者，

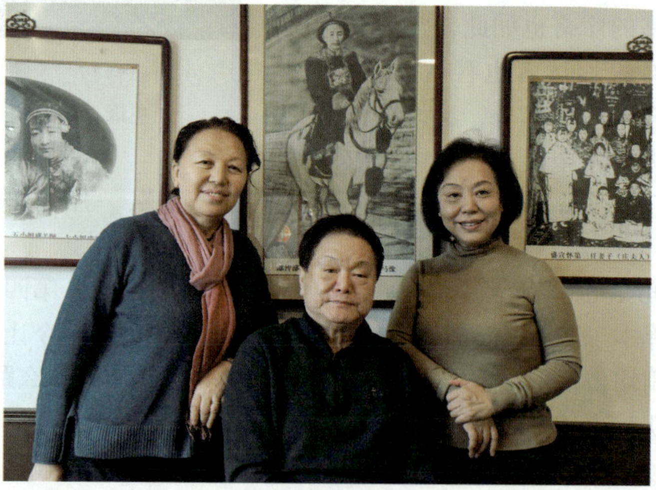

涛声依旧 风采依然

左起：张丽萍、郭继鸿主译、张萍主译

真正的成就与世人的尊敬却纷沓而来；那些未用金玉装潢外表者，他们脱俗的气质和过人的华彩在时光的流转中，却时常流溢在自然之间。但十分奇怪，如此简单而直白的哲理，却抵挡不住当今股股暗流的泛行。从学术浮躁到伪造学术、从追逐功利到不择手段、从人心不古到道德冲破底线，这些与民族悠久传统格格不入的糟粕却像粪土一样漂浮在水面，到处泛滥；而那些重如金子一样的民族传承与经典却沉溺河底，世人难见。难道真的要等水落河干时我们才猛醒、才疾呼、才心碎。"

从这段文字可以明白，为什么 Josephson 一直保持着"超越一切的潮流"，为什么中国"SCI 文章"的数量已超过美国，而我们的科研水平毫无起色。我相信，心脏电生理领域的同仁学风浮躁者少，"金玉其外，败絮其中"者更少，但要注意，社会"流行病"的传染性很强，每人都要有足够的自律、自尊，才能做到自立、自强。

第四版中译本在各位译者的努力下如愿出版了，这是中国心电生理专业领域的一件庆事，衷心感谢各位译者在百忙中为本书所做的贡献。还要感谢刘庆社长，如此大部头的书籍决定连译两版，这在中国出版界并非多见，因为这关联到市场容量等诸多问题。但刘庆社长坚持要给"世界名著"开绿灯，这是经多年的合作建立起的信任与友情，也是他作为一名出版人所努力追求的出版使命。

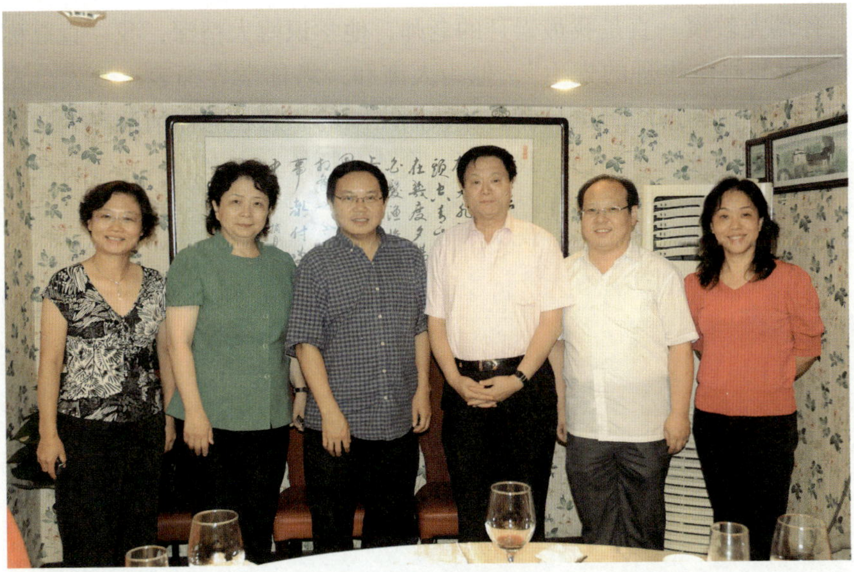

北大医学部精英辈出

左起：张媛、王宪、Eugene Chen、郭继鸿、周菁、张萍

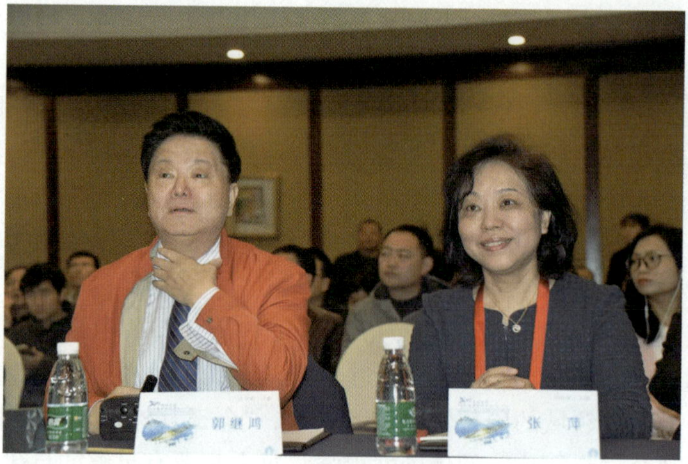

梅开二度 两版主译
本书三、四版中译本 郭继鸿与张萍主译

第四版中译本面世之前，孙瑞龙老师溘然去世了，当我捧着新版沉甸甸的书样时，想起了一段流芳千古的故事：俞伯牙是位抚琴高手，邂逅钟子期时，子期评价他的琴曲“巍巍乎若高山，荡荡乎若流水”。听罢此话，伯牙明白自己遇到了真正的知音，并约第二年在旧地再相会。次年伯牙如期而至，未见子期，却看到一座新的坟地，才知子期已逝，伤心的伯牙摔琴而去，从此不再弹琴。第三版中译本发行后，孙老师曾几次和我说：“此书翻得好，序言写得好！”孙瑞龙教授一直是我最崇拜的老师，他学识博大精深，我一直尊称他为“中国起搏与心电生理的先生”，他为人谦和，堪称学界师表。今天，先生驾鹤西归了，本次新版之书也只能通过我们之间的息息相通而请他在天之灵评说了。与伯牙子期的故事不同，我坚信，除孙老师外，本书的真正知音还会大有人在，还会受到更多同仁的首肯和垂爱。

（2011 年 5 月）

《心脏电生理：从细胞到临床》（第 4 版）

中译本序言

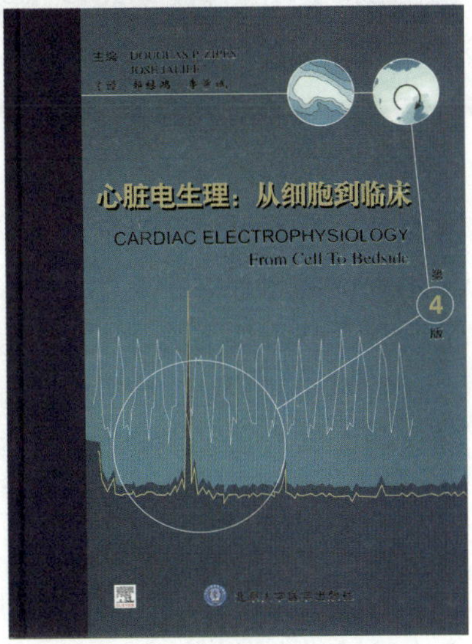

北京大学医学出版社，2007
主译　郭继鸿　李学斌

序言总在书的最前几页，但实际序言均是整书收笔时的最后说明与总结。相当于一项工程竣工时的备忘录，将工程立项的初衷、工程的精彩夺目之处、有关工程的趣闻轶事都札记在案，分享给读者及后人。

本书选题之时，略有踌躇和争议，当时 Josephson 的《临床心脏电生理学技术和理论》的中译本刚刚面世，仅几个月 2000 册就畅销一空。此时再调遣兵马将帅，再挥师翻译另一部心脏电生理学的巨著，唯恐触犯选题重复之大忌。但是翻阅本书后马上就会意识到，这两本书的内容、风格、学术意义迥然不同。一个是繁华“Downtown”中心矗立的摩天大厦，一个则是洒满耀眼珍珠、风景宜人的避暑海滩。前者是 Josephson 一人执笔捉刀，就一个主题，一气呵成而成的一本深不可测、举世无双的“Bible”（圣经）。而后者则是 Zipes 统辖百员战将就 120 个专题，铺天盖地，气势磅礴，打造出的一部全然令人仰视的心律失常的“百科全书”。这 120 个精选的专题，每个专题都可以独立成册，而此时却由 120 位该专题的世界级大师堆秀成本书。本书的第一版于 1990 年问世，当时仅是一本纪念 Zipes 的老师 Moe 诞辰 100 周年的学术会议论文集，但经过主编的精心策划与谋略，使本书成为心律失常领域最重要的专著与工具书。更难能可贵的是，第 4 版内容中基础与临床各自掺半，每章内容都是前沿与精粹并举，深邃与直白相伴，真正意义上体现了从细胞到临床、从理论到实践这一主题，是心律失常领域一本盖世绝伦的“百科全书”。当你精读本书后，一定顿生“夺之，必能得天下”之感。

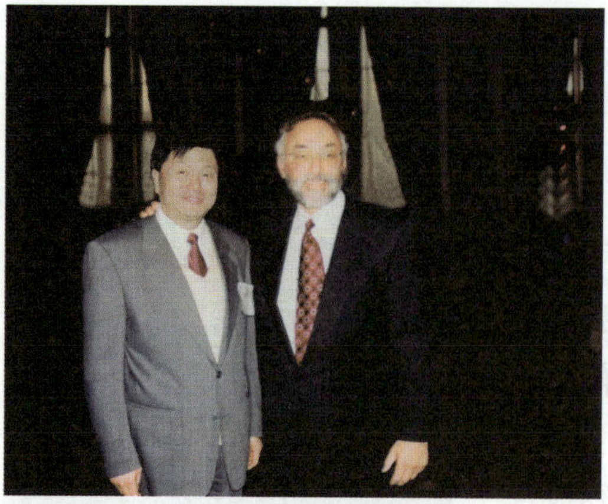

珍贵的纪念
原著主编 Zipes 与主译郭继鸿

还需强调，限于篇幅，本版有些章节采取以分析和荟萃第 3 版以来该专题的进展为主线，而前版中已经阐述的基本概念、方法学等内容部分已被删减而未重述，读者需了解这些内容时还需要查阅第 3 版或其他相关文献。

再说原著的主帅 Zipes，他是目前美国，乃至全世界最负盛名、最具权威的心脏病学大师，心律失常和心脏电生理学的超级教授。如同当年的 White 一样，担任着美国心脏病学领域像 JACC 主席等多种最重要的学术领军头衔。如果美国总统的亲自接见与会晤还不足证明他学术成就的显赫，那么 Braundwald 教授在《Braundwald 心脏病学》第七版面世之时，已将该书第一主编让位给 Zipes，而自己退居该书第四主编的事实足以证明 Zipes 教授在世界心脏病学界的顶级位置。可以想象，本书能聚集这么多位的学术权威，共铸如此权威的专著，非 Zipes 莫属。Zipes 教授与中国学界的关系十分友好，几年前他访问了中国，除在北京等地做了精彩的学术报告外，还访问了西藏拉萨市医院。

本书决定翻译出版后，云集国内近百名精兵强将，奋勇上阵，势如破竹，众志成城。本书包括 120 个心律失常的专题，由于全书总篇幅的限制，各章原著者都竭力精练语言，高度浓缩内容，使部分英文表述较难理解，造成直译或

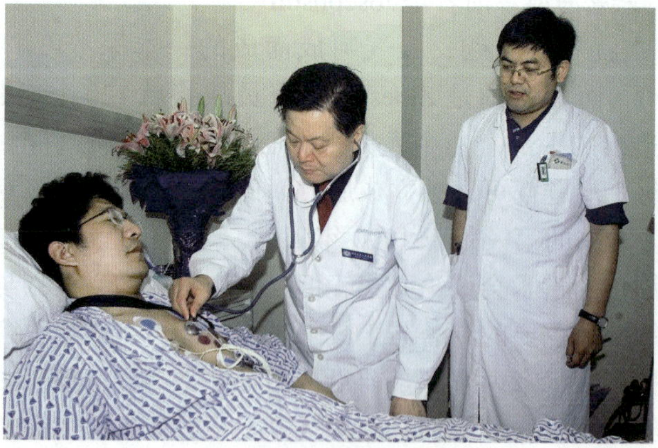

学以致用 知行合一

意译都颇棘手和艰难。翻译过程中，这些难点都经反复讨论和争辩，反复推敲和商榷。鉴于专业和翻译水平，肯定本书出版时仍将存在理解不够、翻译不妥之处，敬请同道慷慨斧正。

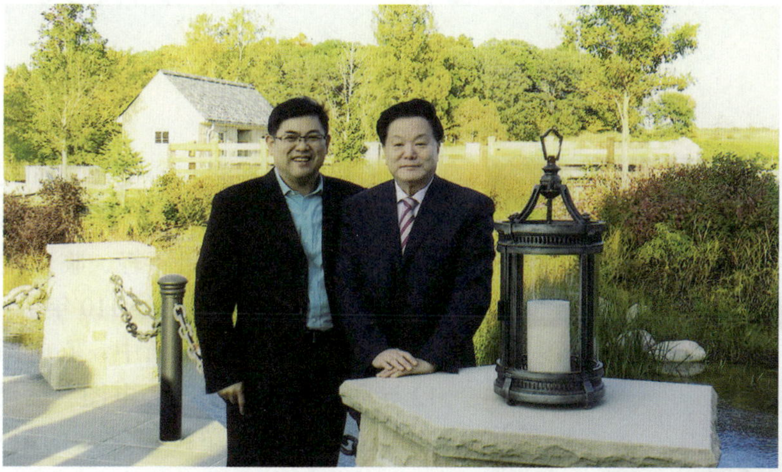

幽静的密西根大学的校园
左起：主译李学斌和郭继鸿

本书翻译过程中，几位年轻有为的学者一直奋战在第一线。李学斌教授在繁忙的临床工作重压之下，仍不负众望，废寝忘食，出色完成了主译工作。浦介麟教授英中文水平双佳，他认真伏案，逐句推敲，不愧是一位真正的学者。翻译此书时，张幼怡教授已任北京大学心血管病基础研究所所长之职，重任和繁忙都未能影响她对本书的一丝不苟，显示出一位年轻大师的风范。张萍教授受命于全书关键性的环节工作，擂鼓督战，兢兢业业。刘元生教授身为急诊科主任，业务与行政之事贯缠全身，但仍能静心笔耕，专注操笔，难能可贵。杨延宗教授是国内著名的心脏电生理学专家，又兼院长重职，他能捧印出山，执著的参与使本书蓬荜生辉。本书的秘书王云龙博士为本书的出版做了大量工作。还应当感谢北京大学医学出版社的王凤廷副社长，没有他的慧眼识珠，果断定夺，则根本无此书出版之谈。

序言结束之际，我用一句励志之语与各位读者共勉："读书既能收获知识，还能抚平人心的浮躁，用平静的心，在宁静的文字世界中得到滋养与慰藉"。Zipes 先生点燃了心脏电生理和心律学领域中这盏明亮的灯，而我们只是将火种传递到中国。

（2007 年 10 月）

《临床心脏电生理基础与精要》

中译本序言

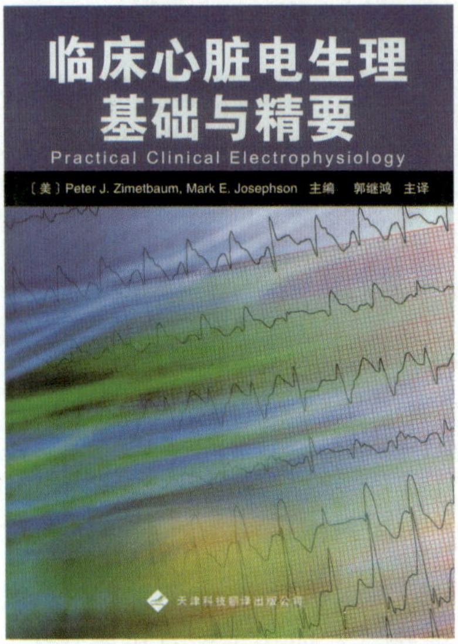

天津科技翻译出版公司，2009
主译 郭继鸿

心脏电生理学与心电图学如同孪生兄弟，两者都是心律失常最直接的诊断技术，只是心脏电生理学更年轻，临床应用仅40年，而心电图学应用已经110年了。

在心律失常的诊断中，心电图学包括12导联心电图、动态心电图、运动心电图等，这些都属于单纯而被动的记录方法，记录过程中发生了心律失常则能记录并获诊断，记录时心律失常未能发生则枉然一场。心脏电生理检查则不然，这是一种主动诱发和复制心律失常的方法，更加适合快速性心律失常的诊断，更加适合间歇性发生、偶尔发生的心律失常诊断。

近年来，心脏电生理学的进展迅猛，日新月异而令人目不暇接。传统的二维标测正逐渐被三维标测技术所取代，使过去很多理论上的推测得到证实。除此，当今的心脏电生理学不仅是心律失常重要的诊断技术，还是心律失常根治技术的重要组成部分。目前，越来越多的快速性心律失常能经消融术得到奇迹般的根治，这不仅给心律失常患者带来福音，也大大增加了临床医生的自信心，大大激发了生物医学工程领域研究人员的研究激情，很多成就在数年前根本不敢想象。另一方面，其也大大推动和促进了心电图学的发展，心电图学和心脏电生理学的关系如同临床医学和病理解剖学的关系，心脏电生理能对心电图的分析与诊断给予验证，就像一把病理解剖学的解剖刀。

2008年中国心电学论坛上，我们曾倡导要“拆墙”，要拆除在心电图学与心脏电生理学之间人为建立的隔墙。多年来，心电图医生一直误认为心脏电生理学的内容高深难懂，入门并学会几乎不可能，进而在心电图学与心脏电生理学之间树起了一堵高墙，后者是心脏电生理专科医生的领域，与己无关，且可不涉足。这是一个严重的误区，实际上心脏电生理学的内容并不是想象中的那样高深与复杂，入门不难，学会也不难。其次就是两者的关系密切而不可分割，不掌握心脏电生理学的基本知识与理论就不能深入理解和掌握更深的心电图学，就是一个不合格的心电图学工作者。因此，“拆墙”是必然的趋势，也是必须要做的事情。心电图学的医生一定要尽快学习和掌握心脏电生理学的基本知识。

为使心电图学医生能够快速、高效地学习和掌握心脏电生理学，必需要有一本内容翔实、通俗易学的教材。正当中国心电学会、中国心律学会筹划此事时，天津科技翻译出版公司的刘庆主任给我们送来了《临床心脏电生理基础与精要》这本英文原著，我们喜出望外，这正是我们期待已久的一本初学者入门的参考用书。在此，我们真挚感谢刘庆主任的慧眼识珠，给我们送来了“及时雨”。

世界驰名的 Mank J. Josephson 是本书的作者之一，我们翻译过他一人独著的《临床心脏电生理学技术和理论》这本巨著（被称为心脏电生理学的“圣经”），而本书的内容与其此前撰写的《临床心脏电生理学技术和理论》一书同样精彩，同样令人震撼和感慨不止，只是本书是为初学者入门而设计的参考书。前后两书可谓珠联璧合，异曲同工。

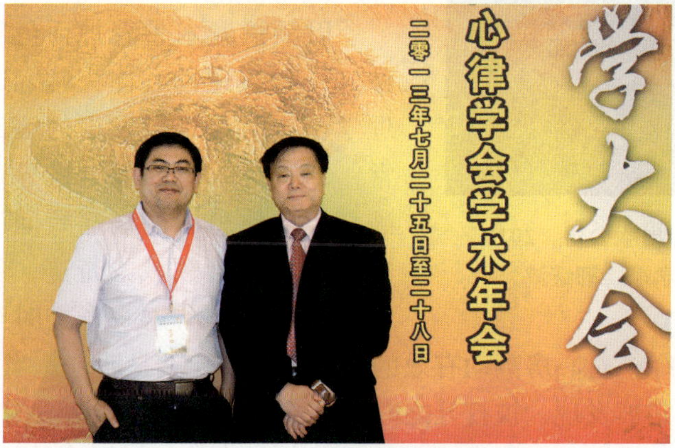

郭继鸿主译与李学斌副主译

我坚信，本书一定能成为广大心电学工作者喜爱的一本参考书，也将为我国心脏电生理学的普及与推广做出卓越的贡献。

原著出版发行于 2009 年，而中译本将在 2009 年的上半年在中国发行，这标志着中国出版业拥有的实力已令人刮目相看。

牛年真牛气。

（2009 年 3 月）

《心房颤动导管消融实用技术》

中译本序言

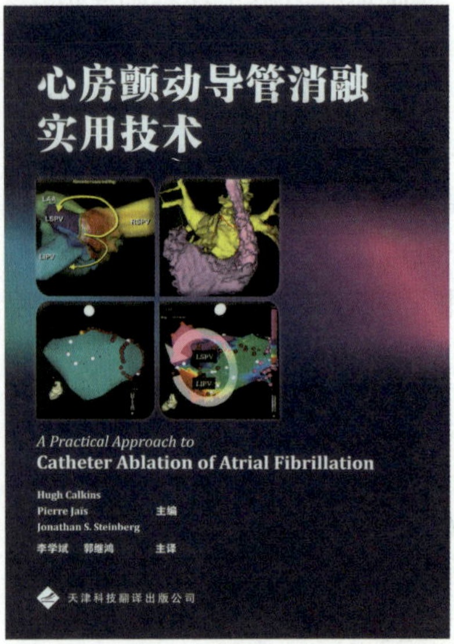

天津科技翻译出版公司，2010
主译 李学斌 郭继鸿

经过“一波三折”，《心房颤动导管消融实用技术》中译本终于付梓印刷了，虽然中译本的出版比英文原版滞后了一年，但纵览全书，其内容仍能使我们耳目一新，仍然展现了心房颤动导管消融领域最夺目、最前沿的亮点。其精彩绝伦的内容不仅让我们领略到中国古训“开卷有益”的真谛，还让我们感到震撼，并催生和涌起一股推人向前的力量。

射频消融术带着神话色彩，根治了一种又一种快速性心律失常，这些在尸检病理学检查时都难以发现的解剖组织学的异常，却被送入体内的电极导管准确无误地破坏了，使患者的病痛瞬间而逝。这是心电学、心血管领域的奇迹，更是医学、科学领域的奇迹。这一奇迹时至今日还在不断被扩大和演绎：对心房颤动有效的射频消融治疗就是明证。当射频消融治疗心房颤动的洞穴被发现、被打开之时，又让我们走进了神话般的另一洞天，成为我们新的追逐梦想。

如今，我们已从阵发性心房颤动的消融走向慢性心房颤动消融的领域；已将治疗的成功率从 30% 提高到 70% 或更高；从并发症较多，提高到治疗已十分安全。在科学不断向前发展的历程中，抛洒着我们的心血与汗水，也留下了中国学者傲人的足迹。

永不停息地向前，这是科学永远的属性。而本书的琳琅满目的内容正是心房颤动治疗领域正在萌生的新技术、新进展、新理念、新反思。而我们对这一领域的关注、摸索、探讨的热点内容也统统包罗与涵盖其中了。本书犹如心

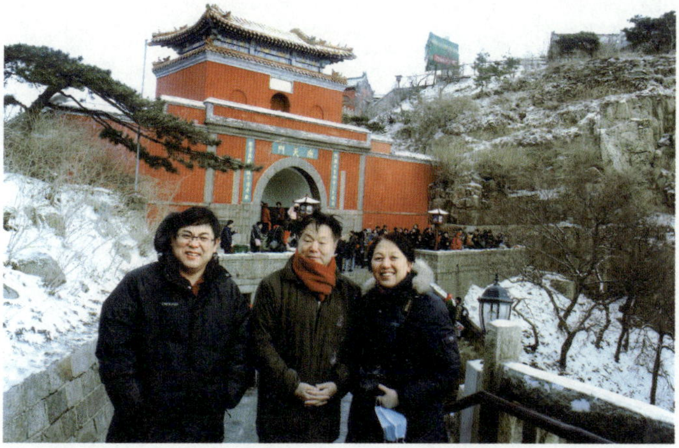

登上凌绝顶，喜看众山小

左起：李学斌主译、郭继鸿主译与张丽萍

房颤动消融领域最新的阶段性总结，从设备到技术，从基础到前沿，从理论到经验。

本书即将问世，衷心希望全体译者的伏案辛劳能够嘉惠医林、光大学术，也希望国外同道的理念、思考与经验能推动我国这一领域的迅速发展。

每次为新书撰写序言时，都要赠读者一句共勉之语，借此相互激励，携手共进。本书的共勉之言是："人生中的每一瞬间，做的每件事都是孤品，都是唯一，所以你落下的每一笔，迈出的每一步都不能轻浮与随意。"

我坚信，本书的读者一定能在科学探索的征途上不懈坚持，并获成功。

（2010 年 6 月）

《心律失常的射频消融术治疗基本概念及临床应用》（第2版）

中译本序言

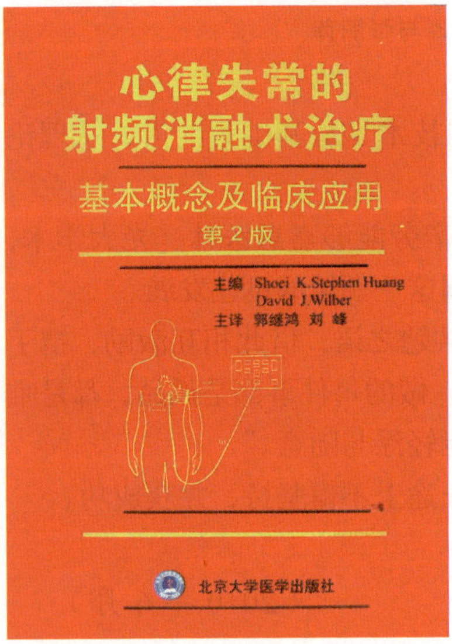

北京大学医学出版社，2004
主译 郭继鸿 刘峰

我们怀着十分崇敬的心情完成了本书的翻译。本书的主编 S. K. Stephen Huang 是射频消融技术的先驱者，1985 年他在 *Circulation* 杂志发表了题为《经导管射频消融的新技术》的文章，首次向全世界学术界介绍了射频消融术。S. K. Stephen Huang 教授是一位华裔，他的这一举世瞩目的成就是全世界炎黄子孙的骄傲。随后，他主编了《心律失常的射频消融术治疗基本概念及临床应用》这一专业巨著，于 1994 年正式出版。这是全世界第一部有关射频消融术的大型专著，其内容丰富，涵盖了这一技术涉及的几乎所有内容，是一部不可多得的专业参考书、教科书。此后的几年，他又将该书进行扩增与修订，及时出版了第二版，信息含量及内容比第一版有了大幅度提高，该书绝大多数作者都是这一领域重要的实践者及学科带头人，使本书具有当之无愧的权威性。

射频消融术于 1987 年应用于临床，成为多种快速性心律失常的根治性治疗方法。十五年来，射频消融术使用的导管等器械以及临床应用范围出现了令人难以置信的进展，目前已是心血管病最重要、几乎又是唯一的根治性治疗方法。相比之下，冠状动脉成形术、风湿性心脏瓣膜病的球囊扩张术、心肌病的多种介入性治疗只能属于部分缓解和改善疾病病理变化的方法，并未达到实质性的根治。目前，世界上已有几十万患者受惠于射频消融术的治疗，使长期缠身的心律失常得到根除。

他山之石，可以攻玉。本书全体译者将 S. K. Stephen Huang 的最新著作译成中译本，与心脏电生理学界的同道分享这些研究成果和智慧的结晶，并借此推动和提高我国射频消融术治疗心律失常的水平。

在本书翻译出版过程中，正是 SARS（严重急性呼吸综合征）恶魔虐袭我国之时，本书的译者之一：天津武警总医院的刘维宇教授就在抗击 SARS 的战斗中不幸以身殉职，英勇献出他风华正茂的年轻生命，我们深感悲痛和永远的怀念。

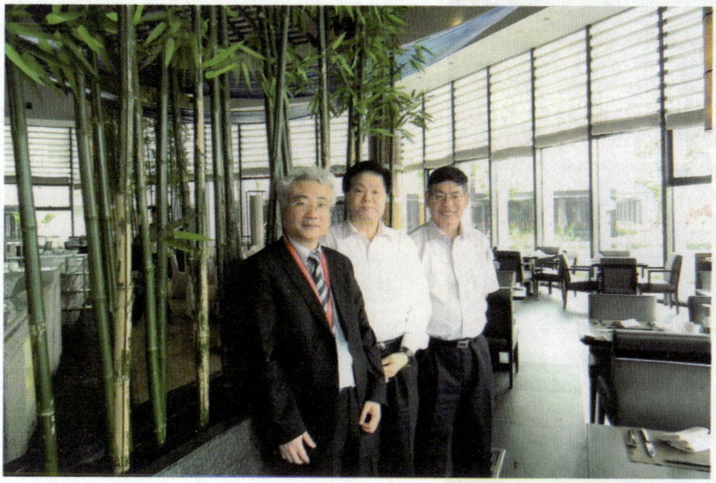

风华正茂

左起：刘峰主译、郭继鸿及王炳银

本书未设主校，但张海澄教授对多数章节做了悉心修改，起到了主校的作用，在此对他的辛勤劳动和付出表示诚挚的感谢！

尽管本书的译者都已竭尽努力力求翻译的完美，但并不意味着本书的翻译已尽善尽美，肯定还存在不少错误和不妥之处，在此恳请读者及医学同道不吝赐教，予以斧正。

（2004 年 3 月）

《无创心脏电生理诊疗技术——基础与临床》

序 言

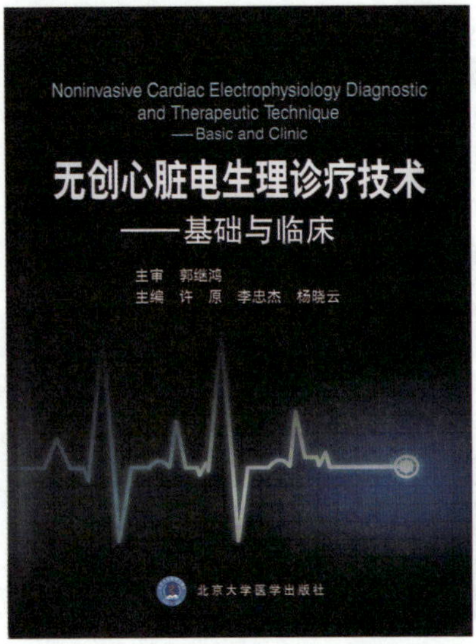

北京大学医学出版社，2017
主编 许原 李忠杰 杨晓云

正当金猴在欢快的蹦跳中启程远航，那威武的雄鸡正迈着矫健步履、器宇轩昂地大踏步向我们走来。在这辞旧岁、迎新春之际，伴丹凤来仪、雄鸡报晓，迎着大吉的丁酉年，《无创心脏电生理诊疗技术——基础与临床》一书萌出面世了。

这是一本专门论述无创心脏电生理检查技术的专著。全书内容既涵盖基础理论、进展与前沿，又有该技术的应用与临床实践，其为当今临床医生与心功能室医生迫切需求而撰写的专著。

众所周知，“无创心电检查技术”包罗多种无创记录与检查技术，而“无创心脏电生理检查技术”只包括一种，并几乎与“经食管心脏电生理检查技术（经食管心房调搏技术）”形成同义语。而无创心脏电生理检查技术的历史源渊流长。早在1906年，即Einthoven发明的悬线式心电图记录技术（1903年）应用于临床后的第三年，Cremer将银制的电极导管放在人体的食管内成功记录到食管心电图，由于记录部位靠近左心房，使这种特殊导联记录的心电图中P波振幅远远高于体表心电图中的P波，更有利于心律失常的诊断与鉴别诊断。此后相隔50年，在Zoll应用脉冲电刺激有效起搏心脏后，1957年经食管心房调搏技术成功用于临床。

从1957年至今的60年中，这项技术的发展分成两个阶段。第一个阶段是食管心脏调搏的刺激脉冲宽度为2 ms。第二个阶段是刺激脉冲的宽度为9.8 ms（10 ms）。最初刺激脉冲限定为2 ms是沿用了心内刺激脉宽与刺激强度的理论，即刺激脉宽加大为 2 ms 以上时，其刺激强度则进入了平台期，刺激脉宽再大，也不能增加刺激强度，而只能靠增加刺激电压而增加刺激强度。在该阶段中，在食管心脏刺激脉冲 2 ms 的基础上，为有效夺获心脏只能依靠提高刺激电压。虽然其能有效夺获心脏，但刺激脉冲引起食管烧灼疼痛使患者不能耐受这项检查，从而使这项检查处于被搁置甚至被废用状态。直到 20 世纪的 70 年代末，美国的一位学者研究中发现，经食管心脏刺激的特征与心内膜刺激全然不同，经食管的心脏刺激为间接刺激，食管的平滑肌与心房肌之间形成了一个电容器。检查时，脉冲刺激的首次放电使“电容器”充电，随后才是二次放电（电容器放电），因而当刺激脉宽从 2 ms 上升到 9.8 ms 的过程中仍然能增加刺激脉冲的强度，使刺激电压较低时亦可夺获心房肌，较低的刺激电压可使患者食管的疼痛感觉明显减轻，进而能接受这项检查，这一研究结果使经食管心房调搏技术在临床再次被广泛推广与应用。

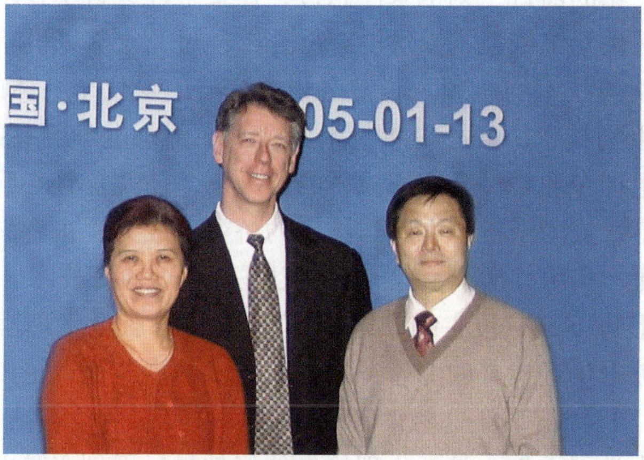

与 NASPE 主席 David L Hayes 合影（2005）
左起：许原主编、Hayes、郭继鸿

我国于 1978 年由苏州医学院（现苏州大学医学部）蒋文平教授率先将经食管心房调搏技术用于临床。此后，同济医科大学（现华中科技大学同济医学院）的毛焕元、郭继鸿与武汉电子仪器厂的杨盛国工程师及苏州的徐大栋工程师分别研制出国产心脏调搏仪并在临床应用，而且当时编写的《食管心房调搏培训手册》及一套教学幻灯片对这项技术在我国的推广与普及起到积极作用。

1986 年中国人民解放军白求恩国际和平医院的宁佩萸教授主编的《食道心房调搏术临床实用手册》正式出版。近 30 年来，我国在一线工作的多位中青年专家撰写了多部经食管心房调搏的专著及图谱，其中不少作者也是本书的主要编著者。

应当肯定，自20世纪80年代我国引进无创心脏电生理技术以来，该项技术从两方面起到了不可磨灭的功绩。一方面是使广大的心律失常患者经这项检查及时得到诊断和治疗，获益匪浅。另一方面，其大大推动和普及了心脏电生理的基本知识和认识，其中不乏老一辈的心脏电生理专家，以及至今仍然活跃在心脏电生理学界的国内知名专家早期都是通过学习食管心房调搏技术后才迈进心脏电生理学领域的大门。所以说，经食管心房调搏检查技术从理论到临床均有力地推动了我国心脏电生理学事业的发展与壮大，起到了里程碑的重要作用。

近十年，我国经食管心房调搏技术面临两大挑战。一是社会风气低俗化，功利与拜金主义冲击着学术界。二是医患关系紧张、十分不正常，使这项检查技术被搁置，甚至被废弃。

但是科学巨轮的前行一刻也未停息过，在整个社会科学技术环境每况愈下时，仍有部分医生与工程技术人员没有放弃，经过几十年来的不懈努力，突破了经食管心房调搏技术的瓶颈，研发出刺激仪与记录仪于一体的新一代仪器。并在中国医药生物技术协会心电学技术分会（中国心电学会）的鼎力支持下，在无创心脏电生理专业委员会众志成城的努力下，使经食管心脏电生理检查技术再次焕发青春，成为衔接心电图与临床的桥梁；成为真正意义的具有我国特色的安全、便捷、实用、易于掌握的无创心脏电生理检查技术。

在这种大形势下，三位主编和近20位资深的心脏电生理学者再次编撰了这本经食管心脏电生理检查的专著，并强调技术的规范化，足以见著者用心良苦与深远意义。我相信，在这些学者们严谨、求实、精益求精学风的指引下，本书一定会成为学习无创心脏电生理检查的好教材！无创心脏电生理检查技术必定更加规范化，更加有利于细化临床心律失常的诊断与治疗。

最后，我用王安石的《登飞来峰》一诗作为本序的结尾："飞来山上千寻塔，闻说鸡鸣见日升。不畏浮云遮望眼，自缘身在最高层。"我坚信，有志者事竟成，本书一定会在我国心血管病学的高速发展中起到推动作用。

（2017年2月）

《食管心脏电生理技术与临床实例精选》

序　言

科学最大的属性就是永远不停息地向前，而且永远不能抵达彼岸。

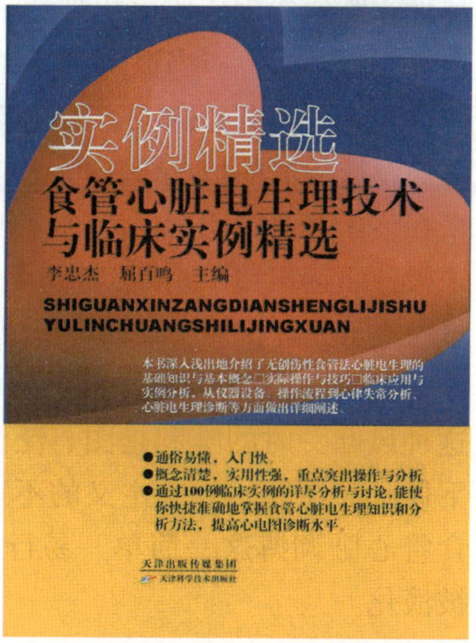

天津科学技术出版社，2013
主编　李忠杰　屈百鸣

食管调搏　源远流长　早在1906年，Cremer就首创使用食管导联心电图技术，其将心电图的探查电极经口腔或鼻腔送到食管内毗邻左房的部位进行心电记录，因记录电极靠近心房而使食管心电图中的房波幅度高大，借此使很多疑难复杂的心律失常得到明确诊断。50年后，Zoll于1952年推出了经食管心脏起搏技术，当心脏程序刺激技术于20世纪70年代问世后，经食管心脏调搏技术也随之成为无创心脏电生理技术。但其后一段时间，因在食管发放电刺激的脉宽限定在2 ms内，使有效夺获心房的起搏脉冲的电压较高，引起受检者食管严重的烧灼感而不被患者接受。直到1978年该错误理论才被纠正。新的研究发现，经食管心脏调搏与心内膜起搏全然不同。前者刺激的食管内膜与心外膜之间形成一个“类电容器”，电刺激脉冲发放后先使电容器充电，然后才是电容器的二次放电，因此，刺激脉宽与刺激强度之间的曲线截然不同，进而发现在食管发放的刺激脉宽不需限定在2 ms内，相反，随着刺激脉宽逐渐增加到10 ms的过程中，刺激脉冲的强度仍然继续加大。在新理念的指导下，随后将刺激脉宽从2 ms改进为10 ms，这使刺激脉冲的输出电压大大下降，使受检者食管的局部烧灼感大为减轻。理论上的新突破，实现了食管心脏调搏技术上的突破，使该无创心脏电生理检查技术得到空前推广与普及。

已入云端　又降低谷　食管心脏调搏技术自1980年引进中国后，如雨后春笋，在广袤的中国大地迅速得到普及与推广，国内研制的食管心房调搏仪也是功能好、价格廉，就在这阵阵强劲东风的推动下，仅用几年时间就迅速形成了一个具有中国特色的无创心脏电生理检查的新局面。但该技术在临床持续兴旺了十几年后却又陡然跌入低谷，食管心脏调搏的无创心脏电生理技术又一次遭到冷落，甚至造成当今不少年轻医生根本不了解食管心脏调搏技术。近十多年来，只有寥寥学者坚守着这一阵地，还在奋力用其为患者服务着。

为什么食管心脏调搏技术从巅峰一时落入低谷呢，其原因诸多。首先与有创心脏电生理技术在国内迅速推广，射频消融术根治心律失常大潮的兴起有关。那一时期，不少专家学者产生了误解与偏见，认为无创心脏电生理技术不精准，既然有创心脏电生理技术已解决问题，无创心脏电生理检查则可休矣，食管心脏调搏也应当退出历史舞台。这些专家在国内各种学术会议上不断扩散着这一错误观点，造成了影响极大的误导。但临床情况并非如此，我们常用冠心病领域相似的情况做比拟：当冠状动脉造影术这一冠心病有创诊断金标准技术在临床普遍应用后，无创检测冠心病的平板运动试验依然在继续使用，根本未被“驱逐出境”，依然是初筛冠心病的重要检查方法。这说明，有创与无创技术绝不相互排斥，反而可形成互补。

使食管心脏调搏技术走向低谷的另一原因就是国内学风的不正与低迷，这种风靡一时的唯利是图、泛滥的拜金主义思潮使严谨踏实的传统学风屈居下风，而浮躁、拜金主义的不正之风严重污染着学术界并成为主流，这也使食管心脏调搏这一简单、易行、实用而又能为患者解决疾苦的技术被低估、被淡化。

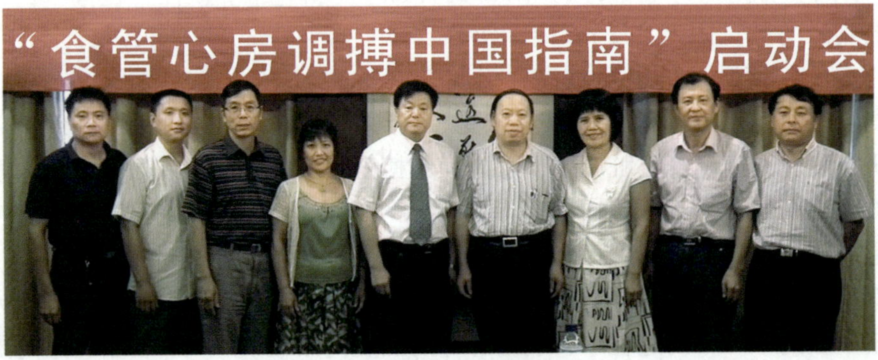

本书编写启动会留影

左起：金林根、董苏、李中健、李乔华、郭继鸿、屈百鸣主编、许原、李忠杰主编、惠杰

大潮在即　巨献鸿篇　但是，国内流行一时的轻率、浮躁学风的弊端正在逐渐被认识、被厌恶，广大学者已猛然觉醒，希望回归传统，回归求实的学风，这种新理念正在逐渐成为主流意识。与此同时，国内研制的新一代食

管心脏调搏仪的功能也得到大幅度的改进与提高。这些积极因素正在使食管心脏调搏技术再次在国内升温，无创心脏电生理技术推广的新高潮即在眼前。而广大临床与心电图医师娴熟掌握该技术后，一定能提高心律失常的诊治水平，更好地为患者解除疾苦，为百姓造福。放眼望去，江水已在翻滚！新大潮在即！

就在全国心血管与心电图医师高举双手迎接这一大潮来临之际，由李忠杰、屈百鸣两位教授潜心编著的《食管心脏电生理技术与临床实例精选》一书如约脱稿，即将付梓交印。在本书面世之际携书样邀我为之作序。拜阅全书后，我深感本书将前沿性与实用性集一身，再加上图文并茂，内容难易辉映，值得初级心脏电生理医生和各级心电图医生拜之一读。本书确能堪称食管心脏电生理学的基础与教学用书，全书理论与实践紧密结合，由浅入深地系统介绍了心脏电生理的基础知识、基本概念、无创食管心脏电生理技术的操作与技巧、临床应用与实例分析。从仪器设备的操作到心律失常的分析、心脏电生理与心电图诊断等逐一作了翔实论述，并汇集多家医院食管心脏电生理检查的精彩病例，集萃后成为本书第二部分百例精彩病例。书中每一实例均附翔实的分析、诊断，以及最后处理意见。这些特点将有利于本书读者的自学提高，十分适合我国食管心脏电生理技术的开展特色，对培养我国心脏电生理新一代人才，提高临床与心电图医师对心律失常机制的分析水平都大有裨益。鉴此，我欣然作序，并向广大读者推荐此书。

（2013 年 3 月）

《心律失常心脏电生理检查技术及进展》

中译本序言

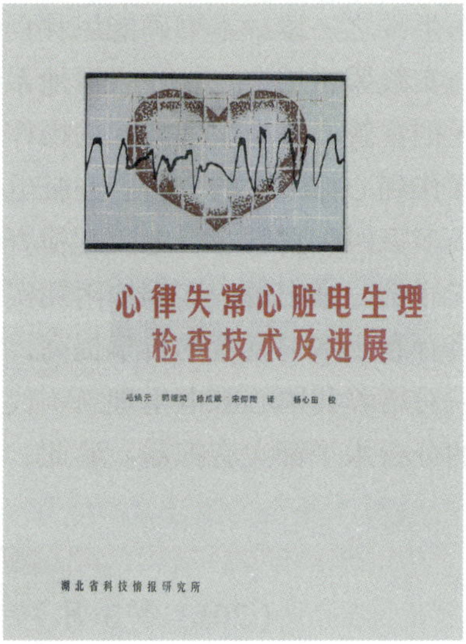

湖北省科技情报研究所，1985
主译 毛焕元 郭继鸿 徐成斌 宋仰陶

近年来，临床心脏电生理学的长足发展和完臻，已成为心脏病学令人瞩目的进展。其极大丰富了心电图学的理论，也为复杂心律失常的认识和发病机制的解释开阔了眼界、提供了根据、打下了坚实基础。目前，心脏电生理已成为心血管病的一门重要而不可缺如的独立诊断学科。其用于心律失常的诊断，各种抗心律失常药物的筛选，以及心律失常非药物性治疗（起搏器、其他电学疗法、外科）的评价和选择。

1982 年以后，非创性（经食管）心脏电生理检查技术在我国开始普遍应用。毫无疑义，这对心脏电生理检查技

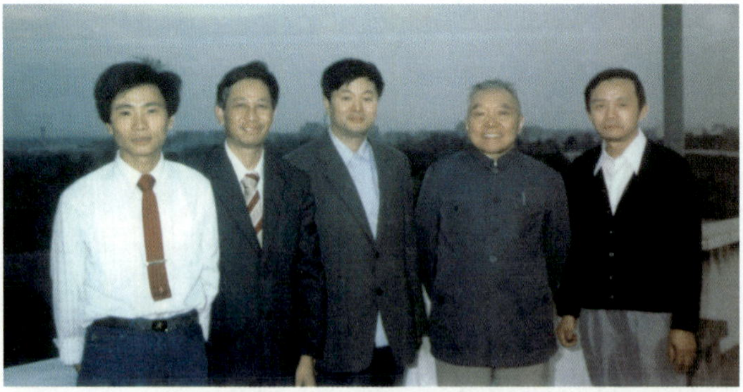

光阴似箭 40 载一挥间
左起：金林根、陈锦明、郭继鸿、毛焕元主译、杨沙宁

术和理论的普及起到巨大作用。同时、心内电生理检查也在更多的单位开始应用。现在，不少县医院，乃至区卫生院都开展了经食管心脏电生理检查技术。但应当看到，在这个领域中我们还处于起步阶段，不论技术还是理论，都与国外水平存在相当大的差距。尤其是很多内科医师对心脏电生理检查的适应证、必要性和临床意义还了解甚少，甚至尚十分陌生。因此，及时引进国外信息和相关资料有着重要意义。

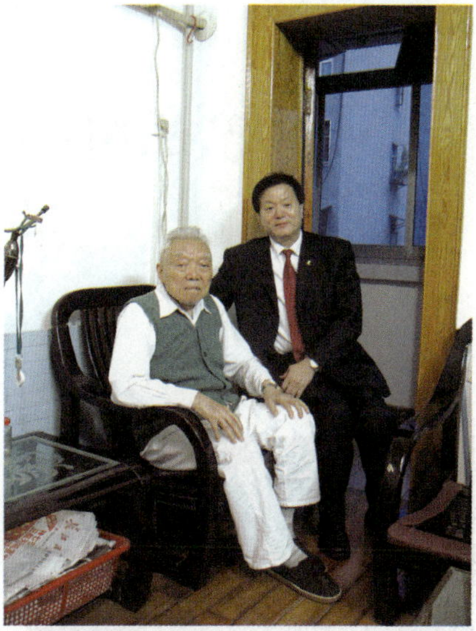
与恩师毛焕元教授

有鉴于此，受湖北省科技情报研究所之邀，我等翻译了美国1985年出版的Dreifus LS等编著的*Cardiac Arrhythmias*：*Electrophysiologic Techniques and Management*一书。该书主要向临床医师介绍心律失常的电生理检查技术和方法，以及心律失常的治疗。作者根据心脏特殊传导系统和心脏解剖学划分章节，全书内容融汇贯通，阐述的理论深入浅出，清晰通达。虽然讲述的是心内电生理检查学，但涉及的内容和理论对食管心脏电生理检查也有重要的借鉴作用。我们深信，本书对广大心电图工作者、临床医师、心血管专科医师、心脏电生理的专业人员，将是一部有较大裨益的参考书。

吾等才疏学浅，肩此重任深感能力有限，恐负众望。但为了繁荣我国心血管病的学术，推进心脏电生理学的研究，故不耻简陋，勉力从命，极尽绵薄。

敬希各位医学同道不吝赐教，批评斧正。

（1985年）

《心律失常的零 X 线或极低 X 线导管消融治疗》

中译本序言

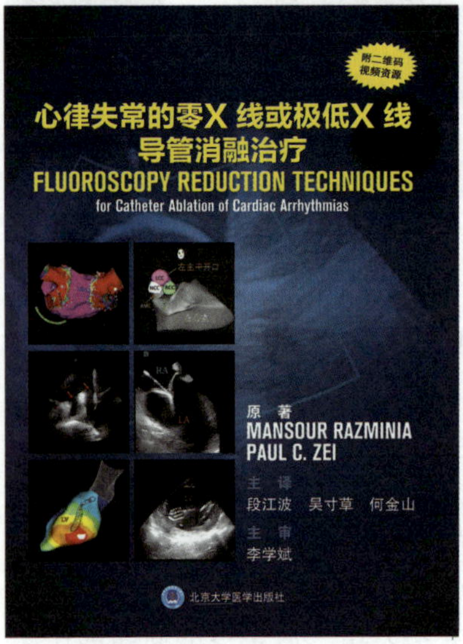

北京大学医学出版社，2020
主译 段江波 吴寸草 何金山

时已入秋，我的三位高足段江波、吴寸草、何金山就将他们的新译作《心律失常的零 X 线或极低 X 线导管消融治疗》的书稿放在我的案头，请审阅并作序。

书稿就像初秋第一片金黄色树叶飘落肩头，轻轻地告诉我，秋天的金黄，带着它独有的成熟与多彩斑斓走进了丰收的九月。

翻开书稿的首页，跃入眼帘的是人类史上第一张 X 线片，那是 X 线的发明者伦琴的夫人：Bertha 戴着戒指拍下的手部 X 线片。随后的 1900 年，伦琴因此而荣膺第一届诺贝尔物理学奖，是他将临床医学带入 X 线的新世纪。

80 年后的 1982 年，Shieman 和 Gallagher 在 X 线机的指引下，分别完成了预激综合征和房室结双径路的射频消融治疗，开创了心律失常消融术治疗的先河，使对人类健康与生命有极大威胁的快速性心律失常的治疗，从“束手无策”的窘态一举变成了根治性治疗。

但科学的道路绝非一马平川，在心律失常消融治疗中，因较多的 X 线暴露会给医生带来一些危害：从粒细胞减少到肿瘤的发生。资料显示，一定量的 X 线暴露可使肿瘤的发生率增加 6 倍。此外，医生为防止射线损伤而穿戴的沉重铅衣，可造成髋关节功能的损害、股骨头坏死等。除医生外，对受治的患者也有很大影响，如妊娠妇女接受心律失常介入治疗时的危害。我还清晰地记得近 30 年前的一件趣事。那是 1991 年 9 月，北京大学人民医院邀请美国伯克利大学的 Micheal Lee 教授来京，与人民医院电生理医生共同完成了国内首例射

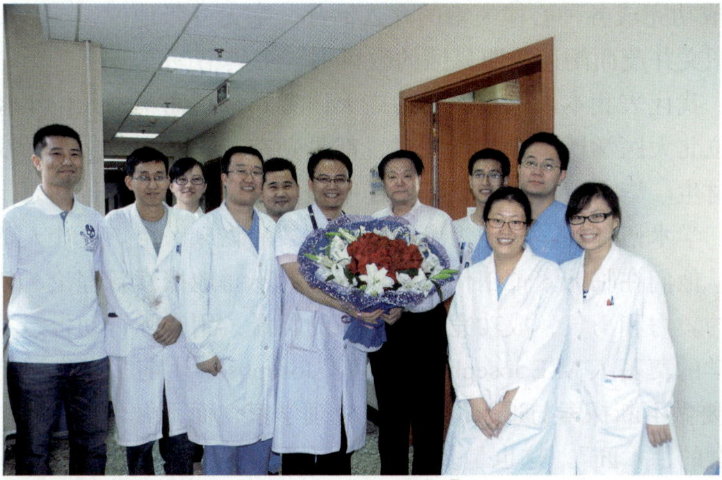

后学可畏 创新传承

左起：三位主译段江波 6、吴寸草 11、何金山 1

频消融术。当天做的 2 例消融术分别耗时 8 小时和 6 小时。而术中应用的高级进口 X 线机的球管，也因工作时间过长，机器温度过高而“罢工”。我们只能用冰水给 X 线机的球管进行“物理降温”。而兴致勃勃从国内各地赶来观摩学习的专家也被拖得筋疲力尽，并恐惧地说，经 X 线 8 小时的曝光，患者是治好了，但长此以往，医生岂不被 X 线“照射而死”。

科学最大的属性就是永不停息地前行。三十年过去了，在临床医生、科学家、工程技术人员的努力下，零 X 线、极低 X 线的导管消融技术这一科学的新命题已得到解决。近年来发明的腔内超声与三维电解剖标测技术的联合使用，极大提高了电生理医生对消融靶点的解剖及电生理特性的认识与理解，进而能在零 X 线或极低 X 线的前提下完成极为复杂的消融治疗。这对医生和患者无疑都是一个极大的福音。

眼下这本将由北京大学医学出版社出版的《心律失常的零 X 线或极低 X 线导管消融治疗》的译著犹如一场及时雨，将对推动我国广大的电生理医生学习和应用这些新兴技术起到里程碑式的作用。这也是世界第一本专注于这一课题的巨著。全书共五篇，第一篇为总论，系统介绍了相关新技术及应用的关键。随后四篇为各论，分别介绍了不同心律失常和特殊情况时这些“零 X 线”消融技术的应用。应当强调，本书每个章节都详细阐述了各种心律失常消融术的每个阶段减少 X 线透视的方法，对每种心律失常的解剖特点、不同维系和不同视野的特点都做了翔实描述，进而将电解剖标测系统和先进的腔内超声技术紧密结合在一起，使读者更易掌握和遵循具体的操作流程，提高手术技能，在零 X 线下成功完成各种心律失常的介入治疗。毫无夸张地说，这是一本密切结合临床、图文并茂而阐述简明易懂的教科书、工具书。

在此，我代表我本人以及本书的广大读者真挚感谢本书几位年轻有为的译者。这三位北大医学博士在校读书时，都是勤奋苦学、中英文水平双佳、品学兼优的高材生。毕业留校后在临床工作中又是精益求精，刻苦钻研，并能紧跟专业前沿，学术悟性高，还能为患者踏实服务的临床医生。更让人感到欣慰与骄傲的是，他们在临床繁忙工作之余，仍坚持不懈地探索新理论、新技术。他们以过人的毅力和勇气，成功完成了本书的翻译，用实际行动告慰了已故的心脏电生理学的奠基人 M.E.Josephson 先生。Josephson 生前多次告诫年轻的电生理医生：“要做不断探索与追求的心脏电生理学家，而不做名噪一时，行而寡思的射频消融的手术匠”。这也是多年来我对他们的殷切期望。

滴水藏海，一叶知秋。从眼前这片成熟的金秋之叶，我领略了丰硕秋天别样韵律，这种秋天成熟的大美远远胜过羞涩的春之美，袒露的夏之美和内向的冬之美。

序言结束时，想用一句我十分喜爱的励志之语与各位读者和年轻一代的电生理医生共勉：“天道酬勤，地道酬德，人道酬诚”。

（2020 年 11 月）

《心律失常无创心脏电生理学检查及实例荟萃》

序　言

李乔华、许原、周胜华教授的大作《心律失常无创心脏电生理学检查及实例荟萃》即将付梓出版，嘱我撰序，我欣然从命并挥毫。

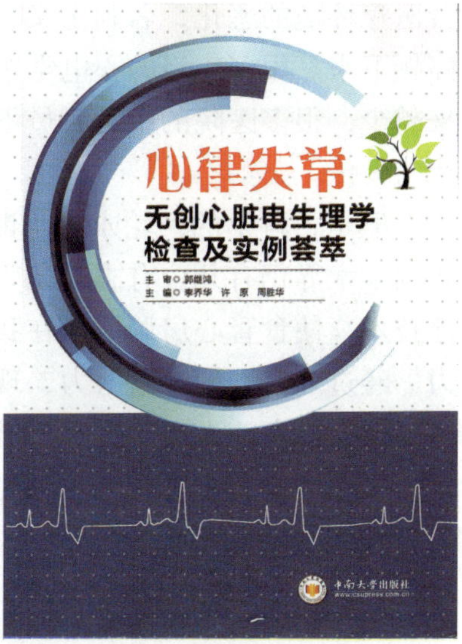

中南大学出版社，2016
主编　李乔华　许原　周胜华

本书是食管心房调搏技术的一本专著，这项技术始于 1906 年 Cremer 创用的食管导联心电图，随后派生出食管心房调搏术。但很长一段时间，人们对该技术的认识与应用陷入误区。因为心内膜起搏技术的参数显示，当发放的起搏脉冲宽度＞ 2 ms 时，脉宽对刺激强度的影响将进入平台期，这使早期食管调搏术中设置的刺激脉宽均在 2 ms 内，而为了有效起搏夺获心脏，不得不将刺激脉冲的电压上调到 30 ～ 40 V，这种起搏脉冲在有效夺获心脏的同时却引起患者食管局部平滑肌的疼痛及烧灼感，多数患者为此而拒绝接受该检查，使其在临床的应用受到很大限制。

直到 20 世纪 70 年代末，美国的一位医生在研究中发现，食管心房调搏术中的心脏起搏与心内膜心脏起搏有很大的不同，前者为间接心脏起搏，其直接刺激的局部食管平滑肌与毗邻的心房肌组织形成了一个“电容器”，发放的脉冲刺激先使“电容器”充电，随后电容器的二次放电才夺获心脏。因此，刺激脉宽根本不受 2 ms 的限制，而高达 10 ms 内，起搏脉冲的刺激强度都随刺激脉宽的增加持续升高。随着脉宽的增加使刺激电压能大大下降，进而使患者局部的烧灼样疼痛极大缓解，最终使患者都能接受这一检查。方法学上的这一突破和改进立即使这项检查的临床应用迅速增加。

此后不久，在20世纪80年代，蒋文平、宁佩庚教授等国内学者将这项技术引进国内，并很快得到推广与普及。这对我国心脏电生理检查的推进与应用有着划时代意义。当时有创心脏电生理检查技术的应用在国内仍属凤毛麟角，只在有限单位才敢问津。而这项无创食管心房调搏术的设备与操作都很简单，容易在各级医院实施及普及。事实也证实了这点，没过多长时间，这项技术在国内如雨后春笋般蓬勃发展，使心脏电生理检查的概念、方法与临床应用在我国得到了一次空前“扫盲”和普及，并很快形成了具有我国特色的心脏电生理检查局面，对提高国内心律失常的诊断与治疗水平，起到了里程碑式的作用。

但近十多年来，我国社会上的多种不良风气严重冲击着医学领域，包括社会医疗环境的恶化，名利主义、拜金主义在学术界的泛滥与腐蚀，使这项技术停顿下来。很多年轻的心电学医生对这项无创电生理检查技术的接触与应用越来越少，很多医院的相关人员不再关注和应用这一技术，使这项技术面临着断代与失传。

但是，科学的巨轮永远不断地前行，就在这项技术受到冷落处于低潮时，我国学术界仍有几位有志之士坚守在困境中，他们依然孜孜不倦地应用并研发该技术，使食管心房调搏术在我国不但没有销声匿迹，反而彰显着强大的生命力。经过几代人的不懈努力，现已研制出性能更佳的新型食管心房调搏仪，功能的极大提高，为这一技术在国内的再次兴起打下良好基础。

就在这些有志之士的呼吁与努力下，我国食管心房调搏术迎来了又一个春天，又开始恢复昔日的兴盛，我国普及与发展食管心房调搏术的第二次大潮正

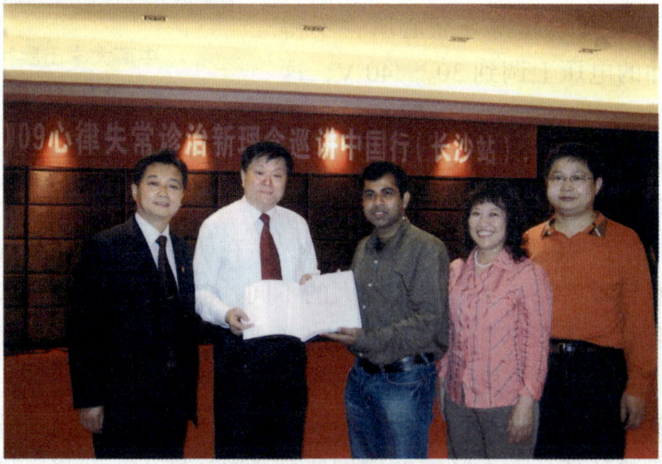

橘子洲头　湘火正盛

左起：周胜华主编、郭继鸿、外国留学生、李乔华主编、刘启明

在汹涌澎湃地向我们走来，而本书正是迎着这一大潮而出版。与其他食管心房调搏术的专著尚有不同，本书内容更加结合临床，以精彩生动的病例为主线，结合病例将该技术的方法学、应用适应证等诸多方面进行阐述，并通过介绍其中的机制及相关的心脏电生理知识，使读者对该技术的认识由此及彼、由表及里，进而系统而扎实地掌握了该技术的要领。

本书的第一主编李乔华教授多年在湘雅医学院工作，众所周知，湘雅医学院是我国第一所高等医学院校，且一直在国内享有盛名。这里的心电图技术的应用是由王肇勋教授开创的，李乔华教授正是继承和发扬了湘雅的这一悠久的学风。我与乔华教授学术来往已逾 10 年，我深知她为人秉直、学风正派，多年来，她一直勤奋工作在心电与心功能领域的第一线，虽年资很高，并担任湖南省心电学会的副主任委员，仍坚持一线工作，积累了丰富的实践经验。她的这一特点读者也能在本书翔实的内容中得到验证。多年在高等医学院校工作的经历，使她的基础理论扎实全面，她还为医学生写过英文的心电图教材，足以彰显她英文水平的高深。她几十年如一日的学术积累，才有了今天的学术业绩，也为本书的质量和水准打下了坚实基础。作为一名学者，难能可贵的是一生默默地坚守而毫不倦怠，这是严谨治学的学者必须具备的志趣与操守。通读全书，你不仅能感受到她严谨执着的治学精神和一片赤诚之心，更能感悟到其深厚的学术功底与造诣，这些都值得有志于心律学专业的年轻医生仿效与学习。

本书具有很强的学术前沿性、实用性和可读性，而书中的实例真可谓图文并茂，教学价值很高，再配上循序渐进的阐述，本书对各级临床和心电图医生均有很大助益。教学相长，疑义相与析。我相信，真正学者最大的志趣莫过于此。因此，能有幸读到一本好书，并能及时分享内在的奥妙，如此乐趣，岂不快哉！

（2016 年 3 月）

《心电散点图》

序 言

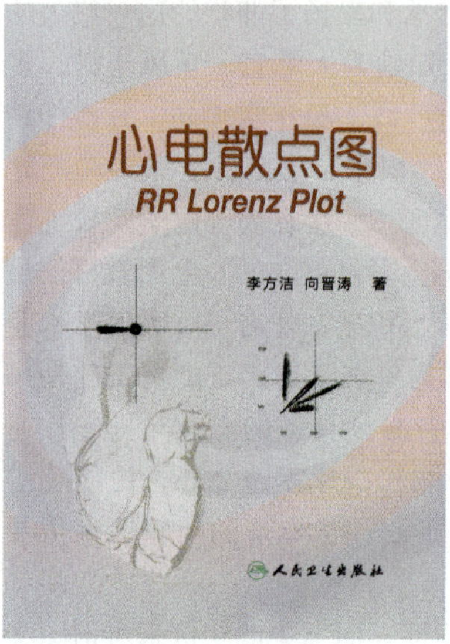

人民卫生出版社，2014
著 李方洁 向晋涛

心电图学是一门应用百年而久盛不衰的诊断技术，并且随科学技术的进步，其理论仍在不断拓宽与充实，各种派生的新技术还在不断涌现。1887年，英国生理学家Waller采用Lippman刚刚发明的毛细管静电计描记出人类第一份心电图，引起荷兰生理学家Einthoven的极大兴趣。1903年，Einthoven研制出高精度的弦线式电流计，并用于心电图记录，为心电学的临床应用和心电图发展奠定了坚实的基础。1906年，他将最初的心电图导联系统组合成标准的Ⅰ、Ⅱ、Ⅲ双极肢体导联。1932年，Wilson完成了6个单极胸导联的设计，而1942年Goldberger改进并推出了三组单极加压肢体导联，最终推出了至今还在临床应用的标准十二导联心电图记录系统。

20世纪中期以来，随着现代科学与应用技术的发展，心电图逐步进入计算机化的信息时代。1963年，Holter借助计算机技术，尝试记录长程心电图，并获成功而发明了动态心电图技术，这是心电学史上又一次划时代的技术进步。动态心电图技术的问世不仅为临床诊断与心电现象的研究提供大样本的心电数据，也对长时间内大样本心电数据的分析技术提出新挑战。

心电散点图是近年来心电学领域的新技术、新概念，以非线性分析方法为基础，运用计算机技术把较长时间记录的心电数据转换成一种高密度数据，并制成直观简约的图形。心电散点图有助于提取和挖掘隐含在大样本中的心电数据中，未被传统心电图技术识别的非线性的生理或病理信息，以及其变化规律，使其在心律和心律失常的表达上显示出独特作用，是一种值得认真学习和深入研究与探讨的长时间心电数据的诊断与分析方法，其一定会对普通心电

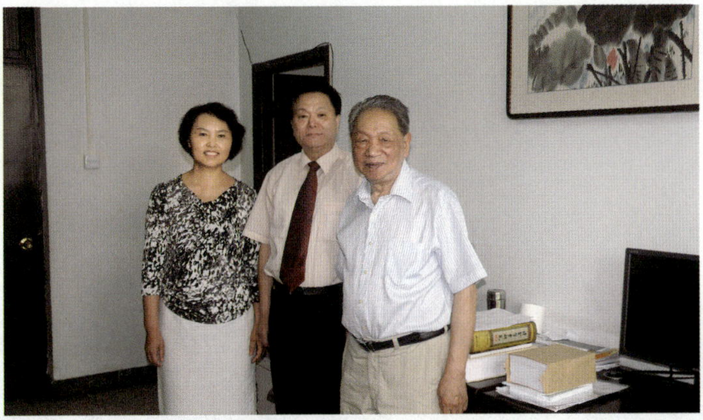

高师高足 诗书情长
左起：李方洁、郭继鸿、陈可冀院士

图、动态心电图等技术起到巨大的助益。

近十年来，李方洁教授对心电散点图技术进行了长期深入的研究，积累了很多临床经验，本书中包括的内容都是她多年来在这一专题进行的研究总结，对临床医生及心电学工作者一定会有所裨益，使这项技术得到进一步推广、普及与提高。

（2014 年 3 月）

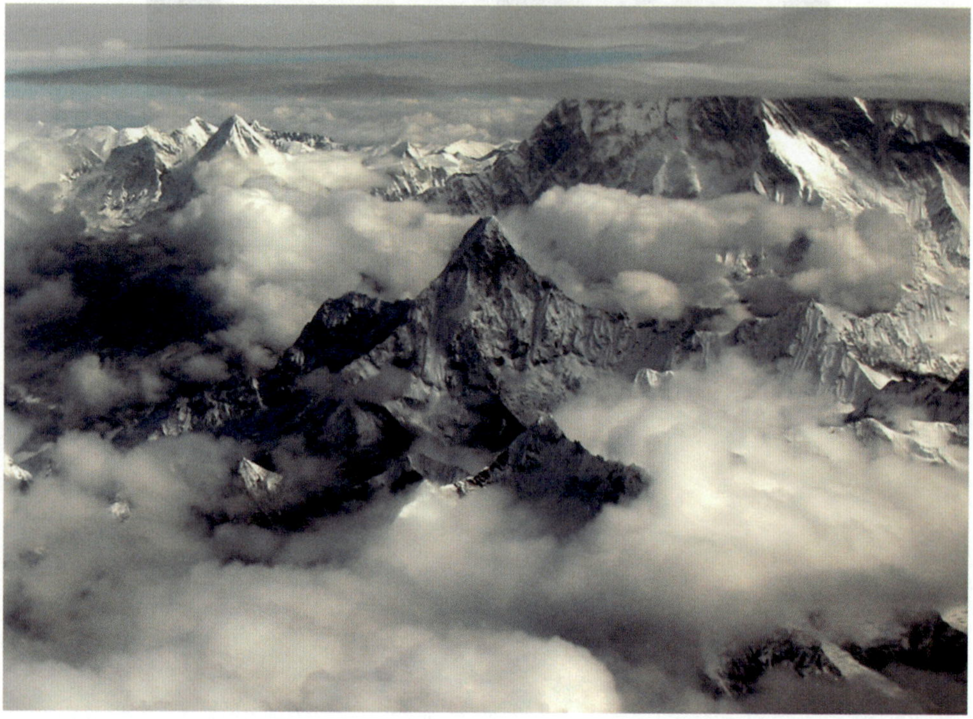

珠峰笑指蓝天　　2015.5.6 航拍于尼泊尔

第八篇

心律失常及药物治疗

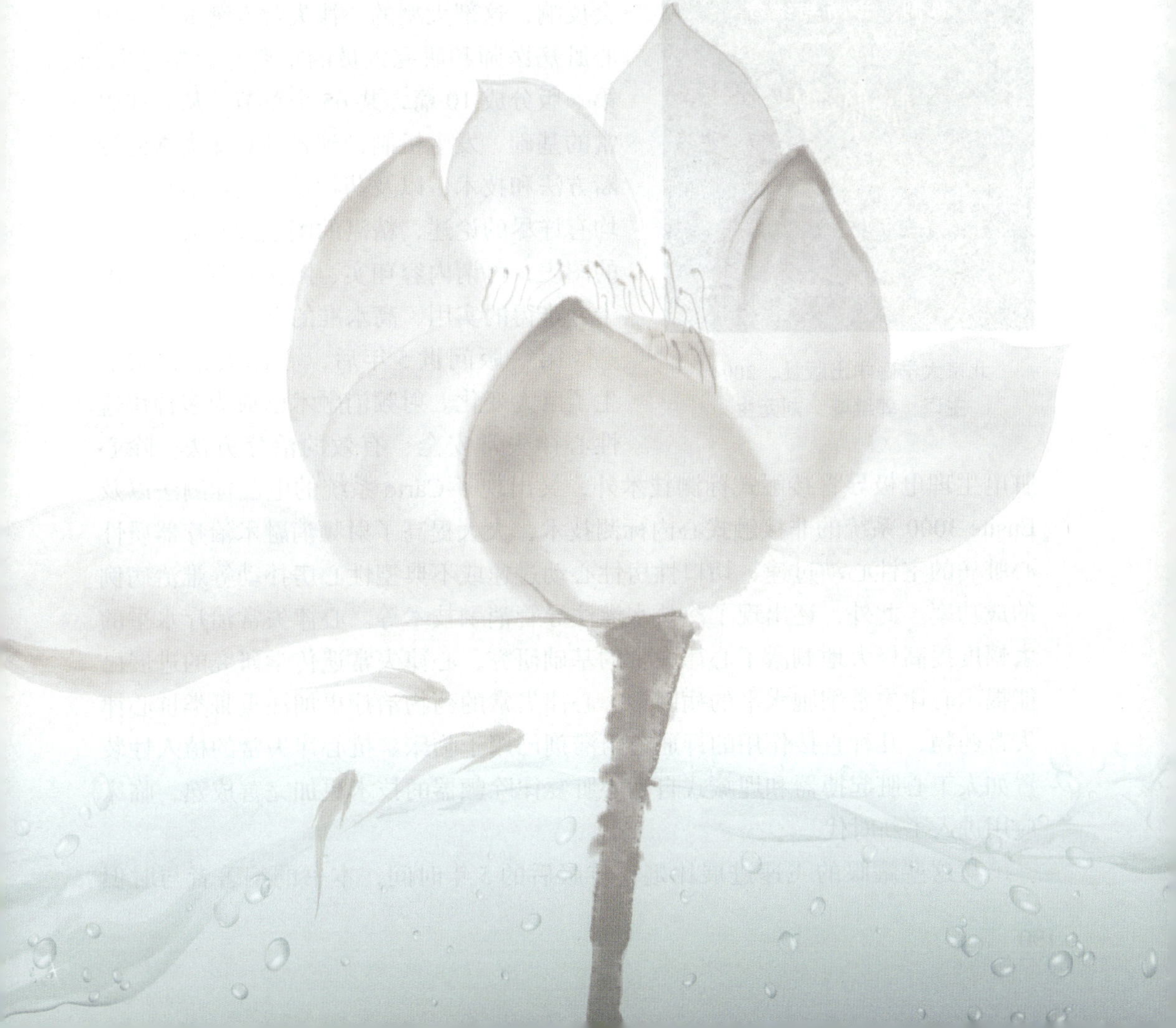

《心律失常：机制、诊断与治疗》（第二版）

中译本序言

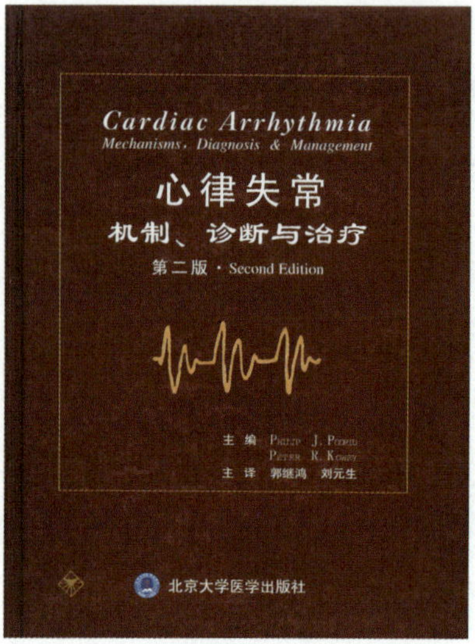

北京大学医学出版社，2004
主译 郭继鸿 刘元生

Podrid 与 Kowey 编著的《心律失常：机制、诊断与治疗》（*Cardiac Arrhythmia*：*Mechanisms*，*Diagnosis*，*and Management*）第一版于 1995 年面世后，引起了巨大的社会反响，这部大型的心律失常专著成为各国心脏病医师和研究人员的重要专业参考书。第一版分成 10 篇，共 65 个章节。从心律失常的基础、发生机制，到各种心律失常的诊断方法和技术，以及药物及非药物治疗书中均有详尽的论述，精湛的阐述配有大量醒目的图表，可谓内容翔实、图文并茂，是一本十分难得的实用、高水准的专著。

第一版问世 5 年后，心律失常领域发生了巨大变化。射频消融术已成为多种快速性心律失常安全、有效的治疗方法。除心脏电生理电极导管接触式标测技术外，又出现了 Carto 系统的电磁标测法以及 Ensite 3000 系统的非接触式心内标测技术，大大提高了射频消融术治疗器质性心脏病的室性心动过速、切口性房性心动过速或不典型性心房扑动等难治病例的成功率。此外，还出现了冷盐水灌注导管消融技术等。心律失常治疗水平的大幅度提高极大地刺激了心律失常的基础研究，心律失常遗传学研究的进展已能揭示心律失常细胞水平的病因学。心律失常的药物治疗更加注重Ⅲ类抗心律失常药物，几种直接作用的钾通道阻滞剂已用于临床。抗心律失常的植入性装置如人工心脏起搏器和埋藏式自动心脏复律除颤器的技术更加完善成熟，临床应用进入了新时代。

与这些耀眼的飞速进展比媲，首版后的 5 年时间，本书的编著者与时俱

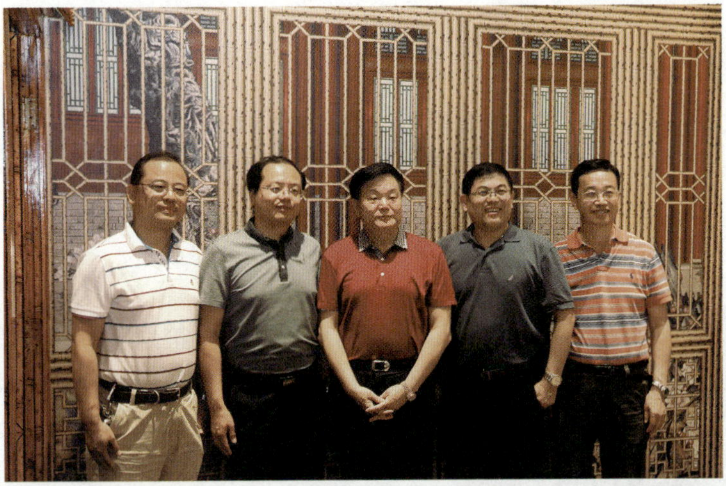

竟数风流人物

左起：王志鹏、张海澄、郭继鸿主译、李学斌、刘元生主译

进，不畏劳苦，在翻阅了浩瀚的文献后，对首版内容做了大手笔的改动，对全书的篇幅做了较大的调整。第二版的内容压缩为 5 篇 36 个章节，对已十分少用或不用的技术做了删减，对已陈旧的理论做了十分简明扼要的介绍。但在减少篇幅的同时，对学术和实用价值都很高的内容做了大幅度扩增，其中很多是作者独到的见解以及珍贵的实践经验与体会。很难想象，作者是以何等的毅力辛勤笔耕、挥洒汗水，撰写出更加绚丽夺目的第二版巨著。

与以往的译著一样，本书是全体译著者共同努力和集体智慧的结晶，作为主译者只是做了一些组织工作。为此，我们真挚感谢本书的全体译著者，感谢他们为本部译著做出的巨大贡献。

天行健，志者应自强不息；地势坤，仁者以厚德载物；学无涯，学者当厚积薄发。本译著问世之际，以此咏志并与全体读者共勉。

本书翻译出版过程中，正值 SARS 恶魔虐袭我国，在全国上下齐心协力与 SARS 的抗争中，本书的译著者刘维宇教授英勇献出了自己风华正茂的年轻生命，给我们留下了无限的哀思和永远的怀念。

（2004 年 5 月）

《心律失常新进展》

序　言

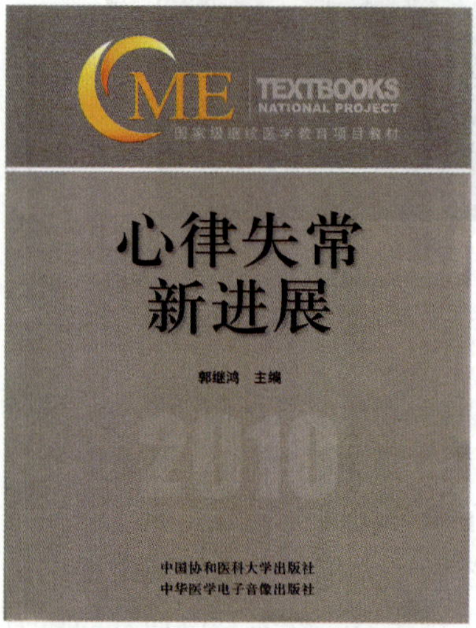

中国协和医科大学出版社，2010
中国医学电子音像出版社
主编　郭继鸿

由中华医学会策划、中华医学电子音像出版社编辑和出版的系列《国家级继续医学教育项目教材》已历经5年。该套教材因其实用性颇受临床医师的欢迎。分册的种类越出越多，涉及的学科越来越广，相应之下，社会的影响力也日趋扩大。

《心律失常新进展》分册是今年立项出版的新分册，中华医学电子音像出版社嘱我组织专家进行编写。随后在北京召开了编委会，进行全书内容的讨论与定位，以及各章节核心内容与题目的确定，并最终敲定各章节撰写的专家名单，再经作者各自的撰写而完成全书。

首先本书的读者群仍然定位在三级甲等和二级甲等医院工作的心内科和普通内科医师，全书内容包括基础知识、常见的心律失常以及药物和非药物治疗篇。此后，又将遗传性心律失常、心脏性猝死的预警与防治单独成篇，分题撰写，全书的第七篇为心律失常的新进展、新理念。就内容而言，本教材严格遵循基础与前沿并举，临床与实用为基点，其中普及实用性内容占70%，而进展与前沿内容占30%，借此保障本分册实用与进展兼顾的宗旨！

应当说明，近年来心律失常是心血管领域最活跃、最热门的学科，新概念不断涌现，新理念层出不穷，新技术快速更新，发展速度真可谓日新月异，这使临床医生在急需更新知识的同时又感到力不从心。在分册编委会的精心策划下，在全体编写专家的共同努力和医学会领导的支持下，本分册终于如愿以偿，即将面世。我深信本书一定能充分体现实用与前沿并举的理念，对各级临床医生心律失常诊治知识的更新起到良师益友的作用。

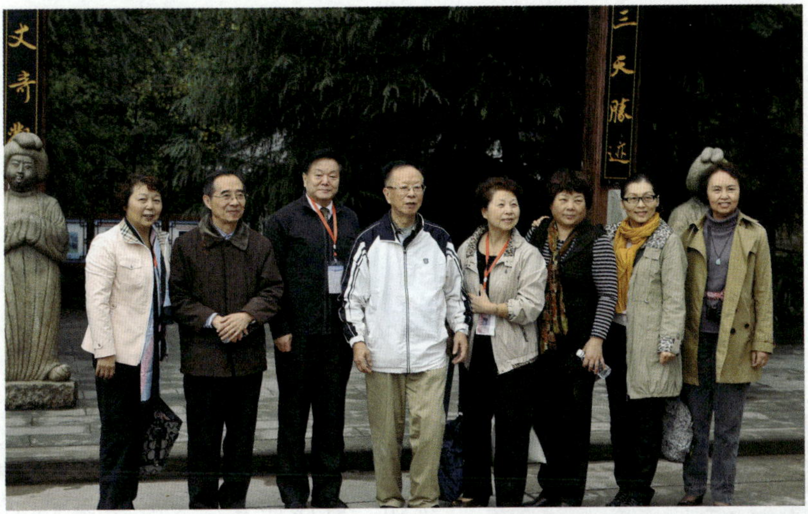

精英云集 各显风采
左起：钟杭美、刘仁光、郭继鸿主编、何秉贤、尹颜琳、韩卫星、马兰、李方洁

在此特别感谢安贞医院的张金荣和林运两位教授，他们耗费了大量的时间和精力，最终拍摄出图文并茂的视听教材，为本书锦上添花；还要感谢编辑部的诸位老师，他们辛勤耕耘但又是默默无闻的幕后英雄，本分册凝聚着他们大量的心血和付出；更要感谢几位年富力强、但又实干的副主编，他们都是年轻的心血管病专家，既是本分册的组织策划者，又是第一线的撰稿者，他们为本分册的出版付出了艰辛的努力。

鉴于编写时间仓促，写作组水平的限制，全书仍会存在不足、缺陷，甚至是错误之处，在此恳请各位读者精读本书时，一旦发现错误和内容不妥之处，能够不吝赐教，以便本书更好地完善与提高。

（2010 年 5 月）

《心律失常的现代治疗》（第2版）

中译本序言

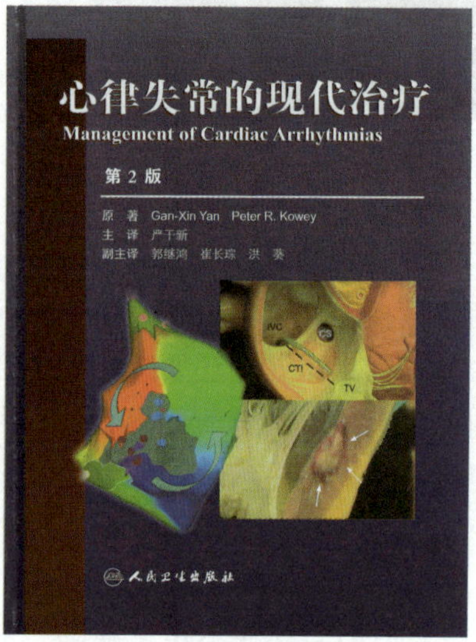

人民卫生出版社，2012
主译 严干新
副主译 郭继鸿 崔长琮 洪葵

夏天总在展示着最旺盛的生命力，绿意葳蕤地在天地间延伸着春天的无限妩媚。恰逢仲夏，大型专著《心律失常的现代治疗》（第2版）中译本在北京如期付梓。

你可以想象，本书的译著者就在这骄阳似火、热气似蒸的酷夏，虽汗流浃背，依然挑灯夜战的场景。这就是中国知识分子从不诉苦，以振兴中华为己任而让人肃然起敬的气质。他们辛勤的付出也为本书精湛的学术内容增添了可贵的人文灵气。

严干新教授既是《心律失常的现代治疗》（第2版）英文版的主编，也是本书中译本的主译。他是著名的心脏病学家、心脏电生理大师。在中国读完硕士学位后，他赴美深造，在美国优越的学习与研究环境中如鱼得水。一方面他具有超人的天资禀赋与勤奋，另一方面师从大家而得到悉心的指点和教化，这些使他的英才得到迅速而充分的展示。他创建了楔形心室肌的活体模型，使跨壁的不同层心肌的除极与复极能分别记录与显示。在研究中，他发现并提出Brugada心电图三联征中的第一成分，不是右束支不全阻滞的r’波，而是早期复极的J波，进而揭示Brugada综合征的发生机制是Ito电流增强引起的心室复极异常。近期，他又提出“J波综合征”的概念，已受到业内人士的高度重视。鉴于他在心脏电生理领域诸多方面的开拓性贡献，他已跃然跨进世界一流心脏电生理

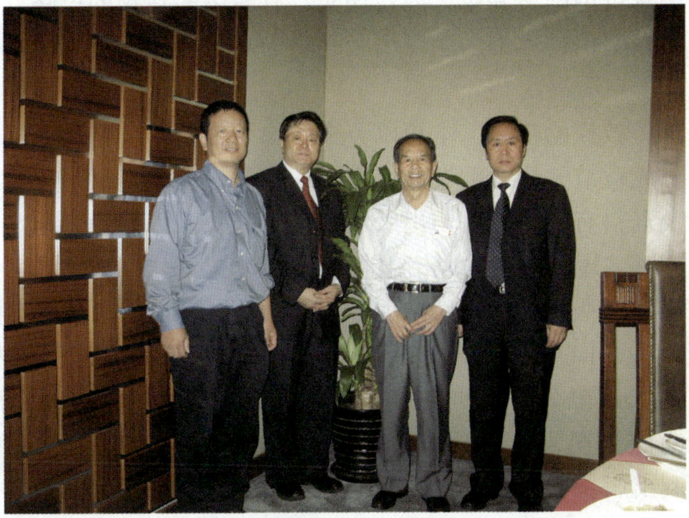

鸿儒谈笑 笔下生花

左起：严干新主译、郭继鸿副主译、崔长琮副主译、杨杰孚

学大师的行列。多年来，严干新教授一直坚持不断回国讲学和指导国内临床与科研工作，并被国内多家大学和研究单位聘为教授或客座教授，他为中国心脏电生理专业的发展做出了重要贡献。

从清末西学第一人严复赴英国留学开始，到庚子赔款后大量学子赴英、美留学，再到改革开放 30 年来一批批中国学生赴欧美深造，中国学者西学的人数不断剧增，但学有所成者少，而学有所成并能成为某一学术领域的领军人物者更少。医学领域中，解放初期从大陆赴美的周德全在心电图和心电向量图领域造诣极深，并撰写了《实用心电图学》及《临床心电向量图学》两部传世佳作。还有郑宗锷教授，他 36 岁时就成为华盛顿大学医学院的教授，并有心脏病学的大型专著。无独有偶，年轻有为的严干新教授也在其扎实的基础知识和丰富的临床与实验室经验的基础上，撰写了《心律失常的现代治疗》大型专著，并在近年又修订出版了第 2 版，这在中国留美学者中实属凤毛麟角。这是严干新教授个人的成就与骄傲，也让国人和中华民族感到骄傲与自豪。

《心律失常的现代治疗》（第 2 版）一书分成 6 篇，共 21 章，内容从心律失常遗传学与分子学基础到临床有创和无创性诊断技术，从各种特殊的心律失常到特殊人群的各种心律失常及综合征都有全方位阐述。此外，书中还包括心律失常治疗领域的最新进展，如中药稳心颗粒心房选择性作用的最新研究成果。纵览全书真可谓图文并茂，内容翔实，有着诸多新颖的思路，有着与众不同的理念。可以坚信，本书的翻译出版必将为我国心律失常诊治水平的提高贡献绵薄之力。

探究严干新教授的初衷，本想以英文版原著为蓝本，再邀请国内多位专家自由选题，各成章节，最终汇聚成一本新的专著。但几经讨论认为：国内专家的个人经验及资料有限，撰写与出版周期也将冗长。因此最终选定，采用全书翻译的形式，以“短平快”的风格出版中译本。

《心律失常的现代治疗》(第 2 版）中译本即将面世之际，要特别感谢人民卫生出版社的李向东和王暄两位编辑，她们慧眼识珠而迅速接纳了本选题，并夜以继日地大战酷暑、加班加点，使本书能如愿如约地按时出版。还要感谢步长制药有限公司，他们对本书的出版给予了极大关注、热情和鼎力支持，使本书能顺利出版。在此，我代表严干新主编表示我们对出版社及公司由衷的感谢。

（2012 年 8 月）

《抗心律失常中西药与离子通道》

序　言

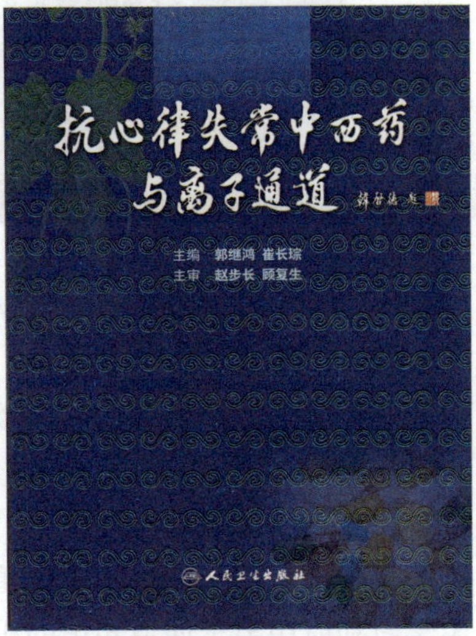

人民卫生出版社，2008
主编　郭继鸿　崔长琮

心律失常的发病率与致死率有逐年增高趋势，尤其猝死发生率的升高已引起社会广泛的关注与重视。对绝大多数心律失常，药物仍然是基础和首选的治疗，也是临床应用最广泛、最普遍的方法。目前心律失常的药物治疗仍存在一定的问题，存在着临床应用的不规范，这与医生对药物的药理学、药效学和离子通道学了解的不深不透直接相关。

本书撰写的初衷就是为提高临床医生应用抗心律失常药物的水平。全书分四部分：第一部分是抗心律失常西药，介绍了药物如何选择，剂量如何考虑，还对药物的药代学和药效学的基本概念进行了介绍，以备读者查阅；第二部分是抗心律失常中药、中成药，概述了抗心律失常中药、中成药的中医辨证论治的理念与根据，以及临床应用与研究的现状；第三部分由北京大学著名的刘泰槰教授亲自执笔，系统介绍了临床离子通道学，这部分内容虽然较深，却能解决很多临床问题；第四部分为临床心血管病与离子通道，系统介绍了临床常见的离子通道病及药物治疗。本书内容紧密结合临床，全方位地介绍了抗心律失常的中西药物，对临床医生抗心律失常药物治疗的普及与提高十分有益。

阐述抗心律失常药物的专著国内已有不少，翻译的卷本也有多种，与这些专著相比，本书有两大特点：一是本书不仅对抗心律失常药物的临床药理学做了详细阐述，同时又对其离子通道方面的机制做了深入介绍，这些内容对临床医生十分重要。第二个特点是本书介绍抗心律失常西药与中药并举，在介绍抗心律失常中药时，不仅介绍其中医治疗的理论根据，同时还介绍了这些中药、中成药治疗心律失常的“西医”理论，这对临床医生同样十分重要。欲战

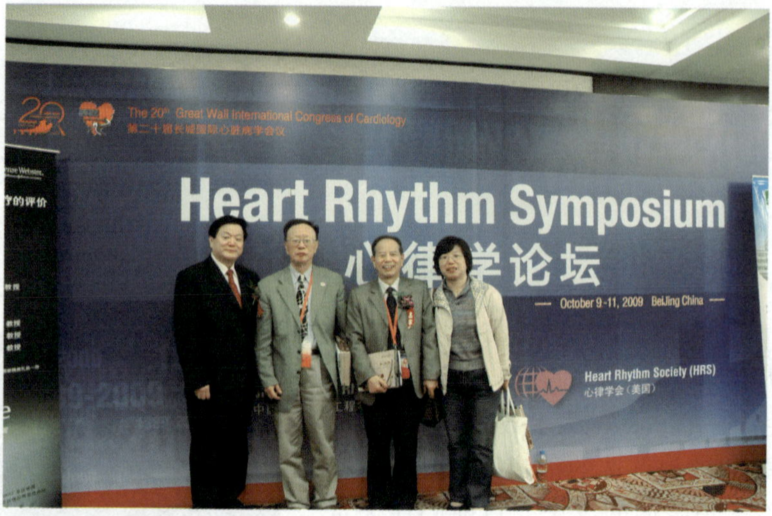

谦谦学者　论道声远

左起：郭继鸿主编、何秉贤、崔长琮主编

而先利器，为提高心律失常药物的治疗水平，必然先要提高医生的认识和学术水平。

离子通道和离子通道病是21世纪临床医学和分子生物学发展的新课题，抗心律失常中西药物的离子通道机制是临床医生用药的基础知识。目前临床医生学习和应用离子通道知识的积极性高涨，但也有畏难情绪。我们一定要像20世纪50年代学习心电图、60年代学习超声心动图、70年代学习心导管技术一样，积极行动起来，则会在几年内有较大的进展和提高，就能将离子通道的知识与临床疾病的防治紧密结合，使抗心律失常中西药能更加合理、更加有效地应用。

在本书面世之际，我们衷心感谢各位编委，本书是全体编委精诚合作与精诚团结的结晶。还要衷心感谢步长集团对本书的鼎力支持，本书从立项、编写到出版都凝聚、渗透着他们无私而真诚的帮助。

每位医生都渴望自己成为名医，成为大的医家，但“大音希声，大象无形”，为实现自己的愿望需要坚持不懈地付出和坚忍不拔的拼搏与努力。

（2008年5月）

《心血管药物应用精要》（第 8 版）

中译本序言

又是春光妩媚时，而今年的春色格外撩人。放眼望去，那姹紫嫣红的世界，分明就是张扬生命活力的一幅幅绚丽画卷。画卷中，迈着轻盈步履的人们，去踏青赏花，张开双臂去拥抱春天。与戊戌年春色同行的《心血管药物应用精要》一书业已揭开面纱，付梓登场了。

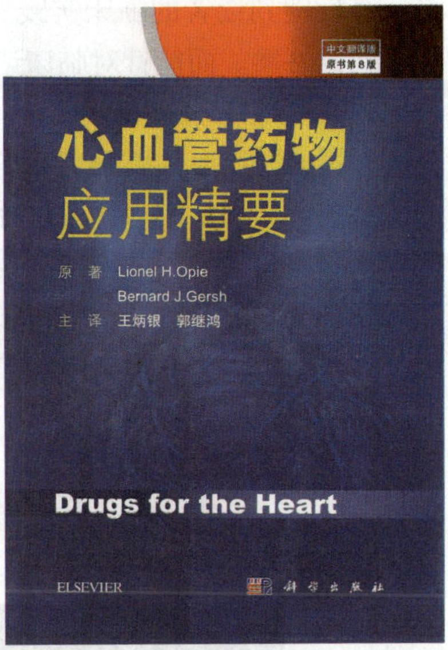

科学出版社，2018
主译 王炳银 郭继鸿

众所周知，心血管疾病至今仍高居致死性疾病的首位，仍然是人类健康的最大杀手，仍在肆无忌惮地吞噬着数以万计无辜者的生命。而控制与防治心血管疾病仍然是当今医学科学艰巨而迫切的使命。

在心血管疾病的防治中，非药物治疗技术正在异军突起，不断创造着奇迹：心外科医生为心力衰竭晚期患者植入的永久心室辅助装置已使需要心脏移植患者的数量大为减少；冠状动脉 PCI 技术的不断精细与提高，已使开胸做冠状动脉旁路移植术的人数锐减，而导管消融术也使越来越多的心律失常患者得到根治。但还要看到，在心血管疾病患者的整体人群中，药物治疗仍是应用最多而又有效的方法。药物仍然承担着多数心血管疾病患者的一线治疗使命，正在救治着无数心血管疾病患者的生命。

即将面世的《心血管药物应用精要》一书，是英文原著第 8 版的中译本，是一本驰名世界的心血管病药物治疗的专著。第一版于 1984 年发行至今已 30 多年。当下，有关心血管疾病的各种著作琳琅满目、数不胜数，但有关药物治疗的专著却匮乏稀少，及时跟进药物治疗进展、学术前沿进展的书籍更是凤毛麟角、格外短缺。很多临床心血管医生都期盼和渴望能有一本能随时备查而且有问必有答的药物指导用书，这正是本书最初引进与翻译的初衷。

毫不夸张地说，《心血管药物应用精要》一书凭借众多的学术亮点夺魁数十载，经久不衰，并成为很多临床医师每日不可缺少的良师益友。本书的亮点表现在：

1. 内容详实，紧扣临床：在 9 类心血管疾病药物各自独立为章的标题下，均设有 2 ～ 4 个小节的文字对该类药物的药代学和药效学做全面概述。随后就是 10 ～ 20 个小节分别阐述本类药物在临床不同情况时的应用，包括最佳适应证、用药的注意事项及经验体会。这些章节涉及的内容都以临床实际需要为基点，又反馈到读者的临床实践。这使带着问题而查询本书的医生能按图索骥，很快找到答案。而能针对临床诸多常见的实际问题给出详实解答则是本书独树一帜的撰写风格。

2. 图文并茂，插图精美：本书的另一亮点就是全书拥有大量的新颖、精美的示意图。作者精心为读者设计并绘制了很多与正文内容遥相呼应的插图，借此深入阐明药物的各种作用和药物独特的药理机制等。这些精心设计、精美制作的插图雀跃在全书，为全书文字插上了翅膀，使文字也动了起来、飞了起来，这些插图除了使书中内容更加形象生动外，更利于读者对内容的理解、归纳、记忆及日后的应用。

3. 书体修长，易读易带：本书采用了与众不同的开本格式，凸显玲珑清秀，别具一格。硕长的书体冲击着读者的视觉和审美观，还使整书易带、易读、易

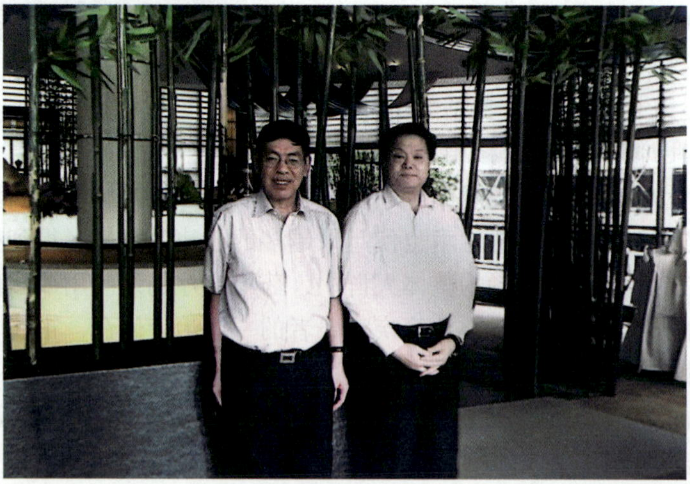

苏州贤才甲天下

左起：王炳银主译、郭继鸿主译

用，能够成为临床医师真正的口袋书，随时备查。

上述的诸多亮点，使本书 30 年来在世界各国都享有盛名，我坚信，本次中译本也一定能成为众多中国医师爱不释手的读本、形影不离的伴侣和可靠可信任的忠实助手。

借助本书序言，我还要郑重介绍本书的主译王炳银教授。

王炳银教授是原浙江医科大学和北京医科大学两所名校的精英才子，博士毕业后赴美国斯坦福大学医学中心求学任职，逐渐成为学富五车、学识厚积的学者。我与炳银教授已是长达 40 年的莫逆之交，早在 20 世纪 80 年代，他和我分别在北京医科大学和同济医科大学同时攻读心血管博士学位，而且都主攻心脏电生理专业。同龄又是同专业，这使我们拥有更多机会进行学术商讨与书信往来。博士毕业后，他赴美留学深造，而我从同济医科大学分配到他原来所在的北京医科大学人民医院工作。两人的人生轨迹在此发生了重叠与交叉，也为两人的情谊续添佳话。前几年，炳银教授回国定居并工作，在上海交通大学医学院附属九龙医院心脏中心任职。距离的拉近，使我们的交往更趋频繁。

几十年来，我与炳银教授一直无话不谈、互诉衷肠、相互敬重。有时我去苏州和他晤面促膝长谈，有时他来北京小聚，交流专业心得与人生感悟。用“以书会友，以友辅仁”一语形容我们的情谊与交往最恰不过。炳银教授学识渊博，他对学术的执着追求和真诚的为人，一直让我敬重钦佩，一直激励我笃学前行。本次合译《心血管药物应用精要》一书，无疑为我们原本深厚的私人情谊再添重彩。为使本书的翻译更信、达、雅，他浸透了大量心血，逐字逐句的推敲，使全书翻译水平不断升华，我也从中再次领略和见识了他出众的中英文水平。

除炳银主译外，我还要衷心感谢其他几位译者，是他们的忘我奉献，构筑了本部译著的大成。

笔蘸书香，腾踔万象；真力弥满，风规自远。衷心祝愿本书香飘万里，祝愿本书的各位读者的学识不断进取，学有所成。

（2018 年 3 月）

《欣无忧（伊布利特）临床应用精粹》

序　言

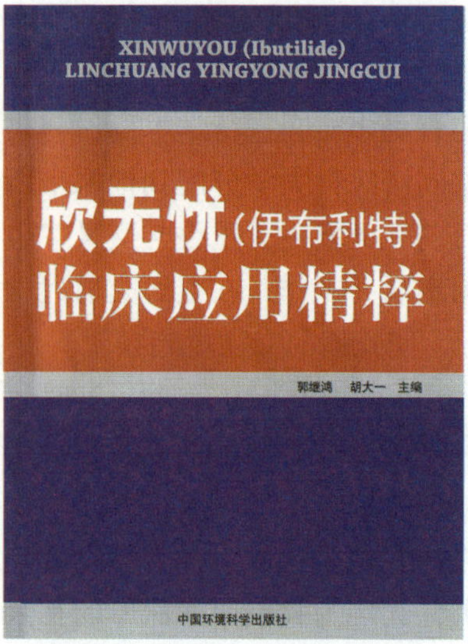

中国环境科学出版社，2009
主编　郭继鸿　胡大一

CAST实验让人震惊的结果公布后，医学界多年来对Ⅰ类抗心律失常药物寄予的厚望开始转向Ⅲ类抗心律失常药物，伊布利特这一新型的Ⅲ类抗心律失常药物应运而生。伊布利特1996年首先在美国上市，美国FDA批准静脉注射伊布利特治疗新近发生的心房扑动、心房颤动。随后在德国等多个国家也相继上市，并被相关指南列入心房颤动和扑动的一线治疗药物。借2008年的春风，我国丰原药业研制成功的第一个Ⅲ类抗心律失常药物伊布利特注射液全面上市，投入临床应用。这是中国心血管界的一件大事、喜事。

伊布利特的活性成分与结构和索他洛尔相似，有复极延长的作用，但其具有独特的离子通道机制，既抑制复极时的K^+外流，同时促进平台期缓慢的Na^+内流和Ca^{2+}内流。因此，在终止心房扑动、心房颤动的同时，对窦率的影响较小。

大量文献证实：伊布利特快速转复心房颤动与心房扑动的成功率高于胺碘酮、心律平（普罗帕酮）、索他洛尔等抗心律失常药物，对于冠心病及非瓣膜病心房颤动的转复率高达82.5%；适合应用伊布利特的人群广泛，包括心外科术后的患者，老年、儿童、急诊、植入起搏器等心房扑动、心房颤动患者。《2006年美国心脏病学会（ACC）/美国心脏协会（AHA）/欧洲心脏病学会（ESC）心房颤动治疗指南》中指出，伊布利特是心房颤动发生持续7天以内患者的首选药物，以及心房颤动持续7天以上患者的一线治疗药物。此外，预先给予伊布利特治疗，有助于提高直流电复律的成功率，防止心房颤动在短期内复发，伊布利特还能用于心律平复律失败和心律平、氟卡胺治疗期间心房颤动复发的患者。

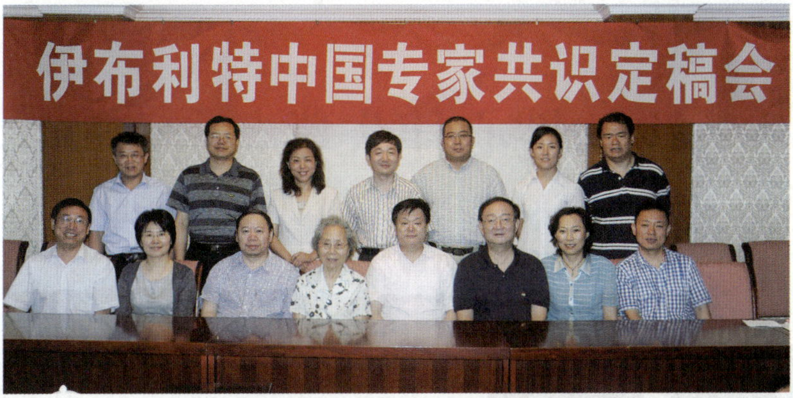

伊布利特中国专家共识绽放异彩

前排左起：丁汉锦、洪葵、屈百鸣、顾复生、郭继鸿、万征、柳荫、李晓明

后排左起：张树龙、张海澄、张萍、张家友、卢长林、李赞、田轶伦

国内已有几千例患者应用该药的经验，应用结果表明，伊布利特注射液临床转复心房扑动、心房颤动时有以下特点：

1. 给药方法简单：1 支（1 mg∶10 ml）依布利特加入 10 ml 盐水稀释后，10 min 内缓慢推注，部分患者需要时可以重复再次给药；

2. 治疗奏效快：给药后，心房扑动或心房颤动常在 10 ～ 15 min 内成功转复为窦性心律；

3. 成功率高：以心房扑动为例，有效终止新发心房扑动的成功率高达 80% ～ 90%；

4. 副作用发生率较低：本品使用安全，副作用发生率很低。

鉴于以上临床应用的 4 大优势，伊布利特在我国全面投入临床应用后，必然将使我国心律失常的药物治疗水平更上一层楼。

（2009 年 9 月）

《运动性心律失常与猝死》

序 言

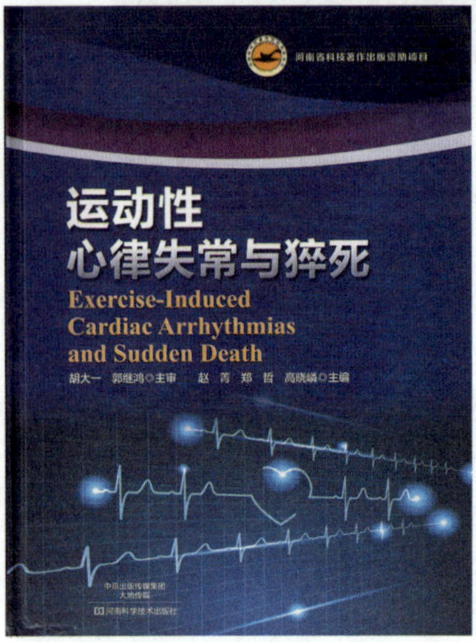

河南科学技术出版社，2017
主编 赵菁 郑哲 高晓嶙

丁酉年刚入春，这本《运动性心律失常与猝死》的书稿就整整齐齐地摆放在案头，邀我作序。而眼下已是溽热当头的时节，却依然未能践约启笔。其实，这中间并无其他纠结，只是为他书写序，作者大多已是学界名士，不论学术造诣，还是与己的私交情谊均已敦厚，故写篇推荐和溢美之言的文章真可谓顺水摇橹，轻车熟路。但本书却不然，从主编到每位执笔者都是初出茅庐的年轻学者，不少又是自家门第，所作之序如何得体而又评价得恰到好处，一时举笔茫然。

先从书的选题说起，本书书名为《运动性心律失常与猝死》，这是心血管病领域的热门话题，又是一个严重而亟待解决的社会健康问题。众所周知，心律失常几乎人人有之，只是发生的时间、类型、多寡、对人体的危害不同而已。而运动，不论生理性运动或职业运动员的运动，都能引发心律失常，甚至心脏性猝死，使运动性猝死的报道屡见不鲜。因此，本书论述的是一种常见的心律失常，其涉及面广而又切入学术与社会的热点话题，这使本书的选题实用而前沿。

除选题精彩外，全书内容的设计与安排也严谨周密，翔实而全面。全书针对运动性心律失常及猝死所做的学术阐述，国内尚无其他书籍可以媲美。泱泱二十三章的内容分成四部分：一为基础研究，其深入阐述了运动与心律失常和猝死的关系、流行病学特点，并从病理生理学、细胞电生理、遗传学等多层面、多视角论述了运动性心律失常与猝死的发生机制；二为临床

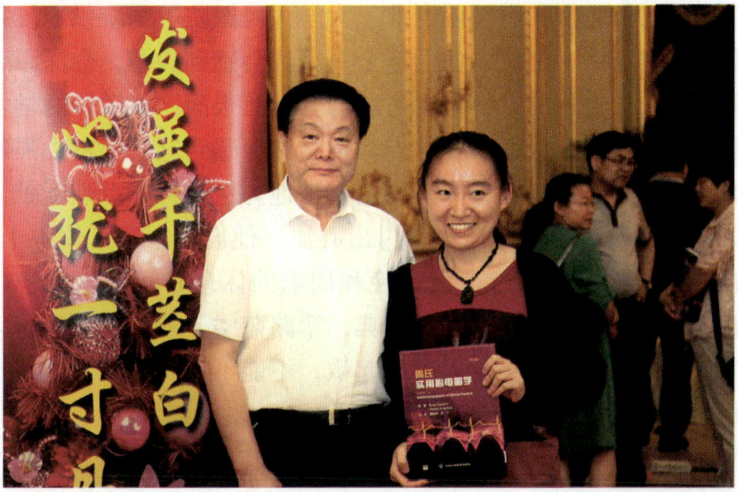

豆蔻年华 锐不可当
赵菁主编（右）、郭继鸿主审

应用，集中讲述了运动性心律失常与心肌缺血（冠心病）、心肌肥厚（肥厚型心肌病）、心力衰竭、心律失常性心肌病的关系和各自特点，相关的心电图与影像学改变等；三为防治要点，强调完备三级预防体系建设的重要性，并紧扣最新进展，例如穿戴式除颤器（WCD）的应用，以及科学的生活方式等；四为心理干预与法律保护，强调生物-心理-社会医学模式对医生提出的更高要求，要求内科和心血管医生都应掌握与合理应用更多的心理学知识。

显然，本书是国内迄今为止最全面、最系统阐述运动性心律失常与运动性猝死的专著，其不仅是心血管内科医师诊断与处理运动性心律失常的重要参考书，也是广大百姓健身养生、合理运动、优化生活方式的科普指导用书。此外，本书对我国运动医学亦有重要的学术参考价值，并产生深远影响。

因此，本书对临床医生、患者、从事运动医学的人员均有裨益。我不想用填补国家空白这样空洞的桂冠而誉之，但可以肯定，虽然国内已有学者对运动性心律失常有过零散的研究和论述，例如我对运动性心肌病、运动员心脏病等问题也做过探讨，但总体而言，这些论述与研究尚局限和肤浅，而今天摆在我们面前的这本书全然不是管中窥豹，却让人产生一种“继往圣，开来学”的凝重神圣感。

对书中内容论道后，再对本书作者做几句评说。从作者名单可知，本书撰写者大多毕业于北京大学医学部、北京协和医学院等名校，毕业后又分别在阜外心血管病医院、北京安贞医院、北京大学人民医院等医院供职。我不想用精英、学霸为他们定格、定位，但通读全书后你会感到震撼，会深深感到这些年轻作者有学识、有独立的见解和思考能力，具有很高、很敏锐的学术创新意识，从选题到撰写也都充分证明着这点。你会深深感到这些年富力强的学子有着高度的使命感、社会责任感，并能脚踏实地地为医学科学默默奉献，也为自己亘古不变的理想和信念挥洒汗水、付出心血。他们在本职工作中十分劳累，白天穿梭般忙碌于临床工作，而将夜晚和周末的休息时间奉献出来，焚膏继晷，闭门谢客而埋头著书立说，引经据典，筚路蓝缕，开拓出一片运动性心律失常学术的新天地。这不能不让人肃然起敬，不能不让人感到，这才是民族的脊梁和中国的希望。

泰戈尔有句名言，激励有志之士勇敢去实践，他说："仰望天空并没留下任何迹象，但我们却自豪地说：在那里我们翱翔过，那里有我们翅膀掠过的踪影。"而我要说：在医学领域的广袤天空，本书年轻有为的学者们做出了艰苦卓绝的努力与付出，在万里长空中他们不仅留下了搏击苍穹的踪迹，还留下了一道绚丽而壮哉的彩虹。

（2017 年 6 月）

《心律失常临床简读手册》

序　言

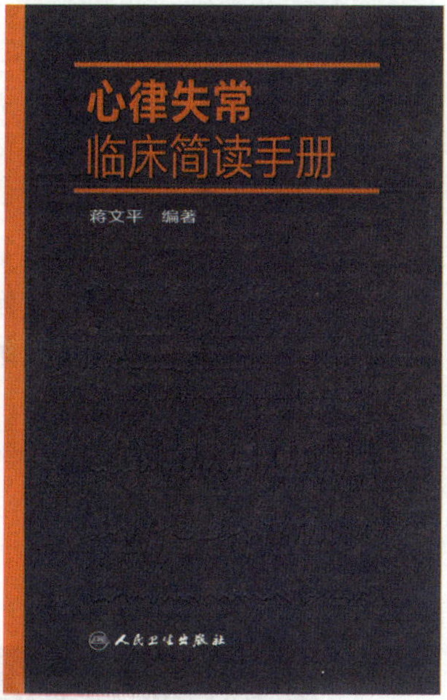

人民卫生出版社，2013
编著　蒋文平

提笔给蒋文平教授的新作《心律失常临床简读手册》写序，此时心中既有诚惶诚恐的忐忑不安，又有笔拙语乏、力不从心的困窘之感。但师令如山，不容推辞与犹疑。

我与蒋教授的师生缘分已近四十年，那是我刚进入临床工作，酷爱心电图、心律失常专业，又赶上食管心脏电生理正处于全国普及的大潮，我也成了弄潮儿，并和武汉电子仪器厂的杨盛国工程师研制了食管心脏刺激仪。为了提高其设计与应用水平，我专程到上海复旦大学面见方祖祥教授，随后又到苏州蒋教授的家中拜师求教，两位大师的热忱指点，使我带去的问题逐一获解。真可谓拜师在前，随后才感悟到蒋老师功底的神韵。他在1956年大连医学院毕业的当年，就被保送到匈牙利留学深造，师从著名的葛麦雷教授，历经六年寒窗，最终练就一身临床与科研的硬功夫。1962年回国到阜外心血管病医院工作后，又受到恩师黄宛教授的嫡传身教，使他如虎添翼、受益一生。

在“文革”之后的“科学春天”，厚积薄发的蒋文平教授在专业上获得爆发，而且一发不可收拾。他在国内首先提出三度房室传导阻滞常因特发性传导系统的纤维化引发；1979年，他率先在国内开展食管心房调搏的检测；1985年，荣获塞卡乐国际医学基金奖；1991年，他在苏州医学院完成了中国首例ICD的植入；他还荣获了卫生部“中国医学论坛报”最佳医师年度奖；2008年，他荣膺“黄宛心电学奖”。

凡与蒋文平教授接触过的人都会被他的严谨治学、德才兼备的人品所折服与敬佩，他医技高超、医风高尚，他以渊博的知识、以无比敬业的精神影响着年轻一代的学者。就是在拜金主义盛行、追逐名利、学风低迷的时期，作为全国著名教授的他，仍然两袖清风，一身傲骨。他受邀的稿件从不请他人代笔，一律是伏案自耕。学术上，他既有丰富的临床经验，又有敏锐洞察前沿、及时发现新理论、新知识的特有能力。多年来，国内的很多新技术、新概念都由蒋教授引进，他是一位名副其实的中国心律学领域的学科领军人。

他有一句悬壶济世的从医名言："不断探索心脏的奥秘，让痛苦的呻吟变成欢乐的笑语，使枯萎的生命之树重新绽开新的花蕾"。在他从医 60 年的生涯中，以多年如一日的实干践行了自己的诺言，并取得令人瞩目的业绩，他是一位公认的不畏艰难、不知疲倦的探索者。

《心律失常临床简读手册》脱稿后，蒋教授第一时间就把书稿寄给了我，经其后的交流与讨论后，他才确认学界人士对他的专著高度认可，评价甚高。此时，他才提出要求，希望我作为该书的先睹者写篇序言。能为我多年崇拜的学者和老师的大作写序，是我求之不得的机会，我欣然从命。但从上过程也能看到蒋教授治学的严谨与谦和。

心律学这一领域被不少医师视为不敢靠近与涉猎的"雷池"与"极地"，这与不少过分厚重的心律学专著有关，与书中名目繁杂、嚼口难懂的陈述相关，不少医生视其为"八卦阵"，且只能观阵，不敢杀入。但蒋文平教授的这

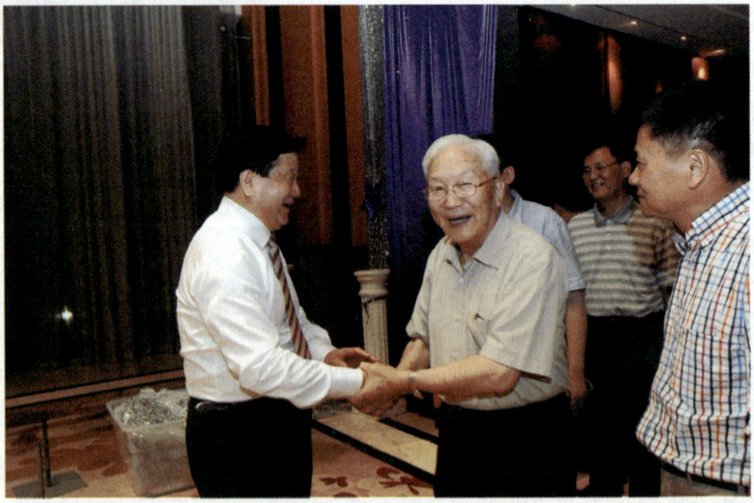

师友相见 笑语弥天
左起：郭继鸿、蒋文平主编、金林根

本简读手册却一反常态，把厚重的专著变成了易懂、易记、便于应用的简本手册，变成了医生衣袋可放、随时可查的手册，而且内容丰富，几乎涵盖了心律学所有的关键内容。不仅内科医生可读懂而用之，医学生、护士，甚至患者也能读懂而用之，这将成为现代医学普及与推广的范本。虽然这是蒋教授的大胆尝试，也充分显示了他的大智慧，以及他的深谋远虑。我愿在此，将本书推荐给临床一线的医护工作者、正在求学的医学生，以及广大的相关患者，你们一定会从本书中获得意想不到的启迪与收获。

“发虽千茎白，心犹一寸丹”，在蒋老师耄耋之年，仍然思路敏捷、笔耕不辍，并能撰写出这样一本既利于读者提高，又利于普及的大作，真让人惊叹不已，并油然而生敬意。这正是一位真正学者骨子里渗透的“只要生命不息，就为科学事业奋斗不已”的难能可贵的精神。因此，本书将从学术方面给予我们多层面的启发和推进，又从人文传承方面，其严谨的治学精神与人格魅力必将激励与鞭策年轻一代的学子和学者，并充分弘扬与彰显我们民族的最强音。

（2013 年 6 月）

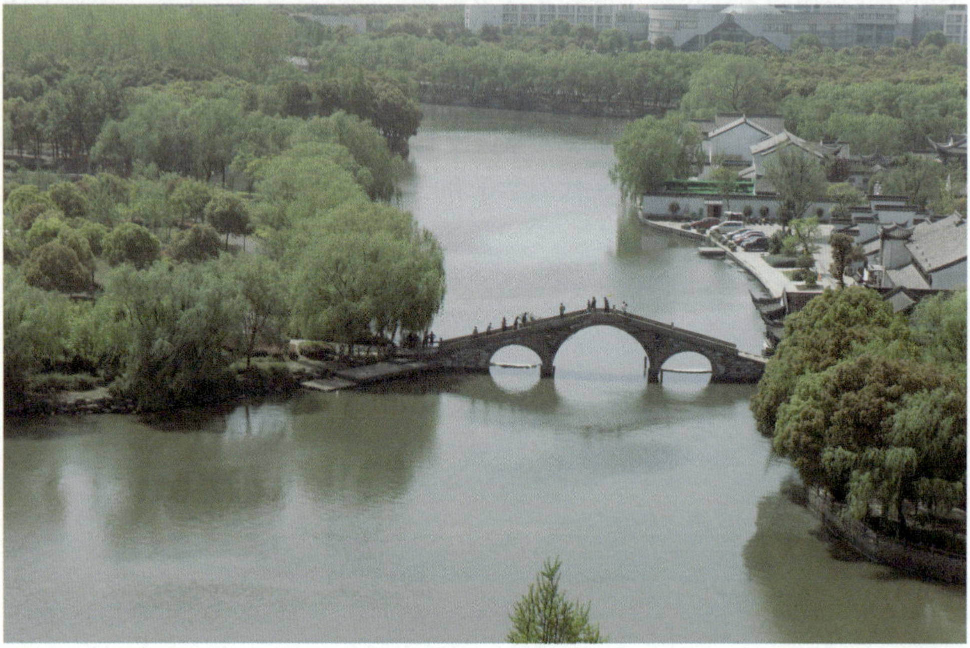

江南绣锦 国泰民安　　2013.4.17 摄于嘉兴南湖

第九篇

起搏器及心电图

《实用心脏起搏学》

中译本序言

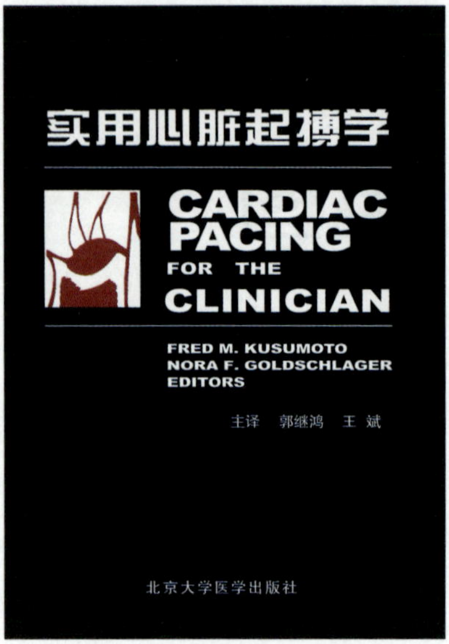

北京大学医学出版社，2003
主译 郭继鸿 王斌

2001年11月28日，世界第一例起搏器患者，86岁的Arne Larsson因癌症在斯德哥尔摩去世。Arne Larsson 43岁时因三度房室传导阻滞、反复晕厥，于1958年勇敢地接受了这一全新的治疗技术——人工心脏起搏器植入术。当时尚无经静脉植入电极导线的技术，只能开胸后植入。其后，他在起搏器的伴随下，奇迹般地健康生活了43年，先后应用了22个起搏器。Arne Larsson的一生，记录了心脏起搏器技术的整个发展史。当时，三度房室传导阻滞患者诊断后如未合理治疗，第一年的死亡率高达60%，Arne Larsson用一生的病史向世人证明心脏起搏器可以根治缓慢性心律失常，使其健康和寿命不受这种致命性心律失常的影响。

今天，永久型人工心脏起搏器已经走完了45年的历程。45年来，心脏起搏器的植入部位，已从单腔发展到双腔、三腔，甚至四腔。心脏起搏器的功能也从固律（率）型发展到按需型、生理型及自动化型。自动化使植入人体的起搏器工作参数能根据患者的自身心律和起搏器设定的参数进行自动调整，使其以最佳的工作方式及优化的参数服务于患者，不仅提升了起搏器的工作质量，还减少了起搏器的随访次数。心脏起搏器的另一项发展是植入的适应证已从单纯治疗缓慢性心律失常扩展到治疗和预防快速性心律失常，例如预防阵发性心房颤动、先天性长QT综合征伴发的恶性室性心律失常等，而且治疗的初步结果令人鼓舞。此外，心脏起搏器已经开始用于其他非心律失常疾患，例如梗阻性肥厚型心肌病、神经介导性晕厥、顽固性充血性心力衰竭等的治疗。还应看到，心脏起搏器不仅治疗心律失常，还是心律失常重要的诊断技术，通过其感

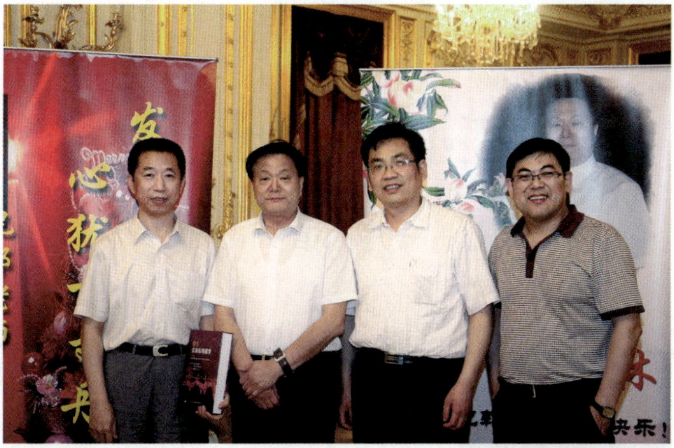

自律 自信 自强

左起：谭学瑞、郭继鸿主译、王斌主译、李学斌

知和存储的心律资料提供给医生后，能大大提高医生对患者心律失常的了解和认识，进而提高诊断和治疗水平。

心脏起搏器技术还在迅速发展中，从事起搏专业的技术人员知识结构也要与时俱进，不断更新。目前，国内心脏起搏器领域需要扩充大量的新兵、新秀、新的专家，对于这些人扎实的基础知识尤为重要。有人说，阿尔卑斯山的巅峰只会出现在群峰之上，而不会座落在沙滩上。本书丰富的内容中具有进展，但更偏重于基础，这对年轻医生尤为适用。

本书面世之际，衷心感谢参加本书翻译的各位同道。本书是集体智慧、集体辛勤笔耕的硕果，主译是组织者，也是参与者之一。还要感谢出版社的王凤廷老师，本书是我们志同道合、默契合作的又一丰碑。

最后，衷心希望年轻有为、前程无量的同道能够潜心读书、勇于实践、打好基础、根深叶茂。也衷心祝愿我国的心脏起搏事业不断发展和腾飞，早日跨入世界先进之列。

（2003 年 5 月）

《人工心脏起搏技术》

序 言

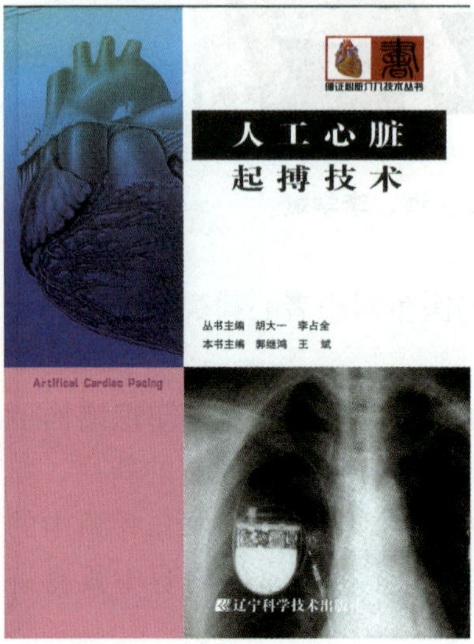

辽宁科学技术出版社，2008
主编 郭继鸿 王斌

自1958年世界第一台植入式心脏起搏器植入人体以来，起搏器和可植入式心脏转复除颤器（ICD）已成为临床治疗心律失常最重要的手段之一，并使越来越多的患者从中获益。国内心脏起搏器和ICD的植入数量几乎以每年15%的速度递增，全国每年总植入量已达2.5万台，每5个门诊心血管病患者中就有1人植入了心脏起搏器。因此，人工心脏起搏器和ICD的基础理论、实用技术方面的普及与提高已成为临床的迫切需求；同时，起搏系统和起搏技术的发展日新月异，不断有新型起搏器和ICD投入临床应用，这种飞速的发展令人目不暇接，临床医生迫切需要了解起搏领域的最新进展。为此，我们编写了《人工心脏起搏技术》一书。

本书共分7篇24个章节，前两篇（1～6章）分别介绍了起搏器的发展史，起搏治疗技术的相关解剖、心脏电生理特性和起搏参数等基础知识；第3篇（7～11章）重点介绍了起搏器常用的起搏模式、临时起搏器和永久起搏器的植入技术、起搏器的更换以及儿童患者的起搏器植入，这些内容密切结合临床的实际工作，具有很强的实用性；第4篇（12～15章）和第5篇（16～18章）分别就常规起搏适应证和新拓展的适应证，如梗阻性肥厚型心肌病、充血性心力衰竭及神经介导性晕厥等进行系统阐述；第6篇（19～22章）重点讲述起搏器植入术后的随访以及起搏器的现代功能，为临床实际工作提供指导；第7篇（23～24章）系统论述了ICD的植入和随访等知识。本书以起搏治疗为重点，内容翔实，突出临床的实用性，既有起搏器和ICD的基础知识、实用技术的详细论述，又有起搏领域最新进展的介绍。适用于

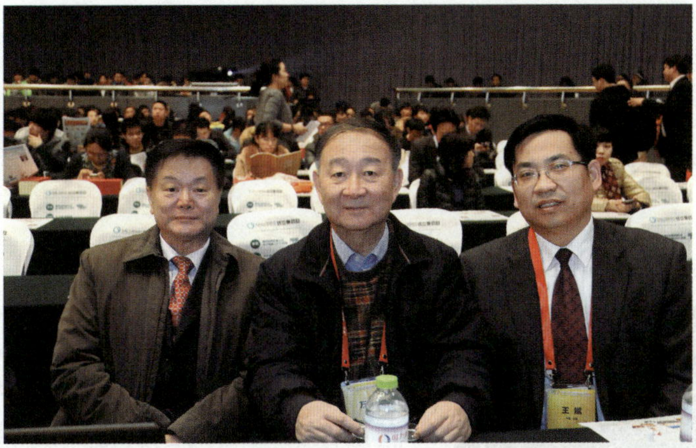

斯人已逝 笑颜长在
左起：郭继鸿主编、万征、王斌主编

一般的心内科医师、正在培训的进修医师和对起搏器及 ICD 感兴趣的内科医师学习与查询。

我们真挚地希望，《人工心脏起搏技术》一书能起到抛砖引玉的作用，为全体读者提供起搏器应用中迫切需求的基础知识、实用技术和最新进展；我们希望，每位读者都能从《人工心脏起搏技术》一书中获益。

（2008 年 2 月）

《心脏起搏的最新进展 21世纪的目标》

中译本序言

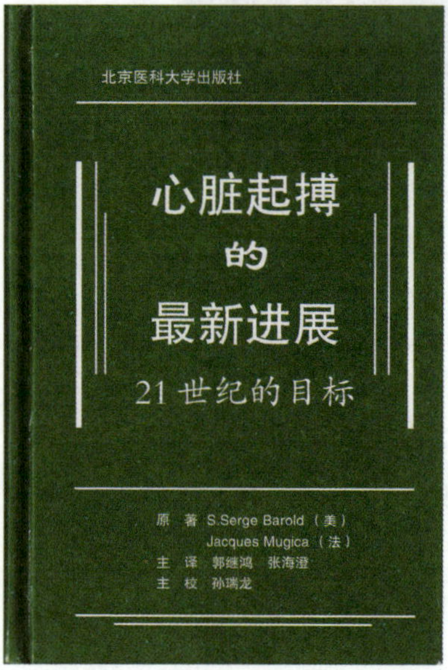

北京医科大学出版社，1999
主译 郭继鸿 张海澄

引言:《心脏起搏的最新进展 21世纪的目标》一书是以起搏器内容为主的专著，但正像其书名的副标题“21世纪的目标”一样，全书均为起搏器进展的内容。两位原著者一位是美国的Barold，一位是法国的Mugica，两位教授都是世界级起搏器的大师，全书内容十分深奥，使全书的翻译十分困难、耗时，不少难以确定的翻译名词，最终由孙瑞龙教授把关，才使得本书中译本于1999年面世。但毫无夸张地说，这本书对推动我国起搏专业水平起到了巨大作用，更让人深感荣幸的是2001年Mugica教授应邀访问中国，并在这本书欣然签字，而不幸的是第二年Mugica教授去世。

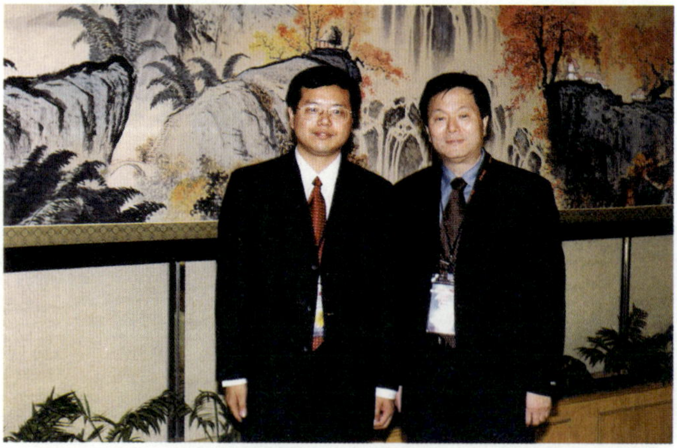

谦谦君子 才高不言
左起：张海澄和郭继鸿主译

为此，我专门写了纪念文章，文章中记述了 Mugica 教授的贡献，同时还有 Barold 教授与他的合影。故下面全文刊载此文，并代本书序言。

Mugica 教授：Cardiostim 会议的创立者

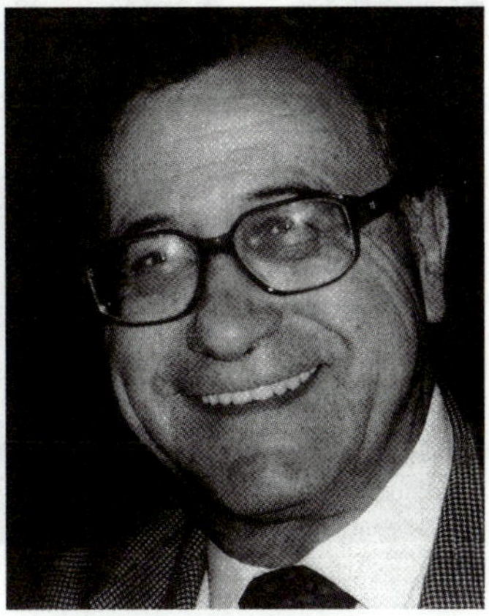

Jacques Edmond Mugica
（1933—2002 年）

Jacques Edmond Mugica 于 1933 年出生在法国的 Angles du Tarn 市。父亲是法国人，母亲是一位俄罗斯裔的呼吸科医生。1955 年 Mugica 进入医学院学习，成为巴黎 Hopitaux 医院的走读生。1959—1961 年应征入伍，1965 年获医学博士学位。医学院毕业后，Mugica 最初从事心血管的血液动力学研究，并继承母亲的医疗专业从事呼吸科工作。此后在巴黎附近的 Saint-Cloud 市 Val D'Or 医学中心着手建立了人工心脏起搏器的植入中心。1966 年该中心成立的第一年仅植入了 60 个起搏器。而 6 年后的 1972 年，该中心每年植入心脏起搏器的总量已达 1000 台，成为并一直保持为世界最大的心脏起搏器植入中心之一，迅速成为众多国家的学者、内科医生接受心脏起搏器植入技术学习和培训的摇篮。

1978 年，Mugica 教授决心为法国医生举办心脏起搏器技术的专业培训班，培训研讨班取名为 Cardiostim。此后不久，Cardiostim 培训研讨班马上变为高水平、国际性的人工心脏起搏的大型学术会议。为 Cardiostim 学术会议的发展，Mugica 教授浸透了大量的心血，做了大量的组织和指导工作，直到辞世。1978 年，Cardiostim 会议的代表仅有 250 人，而 1982 年该会议则发展成超过一千位医生参加的世界性起搏与电生理学术大会。此后，该会会址移到法国的 Nice 市，并固定隔年的 6 月在 Nice 市的 Acropolis 会议中心举行。2002 年参加 Nice 会议的代表超过 5 千人，会议论文摘要收录在国际著名的 PACE 杂志。此外，在俄罗斯、北非、拉丁美洲和中东地区的许

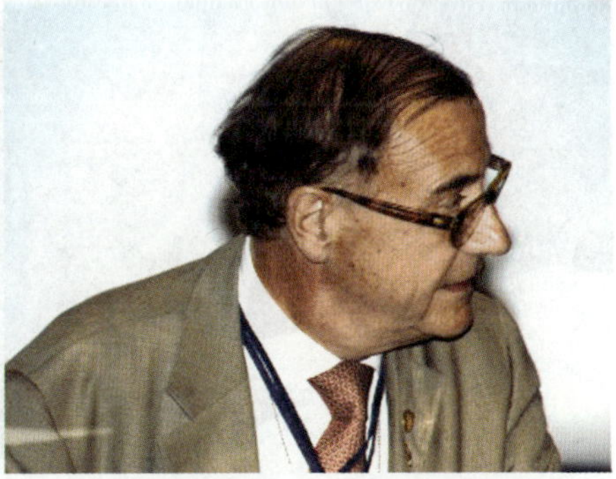

正在授课的 Mugica 教授

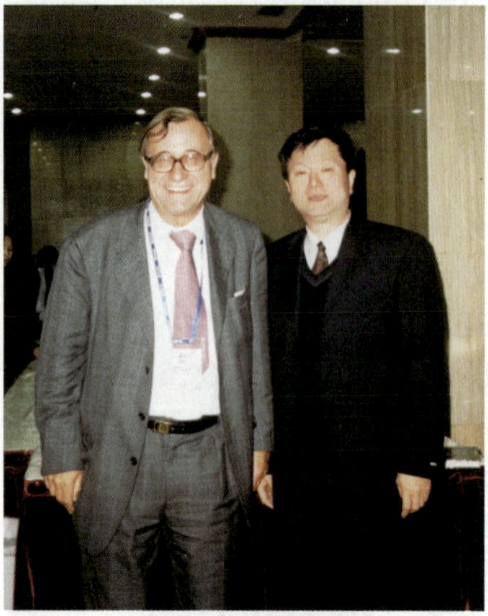

与 Mugica 亲切会面

多国家，先后举办了 Cardiostim 的卫星会议。

Jacques Mugica 教授是心脏起搏与电生理世界级的大师。其先后发表了有重要学术价值的 300 多篇学术论文，主编了 10 部专业著作。其中《心脏起搏的最新进展 21 世纪的目标》(Recent Advances in Cardiac Pacing) 一书，已由郭继鸿、张海澄教授译为中文并在国内于 1999 年出版。该书内容精湛，观点超前，先后在国内销售达 5 千余册，其内容至今乃至今后的很长一段时间都将有着重要的学术指导价值。

鉴于 Jacques Mugica 教授在心脏起搏与电生理多方面做出的卓越贡献，以及他在起搏阈值的自动夺获、主动固定的螺旋电极导线、起搏器内设的 Holter 功能、心脏多部位起搏、全自动起搏器概念的提出、频率适应性起搏

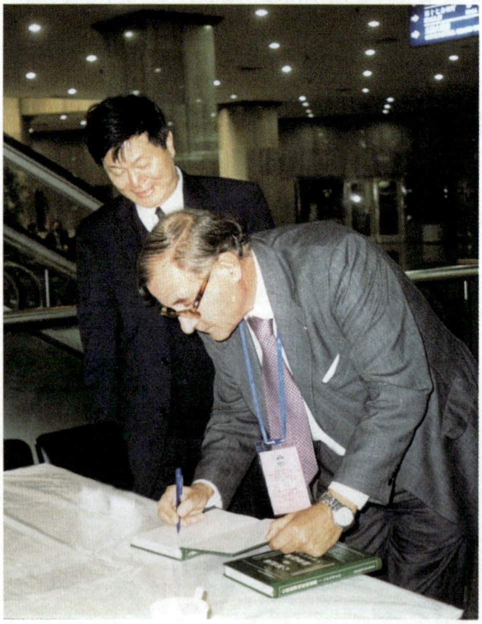

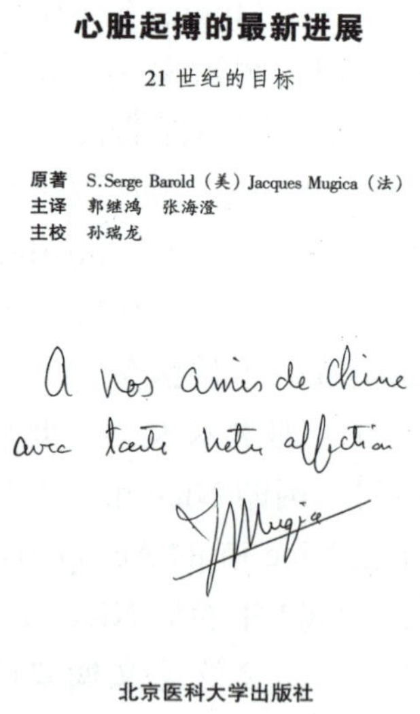

心脏起搏的最新进展

21 世纪的目标

原著 S.Serge Barold（美）Jacques Mugica（法）
主译 郭继鸿 张海澄
主校 孙瑞龙

A nos amis de Chine
avec toute notre affection
J Mugica

北京医科大学出版社

Mugica 为《心脏起搏的最新进展》中译本题词：“向伟大的中国人民致敬”

器等方面的重大贡献，他于1995年荣获NASPE委员会授予的心脏起搏与电生理杰出贡献奖，此外他生前还多次荣获了国际性的学术荣誉称号和大奖。

2001年，Mugica教授应邀到中国访问，与中国心脏起搏与电生理的医师结下了深厚的友谊。2002年，Jacques Edmond Mugica不幸与世长辞，Mugica教授的去世是法国心电学界的一大损失，也令中国心电学界感到万分沉痛与惋惜。

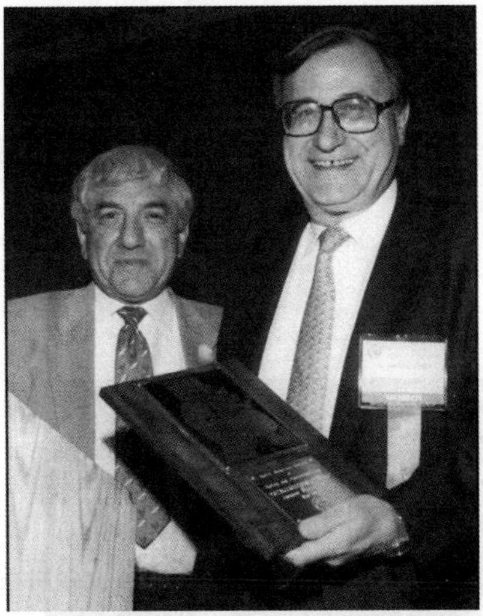

Mugica（右）荣获NASPE大奖（1995）

《心力衰竭再同步化和电除颤治疗》

中译本序言

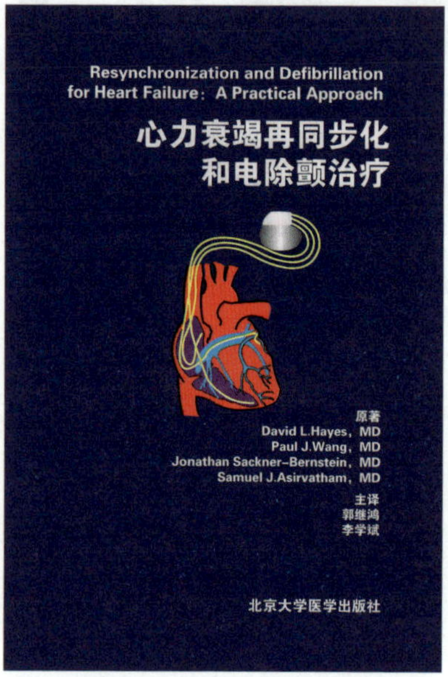

北京大学医学出版社，2006
主译　郭继鸿　李学斌

充血性心力衰竭已引起临床医学及整个社会的关注，因各种心血管疾病的发病率近年来正在下降，而充血性心力衰竭却反其道而行之，发病率持续升高。此外，充血性心力衰竭患者猝死的发生率惊人，纽约心功能分级为Ⅱ、Ⅲ、Ⅳ级的心力衰竭患者，其猝死发生率分别为 59%、53%、33%，猝死的平均发生率高达 50%，这不能不令人惊诧与震撼。

道高一尺，魔高一丈。近年来心力衰竭治疗的进展也让人刮目相看。临床医学对心力衰竭的治疗束手无策的时代已经结束，当今临床医师追崇的是心力衰竭的理想化治疗，并认识到充血性心力衰竭还可能逆转，也可以预防。心力衰竭的药物和非药物治疗都取得了令人瞩目的进展。

而心脏再同步化起搏则是涌现的多种有效的非药物治疗方法之一。最初，起搏治疗心力衰竭曾尝试应用普通双腔起搏器，通过优化房室间期，使充血性心力衰竭患者的临床症状得到缓解，但这种治疗仅对心力衰竭伴房室同步不良的患者疗效较好，对其他心力衰竭患者的疗效并不肯定。此后开始应用心脏再同步化起搏治疗，对心力衰竭伴左束支传导阻滞的患者收到明显疗效，使起搏治疗心力衰竭的技术得到迅速发展。随着心脏再同步化治疗技术（CRT）的不断进步，左室电极也得到不断改进，现在根据患者不同的冠状静脉窦及其分支情况，已有不同型号的左室电极导线可供选择。起搏器的功能也逐渐完善。目前左右心室的起搏电压已能分别设置，双室之间的起搏间期（VV 间期）也可程控，这些都使 CRT 治疗的临床疗效大为提高。目前在有适应证的心力衰竭患者中，65% 以上的 CRT 治疗已获得肯定疗效。晚近，心肌多普勒显像技术（TDI 技术）的问世及应用，使起搏治疗心力衰竭的水平得到提高。TDI 技术对病例的选择、术中电极导线的放置，以及术后的优化程控都有重要意义。

目前，在 ACC/AHA 起搏治疗指南中，已将 CRT 治疗心力衰竭的适应证级别从原来的Ⅱb 类（1998 年）提高到Ⅱa 类（2002 年）。去年和今年发表的几项多中心的研究结果一致表明，起搏治疗心力衰竭能明显缓解症状，减少住院率和总死亡率，改变心力衰竭患者的病程和预后。起搏治疗已成为充血性心力衰竭患者的重要治疗方法。

我国起搏治疗心力衰竭始于 1995 年，而正式应用 CRT 治疗心力衰竭则开始于 1998 年。黄德嘉教授在四川植入了国内第一台。几天后，北京大学人民医院植入了第二台，随后很多医院陆续开展了这项治疗。今年初，北京大学人民医院已为一例 CRT 植入 5 年的心力衰竭患者更换了 CRT 起搏器。目前国内已有多家医院有能力、有条件植入 CRT 起搏器，但目前全国植入的总例数尚远远不够。其次，植入的医院较多，使得总数量较少的病例更为分散，难以积累更多的经验。此外，相关医生对有限病例所做的深入研究和细致随访也远远不够。这些都从不同方面影响着这一技术经验的积累和推广。又因 CRT 起搏器价格昂贵，因此，大多数医生仅仅知道此项技术，而无更深的了解，多数医生依然采取观望或与己无关的态度，因而使很多适合 CRT 治疗的患者得不到建议和指导，使我国这一技术的水平落后于国际水平。

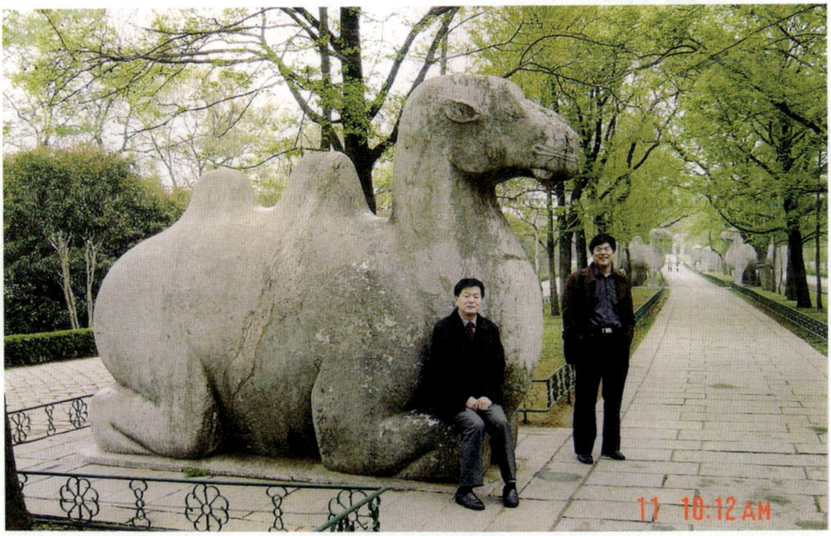

南京明孝陵怀古

左起：郭继鸿主译、李学斌主译

为了积极推动 CRT 治疗心力衰竭技术在中国迅速发展，使更多的医生对这一技术有更深入了解，我们翻译了这本 CRT 治疗心力衰竭的专著，希望对该技术在我国的进一步推广与应用起到一定的作用。

本书主译由我和李学斌教授担任，李学斌教授担当了更多的翻译和组织工作，是更名符其实的主译。此外，他在 CRT 治疗心力衰竭方面做了大量工作，其娴熟的植入技术受到广大同仁的赞誉，也帮助了很多医院顺利开展了这项工作。钟幼民医师不仅是译者，也为本书做了大量的秘书工作。本书还荣幸地请到华伟教授、杨杰孚教授共同参与，使本译著蓬荜生辉。尽管本书是一本小型译著，但其凝聚着几位才华横溢学者的睿智和付出。

正值本书即将付印之际，相继传来令人震惊和振奋的消息，美国和加拿大等国去年植入 CRT 的数量，已经超过起搏器总植入量的 40%；欧洲心脏病协会 2005 年 5 月颁布的心力衰竭治疗指南中，已将 CRT 治疗心力衰竭列为 I 类适应证；而美国 ACC/AHA 等权威专业组织也在 2005 年 9 月将心力衰竭的 CRT 治疗适应证从 II a 类升级为 I 类。这些具有划时代意义的重要举措，将使 CRT 治疗心力衰竭进入一个新纪元。

最后，衷心祝愿我国 CRT 治疗心力衰竭技术与时俱进，迅速腾飞。

（2006 年 2 月）

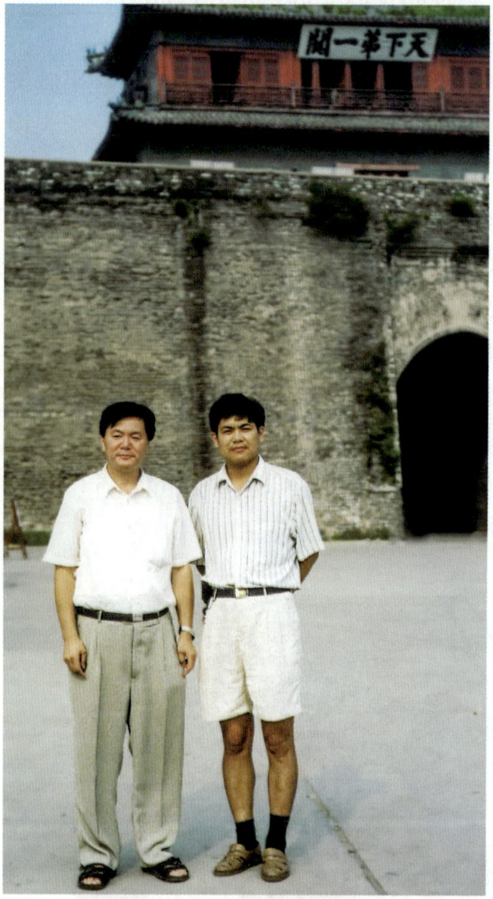

岁月不语 人生敢闯几重关
左起：主译郭继鸿与李学斌

《心律植入装置的感染与处理》

序 言

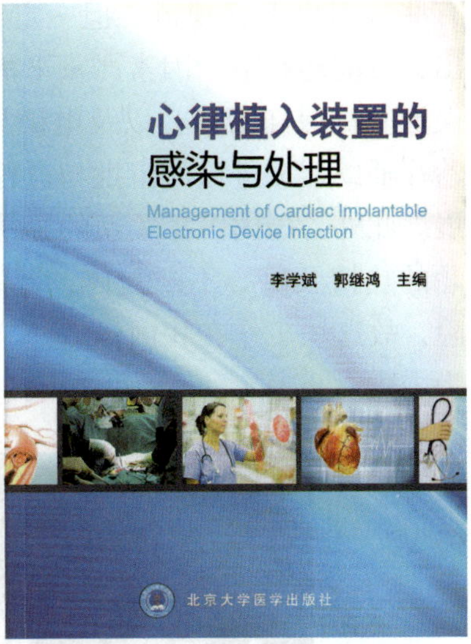

北京大学医学出版社，2013
主编 李学斌 郭继鸿

《心律植入装置的感染与处理》一书即将付梓交印了，本书是《中华心血管病杂志》编辑部与中国心律学会联合召开的“中国首届心律植入装置的感染与处理”学术研讨会的配套用书。应当说，这是该学术领域的第一本专著，因而有着重要的学术价值；连同即将召开的首届该专题研讨会，两者共同标志着我国向这一学术领域大举挺进的军号已吹响，标志着我国深入解决心律植入装置感染的工作已进入一个新纪元。

就世界范围而言，直到 1997 年这一重要的临床问题才正式提到日程上来，1997 年 5 月召开的北美心脏起搏和电生理学会（NASPE）第 18 届学术年会上，启动了经静脉电极导线拔除专家共识的制定，这比 1958 年首例起搏器植入人体整整滞后了 40 年。该专家共识的制定历时 3 年，直到 2000 年 4 月才正式出台了电极导线经静脉拔除的首个专家共识。3 年后的 2003 年，美国心脏协会（AHA）制定并发表了有关这一专题内容更广泛的专家共识。2008 年 5 月，在美国心律学会（HRS）的第 29 届学术年会上修订了 2000 年的专家共识并再次颁布。2010 年，AHA 也修改了 2003 年制定的专家共识。可以看出，国际学术界近 15 年逐渐提高了对该临床问题的重视。

在心律植入装置感染这一学术领域，我国起步相对落后了 5 ～ 10 年。在很长一段时间，甚至至今仍有不少临床医生处理心律植入装置感染时，还在坚持认为保守治疗为首选策略，这种落伍的看法与临床医生对该领域知识更新不够及时有关，也与国内恶劣的医疗环境、紧张的医患关系有一定关联。不少临床医生误认为感染后的保守治疗影响面小，可低调、隐蔽地处理这一敏感问题。但实际情况却事与愿违，保守治疗几乎都注定失败，还会使患者的病情长期延误，医疗费用也随之升高，使感染初期相对容易处理的一个并发症发展成一个影响更大、更棘手的临床难题。

我国心律植入装置的感染现状不容乐观，尽管缺乏详尽的统计，但有理由认为国内感染率远高于国外，只是很多患者仍然处在保守治疗的误区中，少数患者还因病情恶化而死亡。

令人欣慰的是，国内已有几家医疗中心正在为心律植入装置感染的患者进行各种有效的治疗，进行着感染电极导线的拔除等。虽然累积的病例尚少，或有些方面仍不够规范，但一定程度上已解决了不少临床患者的疾苦。还要指出，目前还有不少因素严重干扰着这项工作，包括医生的认识不足，盲目、错误地坚持保守治疗，以及电极导线拔除所需的器具、器械的严重匮乏。再者，治疗辅助器械进口的审批与过程异常繁琐和漫长，也严重影响了这项工作的发展。此外，国内医患关系的异常紧张也与之相关，医生为患者彻底解决临床问题的热情及决心不断受挫，而进行电极导线拔除治疗的医生需要面对巨大风险，故这项工作在我国仍然处于大潮之前的冷冷清清状态，热情关注的医生仅为少数。

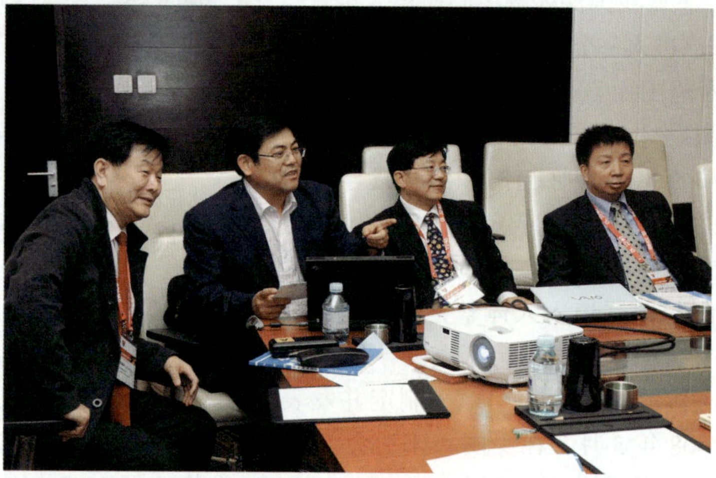

认真制定感染电极处理的中国专家共识
左起：郭继鸿主编、李学斌主编、李剑明、杨新春

还需注意，与其他新技术的普及与推广不同，国际相关的专家共识一致对电极导线拔除技术的普及与推广有较大的限制和顾虑。换言之，专家共识对准备新开展这一工作的医院或医生有较高的要求和严格规定，认为新开展这一技术时要格外慎重，操作医生的学习曲线相当长久。而所谓的普及，是指提高广大临床医生对该问题的认识水平，鼓励相关医生能积极向患者提出彻底治疗的

建议，进而将患者推荐到相关的医学中心，使患者尽早得到及时有效的治疗。当今，我国已将普及与推广这一技术提到日程上来，但该技术的推广一定不能一哄而起，必须认识到该技术在临床应用时容易发生意外，甚至引起恶性事件。故当医院缺乏有经验的医生、默契合作的治疗团队、密切合作的心外科医生、紧急情况下及时抢救病人所需的设备与措施时均不能贸然开展。经验显示：已完成30例电极导线拔除手术的医生，操作时并发症将能减少，而完成300例以上手术的医生才能明显减少严重的并发症。

应当看到，当今这一领域的新技术、新工具发展迅速，让人有目不暇接、日新月异之感。令人感动的是，我国已有一批心内科及心外科医生不顾个人得失与安危，为了广大患者的健康，为推动医学科学的进步，不惧怕长时间的X线曝光，大胆尝试，敢于实践。他们怀着上善若水、德行天下的高尚情操，凭借着过人的毅力与意志，正在一步一个脚印地追赶着国际学术前沿。在我国，心内科与心外科医生联合作战，应用杂交手术拔除电极导线，同时植入装置感染的正电子断层显像/计算机断层显像（PET/CT）诊断新技术也已用于临床，这些骄人的业绩与经验均被收录在本书中，希望能与全国的同行、同道分享。

此外，在本技术的国内推广、普及工作中，在本专著编写与出版过程中，得到了“首都临床特色应用研究项目（项目标号：ZL21107001012016）”的鼎力支持，在此表示诚挚感谢。还要说明，我国开展这项工作的时间尚短，累积的病例与经验十分有限，再加上本书的编写时间紧迫，使全书编写难免存在疏漏，甚至谬误之处，恳请同道与读者不吝赐教，锐意批评指正为盼。

最后我想用雨果的一句名言结束前言，并与各位同道共勉：“**所谓活着的人，就是要不断挑战自我，不断攀登命运的险峰**”。

（2013年3月）

《起搏心电图学》

序 言

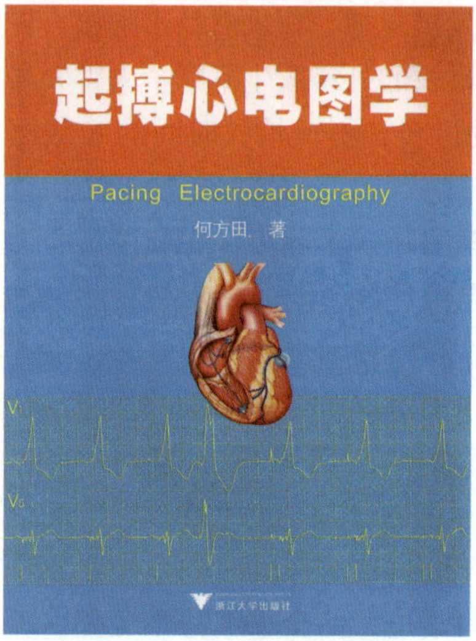

浙江大学出版社，2012
著 何方田

自1958年第一台体内全埋藏式人工起搏器成功植入人体以来，50余年中，随着工程技术和医学科学的迅猛发展，心脏起搏领域发生了革命性变革：起搏器从单腔到双腔、三腔甚至四腔起搏，从单纯治疗到治疗、诊断功能并存，且源源不断地开发出各种具有自动化特殊功能的起搏器投入临床使用。起搏器技术的每一步发展，都会引起起搏心电图的相应变化，也给临床和心电图医生带来诸多的困惑、惊喜和挑战！如何正确阅读和分析起搏心电图已成为心电学的新领域、需要攀登与征服的又一高峰。国内有关起搏心电图的专著正在形成百花齐放的新园地，但多数为译著或由多位临床医生共同编著，与心电图医生的需求有较大差距。为此，浙江大学医学院附属邵逸夫医院何方田医师用积蓄多年的心血，参阅大量的相关文献，翔实地总结和整理了其29年工作中所积累的临床和教学经验，精心撰写了3篇共30章的《起搏心电图学》这一专著。

《起搏心电图学》一书，详尽阐述了现代起搏器（AAI、VVI、DDD、CRT及ICD）的计时周期、基本概念和术语，阐述了起搏器的基本功能和特殊功能、正常和异常起搏心电图的基本特征及诊断与鉴别诊断，阐述了异常起搏心电图的原因和临床意义。可谓由此及彼，由表及里，由浅入深，循序渐进，并环环紧扣，系统阐述了起搏心电图的分析思路、方法和经验。本专著具有内容翔实、概念清楚、条理清晰、重点突出、文字精练等独到之处，尤其是图文并茂更是本书的亮丽之点，也足见何方田医师具有较高的理论水平和实践经验，使本书成为一本学术价很高、实用性很强的参考书和工具书。这是一本承传与拓新并举、普及与提高并重、翔实与精练并存、图片与文采并茂的专

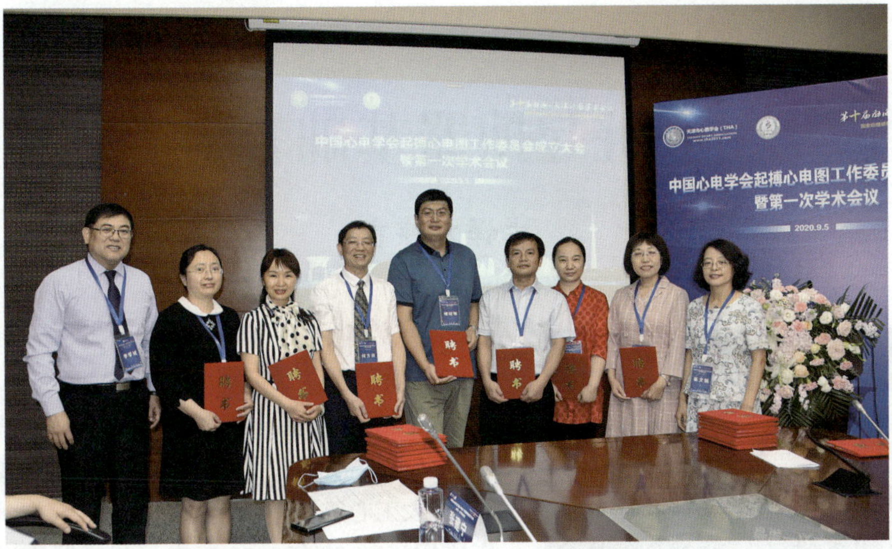

起搏心电图精英获奖（天津，2020）

左起：李学斌、王立群、邓国兰、何方田主编、褚现明、徐金义、李康、黄织春、张文娟

著，是一本具有国内领先水平的学术著作，部分章节填补了国内心电学专著的空白，是一本不可多得的上乘之作。相信本专著正式出版后，必将成为我国心电学工作者，心内科、内科、危重症医学科等医护人员的知音与朋友，也必将对我国起搏心电图知识的普及和提高起到积极的推动作用，进而快速提高广大心电学工作者的专业水平。

“长江后浪推前浪”，喜看心电学的芳草园地又添一朵“牡丹花”——《起搏心电图学》。我对此书的正式出版表示由衷的恭贺，是为序。

（2012 年 6 月）

《心脏起搏器基础教程》

中译本序言

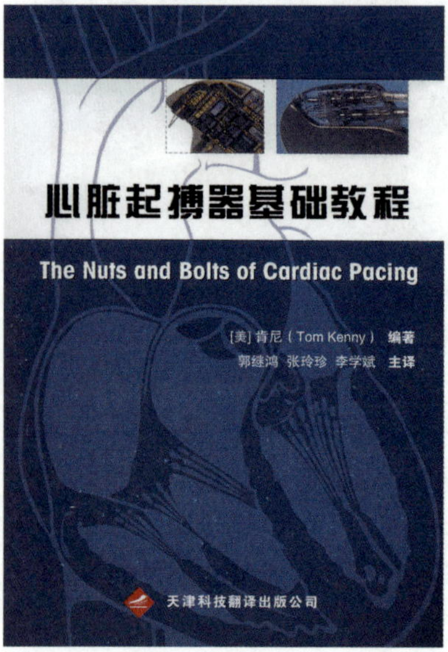

天津科技翻译出版公司，2008
主译 郭继鸿 张玲珍 李学斌

1958年10月8日瑞典斯德哥尔摩市卡洛林斯卡医院的心外科医生Ake Senning给一位三度房室阻滞伴反复晕厥的患者Arne Larsson植入了世界第一例全埋藏式VOO人工心脏起搏器，迄今这项治疗技术临床应用已整50年。50年来，起搏器历经了VOO（第一代）、VVI（第二代）、DDD（第三代生理性起搏），当今已进入第四代自动化起搏器的时代。

第一代VOO起搏器只有固定频率的起搏功能，当时就连基本的感知功能都不具备，因此起搏器从制造车间组装后到植入人体都持续发放固定频率的起搏脉冲。植入体内后，不论患者的自身心律如何，也不管患者自身心律是否出现，起搏器总以固定的间期发放起搏脉冲，显然，起搏心律与患者的自身心律将形成并行节律。而并行心律可能带来的严重不良后果就是在心室水平发生竞争性心律失常，严重时将发生致命性心室颤动和室性心动过速引发患者猝死。这一阶段有人将起搏器看成心脏内的另一个主宰者。当"一山存在二虎"时，两个主宰者之间的竞争性心律失常将不可避免。在这一阶段人们为之冠名"人工心脏起搏器"，十分贴切而名符其实。

为减少竞争性心律失常，起搏器随后增加了感知功能，有感知功能的VOO起搏器即成为第二代VVI型起搏器（按需型起搏器）。此时的起搏器成为心脏真正的朋友，是只帮忙不惹事的朋友。当人体心律（率）需要时，其能及时发放起搏脉冲，不需要时，则静态观察，按兵不动，大大提高了起搏器治疗的安全性。

第三代心脏起搏器称为生理性起搏器，相继增加了变时性功能（又称频率应答功能)，出现了双腔 DDD 起搏器，其治疗心动过缓的同时，保持了房室功能的同步性。

第四代人工心脏起搏器就是当今的自动化起搏器，其工作的各种参数能自动调整，起搏器随时根据患者不断变化的心律而调整起搏器的最佳工作参数，使患者不经随访就能获得最佳的血流动力学治疗结果。

50 年过去了，现代起搏器的功能已今非昔比，甚至发展到令人难以置信的地步。就治疗的适应证而论，已从治疗缓慢性心律失常发展到治疗快速性心律失常、神经介导性晕厥、梗阻性肥厚型心肌病、顽固性心力衰竭等。就电极导线的植入部位而言，已从单腔、双腔起搏器发展到三腔，甚至四腔起搏器。就功能而言，起搏器的诊断功能发展迅速，日新月异。例如起搏器的动态心电图功能，其不仅能随时滚动记录最近 24 小时的心律（率）图，而且监测着整个随访期的心律（率)，当患者两次随访间隔时间为 6 个月、12 个月、18 个月时，起搏器能将这一时间段的全部心律（率）及心律失常的情况一一记录在案，制成各种表格、饼图、柱状统计图形供阅读，为医生分析患者的心律失常提供详尽资料。心腔内心电图是诊断和揭示心律失常发生机制的重要方法，当今起搏器已经能记录各种情况下的单通道和双通道腔内电图。此外，监测心电图的功能使临床医生能及时发现住院患者的心律失常，现代起搏器能通过中心监测站

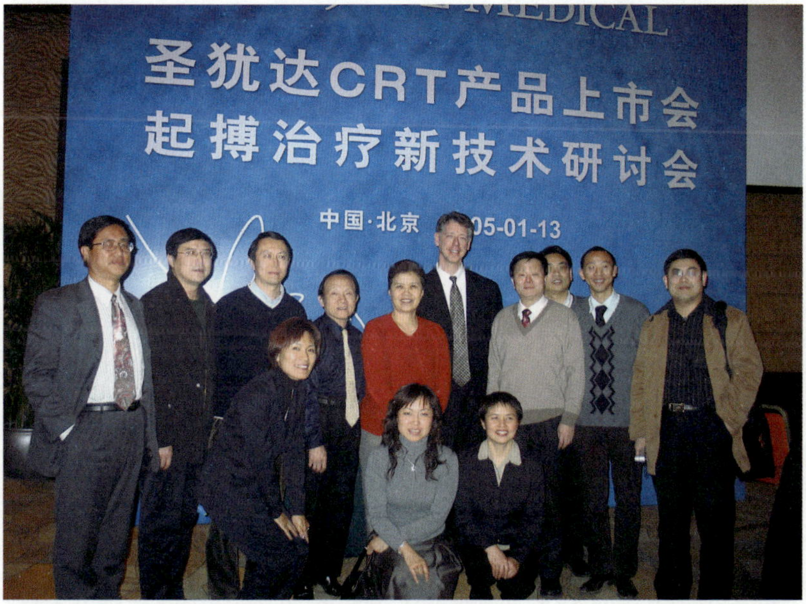

起搏器新技术研讨会

左起：张玲珍主译 3，后排郭继鸿主译 7、李学斌主译 10

或卫星系统，将患者心律失常的实时情况随时转发到主管医生处，这使患者心律失常发生时，自己尚未察觉，但主管医师已得到信息，做出诊断，或采取相应的治疗。综上看出，当今心律失常相关的各种诊断技术都已进入人工心脏起搏器的功能中，使起搏器诊断心律失常的水平不断提高。

知晓上述情况后，人们将心悦诚服地理解为什么现在很多业内人士将人工心脏起搏器的名称改为“抗心律失常植入装置”。显然，起搏功能只是起搏器具有的众多功能之一，而“治疗与诊断”两大功能才能显示其真正的应用价值。

任何困难都不能阻挡人类进步的列车，每一件事物、每一项技术都在不断向前发展。对于广大的起搏器技术的初学者，必须先迈出第一步，才能谈到“海阔凭鱼跃”，必须从零开始，才能畅想“天高任鸟飞”。

《心脏起搏器基础教程》一书就是帮助初学者进入人工心脏起搏器领域这个浩瀚天地的“航标灯”。千里之行，始于足下。

最后，祝我们的读者通过本书的学习有所收获，也祝我们的年轻学者能够实现自己的远大抱负，“有志者事竟成”，这是颠扑不破的千古真理。

（2008 年 8 月）

《ICD 基础教程》

中译本序言

毫无疑问，体内埋藏式心脏复律除颤器（implantable cardioverter defibrillators, ICD）是医学史上的一项奇迹，是人类智慧与迅速发展中的高科技完美的结合，是人类征服心脏性猝死的里程碑。ICD 临床应用 25 年的历史完全证明了这点，在未来更为广泛的应用中，还将继续、进一步证明这一事实。

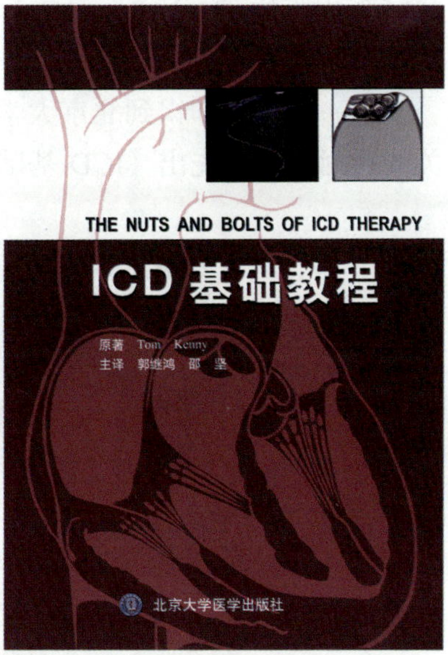

北京大学医学出版社，2006
主译 郭继鸿 邵坚

谈到 ICD，人们都会想到 Mirowski 和 Roger Winkle，是这两位大师的精诚合作使第一例 ICD 于 1980 年 2 月 4 日在人体成功植入，该时 Winkle 带着一位反复晕厥的 57 岁心肌梗死和心脏冠状动脉旁路移植术后的女患者从加州来到 Baltimal 的 Sinai 医院找到 Mirowski，随后又与 Mower 等人一起在 Johns Hopkins 医院完成了首例 ICD 的植入。此后的 5 年，ICD 只能由 Mirowski 和 Winkle 分别在南北方所在的医院植入。Winkle 当时在美国斯坦福大学的 Falk 心脏中心工作，是美国第一代心脏电生理专家、NASPE 成立后的资深委员。1988 年我赴美国斯坦福 Falk 心脏中心做访问学者时，Winkle 已离开斯坦福大学而转到一所名气很大的 Redwood 私人医院工作。为了参观 Winkle 的 ICD 植入手术和技术，经过联系我又到 Redwood 医院做了短期参观学习。当时 ICD 的植入还需内外科医生的协作，即外科医生先行开胸术，并植入心外膜的网状 Patch 电极，随后内科医生继续完成其他程序的植入手术。当时世界各地的患者都慕名沓至 Redwood 医院，因此该院的 ICD 手术做得很多。

我国 ICD 植入历史相对较短，最初病例很少，能够植入的医疗中心更少。近几年，每年植入的总量正在逐年增高，能植入的医院也在增多，这与植入技术的逐渐简化密切相关。目前我国植入 ICD 的总量已超过 500 台，每年增长率约 15%。ICD 治疗的最大障碍是费用昂贵，但预计我国 ICD 的植入大潮在近几年即将到来。

随着 ICD 植入患者在我国逐渐增多，随着 ICD 技术的逐渐普及，有关 ICD 基础知识的普及与教诲十分重要，遗憾的是以往介绍 ICD 技术的相关内容都混编起搏器专著的后面，内容相对专而深，对 ICD 技术普及与提高的作用有限。今年在波士顿举行的 NASPE（Heart Rhythm）专业会议上，我们看到了这本 2006 年出版的 *The Nuts and Bolts of ICD Therapy*，如获至宝，决定将其译成中文献给国内同道。

这一想法立即得到北京大学医学出版社的赞同与支持，并决定出版 ICD 相关的系列书籍，先出《ICD 基础教程》，继而再出版临床应用提高本。

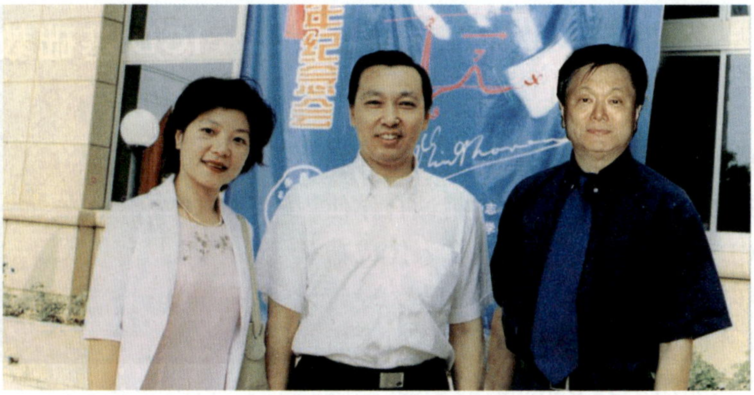

意气风发，风华正茂

左起：邵坚主译、杨延宗、郭继鸿主译（2002）

本书原著于 2006 年正式出版发行，而中译本不到一年就能问世，这标志着我国出版事业的强大实力与信息转化的快捷，实乃中国文化与学术界的一件幸事。

本书的出版也受到圣犹达公司的大力支持，在此表示诚挚的谢意。

愿《ICD 基础教程》中译本为推动中国 ICD 技术的应用与发展贡献微薄之力。

（2006 年 10 月）

《CRT 基础教程》

中译本序言

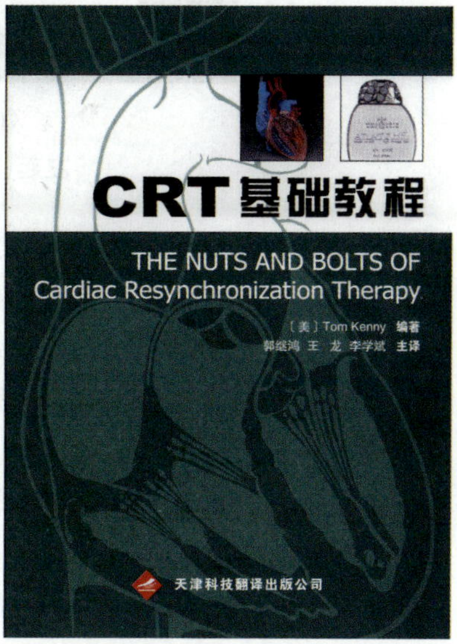

天津科技翻译出版公司，2008
主译　郭继鸿　王龙　李学斌

充血性心力衰竭的发生率逐年升高并成为本世纪最严重的医学难题之一。心力衰竭发生率的升高与多种因素相关，包括社会人口的老化龄、心脏舒张功能生理性减退与衰竭的人数俱增、各种心血管疾病有效的治疗使心脏病患者长期生存，最终使心力衰竭的发生率增高等，这些因素使心力衰竭人数有逐年增高的趋势。世界最著名的心脏病专家 Eugene Braunwald 多年前就已预言：心力衰竭将是 21 世纪人类征服心脏病的最大战场。

临床医学治疗心力衰竭的历史源远流长，洋地黄的发明与临床应用已超过 200 年，而心力衰竭治疗真正的腾飞出现在近 50 年，其标志性的进展包括 20 世纪 50 年代初期强心剂与利尿剂的应用，60 年代血管扩张剂的应用。而引发这一腾飞的转机是揭示心力衰竭最重要的病理生理机制为神经体液的过度激活，即交感神经的过度激活和肾素-血管紧张素-醛固酮系统（RAAS）的过度激活。相应之下，80 年代后期针对心力衰竭发生机制的全新认识启动了 β 受体阻滞剂及血管紧张素转化酶抑制剂（ACEI）的治疗，以及 90 年代后血管紧张素受体拮抗剂（ARB）及醛固酮拮抗剂的应用。心力衰竭这一基础理论及治疗的革命，使心力衰竭的治疗进入了崭新时代。

近 20 年来，在心力衰竭药物治疗飞速发展的同时，非药物治疗的进展同样令人刮目相看，其中包括全人工心脏、心脏移植、左室辅助装置、心肌背阔肌成型术、心室减容术、心室复形装置、干细胞移植术和 CRT（心脏再同步化治疗技术）等。当今，CRT 已成为心力衰竭患者的常规治疗和基础治疗，已成为心力衰竭患者治疗的 I 类植入指征。

目前认为 CRT 治疗心力衰竭的有效率已达 60% ～ 70%，其在三个方面均

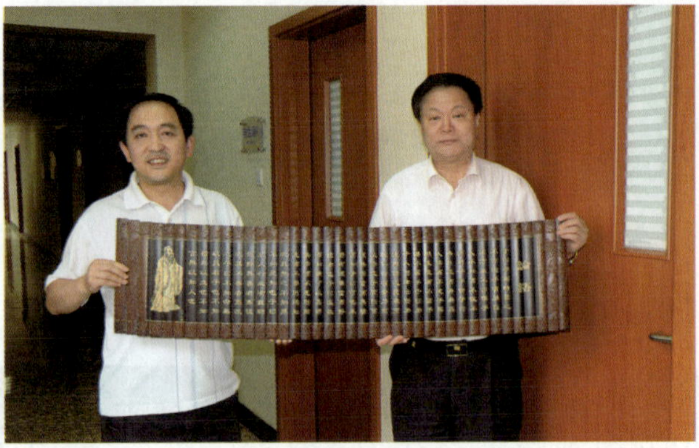

儒学四书 论语惟上
左起：王龙主译、郭继鸿主译

能获得长期有效的疗效。首先是使心力衰竭患者的临床症状得到明显改善并提高运动耐力，这一改善的程度与药物的疗效相似或更优，两者的联合应用将使有效率得到累加。其次，其可显著降低心力衰竭患者的死亡率（36%）和病死率。再者，CRT 还能使心力衰竭患者的心室发生逆重构，使左室舒张末径的绝对值明显下降，这种心室良性逆重构的作用可长期持续存在，而且随 CRT 治疗时间的延续，这一作用还能增加。

我国 CRT 治疗心力衰竭起始于 1995 年，最初应用普通的 DDD 起搏器治疗扩张型心肌病患者的心力衰竭。从 1998 年开始应用 CRT 治疗心力衰竭。黄德嘉教授在四川植入了国内第一台，两天后北京大学人民医院植入了第二台、第三台，随后很多医院陆续开展了这项工作。截至 2006 年初，北京大学人民医院已为 3 例植入 CRT 的患者更换了“抗心衰”的 CRT 起搏器，并在 2006 年翻译出版了《心力衰竭再同步化和电除颤治疗》专著，为我国 CRT 治疗心力衰竭技术的腾飞与快速发展起到巨大的推动作用。

近年来，我国 CRT 治疗技术的普及与提高速度有了显著加快，CRT 的植入数量明显递增，能够独立进行 CTR 植入手术的中心不断增加，对 CRT 的认知水平也在迅速提高。但与国外相比，我国落伍与滞后的差距仍然很大，这需要中国心血管界的有志之士迅猛地奋起与拼搏才能有更大的转机。真诚希望《CRT 基础教程》一书的翻译与出版能为我国 CRT 事业再增一抔土、一根薪、一份力。

本书清样二校之时，正值我再赴朝鲜红十字医院协助工作。为通读和校对全书译稿，在下榻的高丽饭店挑灯伏案常达深夜，悉心地推敲又纠正了译稿中很多欠妥之处。虽然辛苦，但颇感欣慰，记叙于此，以资纪念。

（2008 年 12 月）

《起搏心电图基础教程》

中译本序言

在众多读者的期盼中，《起搏心电图基础教程》中译本终于面世，即将与广大读者见面了。

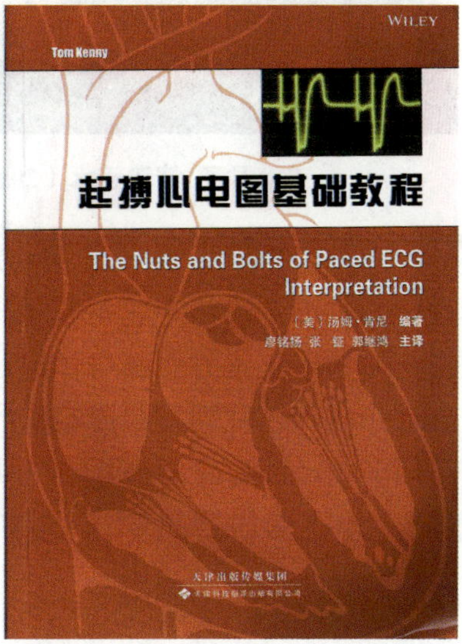

天津科技翻译出版有限公司，2013
主译　廖铭扬　张钲　郭继鸿

《起搏心电图基础教程》一书是美国汤姆·肯尼（Tom Kenny）撰写的“心律植入装置”丛书之一。该套丛书自2006年出版的第一本《ICD基础教程》为开始，就在当年，我们将之译为中文版。随后在2008年8月及12月，我们再将《心脏起搏器基础教程》及《CRT基础教程》译为中文版并与中国读者见面。这套三姊妹的丛书，一经出版，销售盛况惊人，原因十分简单，首先是市场需求，而且作者的阐述又是思路清晰，文笔流畅，从浅入深，由表及里，使读者从概念建立，并将之用于临床实践，逐步前行。

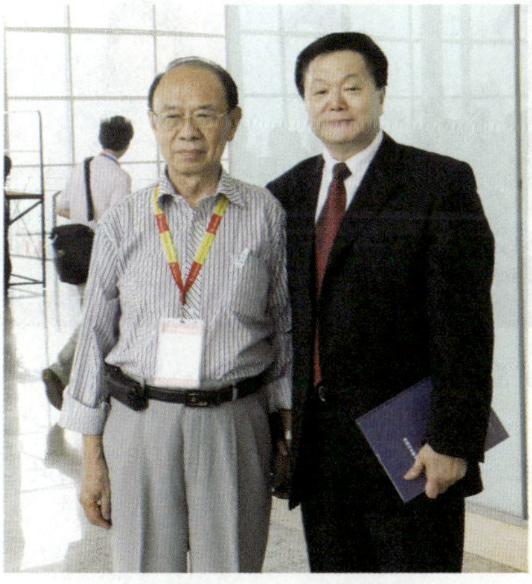

挚友谊深　手足情长
左起：廖铭扬主译、郭继鸿

随后Tom Kenny又推出了丛书的第四本《起搏心电图基础教程》，我们也马上组建译者队伍而着手翻译。

Tom Kenny的《起搏心电图基础教程》一书与前三本的风格一致，仍采用理论与实践相结合的教学写作模式。第一部分为起搏基本概念和相关理论，其内容针对相关的概念与理论各自成章、成节而逐一介绍。第二部分则为起搏心电图的实际应用，主要根据起搏心电图的内容由易逐渐变难，并由浅逐渐变深地提高读者阅读和诊断起搏心电图的能力。第二部分内容

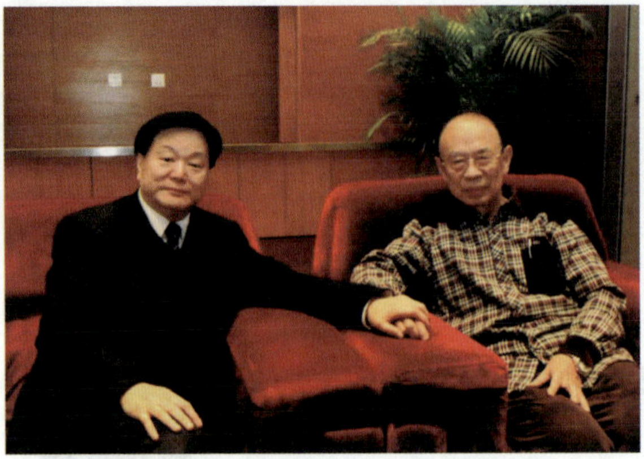

谦谦君子 情浓于水（2014.12）

中，也人为地分成四个阶段，分别为初级起搏心电图、中级起搏心电图、复杂起搏心电图及混合起搏心电图。

由此看出，本书适合起搏心电图的初学者，也适合有一定起搏心电图基础，而又在谋求提高的读者，所以可将本书定为起搏心电图初学与提高读本。

与我一起担任本书主译的有南京医科大学第一附属医院廖铭扬教授和兰州大学第一附属医院的张钲教授，两位都是起搏专业领域叱咤风云的大将军，他们不仅酷爱起搏专业，而且在起搏植入技术方面都身怀绝技，都有各自的独到贡献。至今，已年过七旬的廖铭扬教授还驰骋在起搏实践的第一线，而张钲教授更是在起搏、ICD 及 CRT 等诸多领域都为技高一筹的“西北王”。多年来，廖铭扬、张钲与我已结成深厚的友谊和久远的学术交往，而本书的面世，将用文字铭记我们之间感人的情谊。

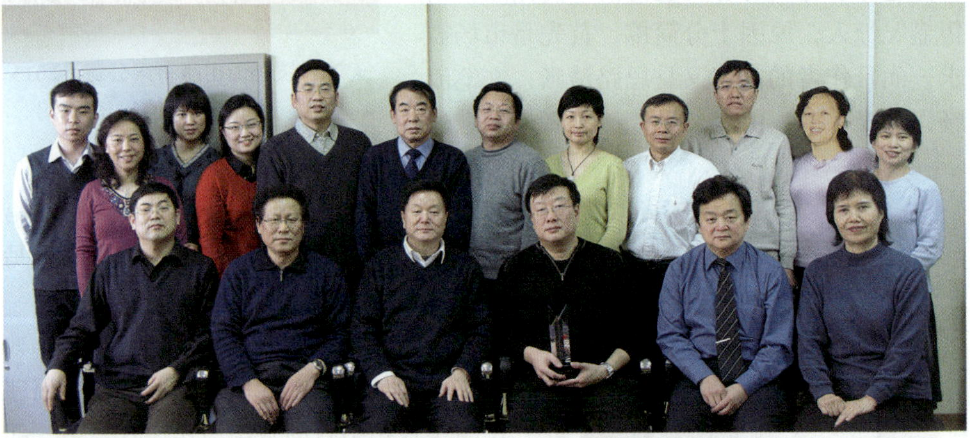

北京大学心律学论坛讲演纪念

前排左起：李学斌、张金荣、郭继鸿主译、张钲主译、丁燕生、许原

后排左起：王舒、张萍、梁德荣、林运、王斌、刘天胜、刘肆仁、任学军、吴永全、刘书旺、张丽萍、易忠

（2013 年 8 月）

《实用起搏心电图图谱》

序　言

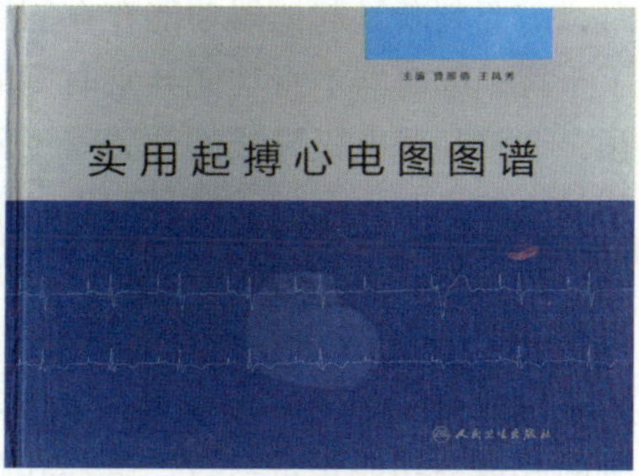

人民卫生出版社，2014
主编　贾邢倩　王凤秀

起搏心电图最早始于1932年。美国纽约贝斯·大卫医院的胸科Hyman医生经多年研究，在1932年设计制造了由发条驱动的电脉冲发生器，其净重7.2 kg，可发放30次/分、60次/分、120次/分的起搏脉冲。该发条式脉冲发生器成为人类第一台体外临时心脏起搏器，使心脏停搏15分钟的兔心恢复跳动，并记录了心电图史上第一份起搏心电图。时隔不久，Hyman用其为一例心脏停搏的患者进行了有效的心脏起搏治疗，并开创了心电图领域起搏心电图的新分支。

1958年10月9日瑞典斯德哥尔摩市的卡洛琳斯卡医院成功植入了人类首例永久式心脏起搏器。此后，随起搏技术的快速发展，起搏心电图也得到普及与提高，成为心电图专业园地的一朵奇葩，并充满了传奇与挑战。

起搏心电图为起搏器患者特有，是患者的自身心律与起搏心律混合一体的心电图。当患者自身心律规整，起搏器功能正常时，起搏心电图则规律且容易识别、诊断容易。一旦患者自身心律变得异常复杂，同时植入起搏器的功能存在异常时，起搏心电图可能变得复杂，甚至扑朔迷离与真伪难辨。再加上该起搏器可能配备了很多新功能或某些特殊功能，更使起搏心电图复杂得让人眼花缭乱。此外，生产起搏器的厂家多、型号多、种类多，起搏器的功能进展又是日新月异，这些都是起搏心电图异常复杂的缘由。

经常阅读起搏心电图的人员有两种，一是起搏器相关的临床医生、植入术者或起搏器随访人员；二是心电图医生，当起搏器患者因各种原因在门诊或住院后做心电图检查时，心电图医生必须及时做出起搏心电图的诊断，并要对起搏器各种功能正常与否进行判断。对于前者，起搏心电图相对容易，因临床医生熟知起搏器患者的病史及植入的起搏器型号、功能及各种工作参数。对其而言，难点是新的或平素很少应用的起搏器功能对心电图产生的影响与干扰。对心电图医生而言，起搏心电图相对困难，因其缺少患者相关的临床与起搏器工作参数资料，对起搏器的各种性能、工作模式缺乏了解，因而对复杂的起搏心电图很难迅速评价与判断。简单的起搏心电图易识别、易诊断，而有些起搏心电图的复杂性超出想象，有时连该起搏器的设计工程师都不能做出恰当的解释。

阅读起搏心电图时，应熟娴知晓起搏器的基本功能及异常时的心电图表现，主要是起搏功能、感知功能、频率应答功能等。遇到起搏或感知功能异常时，需要判断是起搏器功能存在问题，还是患者自身心律与起搏心律之间发生了干扰。起搏器本身功能异常时则需医生重新设置相关参数，或进行有创性干预，调整起搏电极导线的位置等。而干扰引起起搏器功能异常时，将有干扰作用的心律失常控制后，这种假性功能异常则自然消失。此外，还可通过起搏心电图协助解释患者的相关症状。例如患者诉说起搏器植入后，一旦活动则有心悸不适。这种情况极有可能是频率应答功能的斜率设置过高，活动后传感器的频率明显高于患者代谢率升高所需求的心率，使患者活动后感到心悸。因此，判断起搏器功能正常与否，解释和解决患者伴发的症状是起搏心电图的两大基本职能。而对起搏器植入患者 24 小时动态心电图中每一间期意外的细小变化进行分析，或困难重重，或根本没有必要。因此，相关医生一定要避免因小失大，避重就轻。

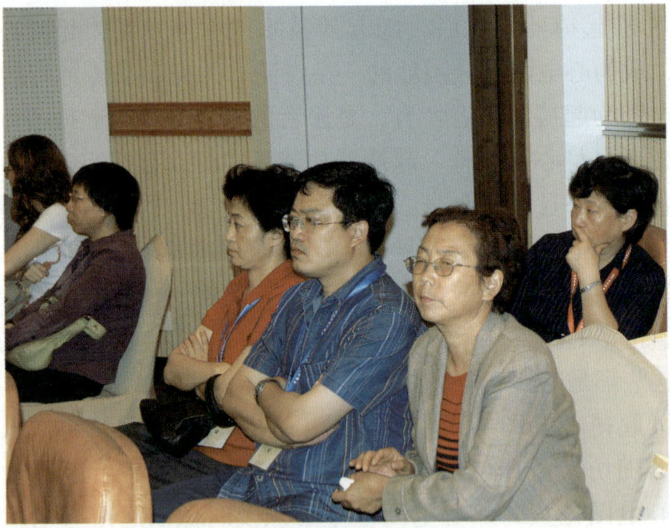

全神贯注 忘我学习

右起：贾邢倩主编 2

与心电图其他内容相比，起搏心电图的难点多，挑战性更强。当今，起搏心电图的专著国外较少，国内更是匮乏。而当下，摆在案头的是贾邢倩等编著的《实用起搏心电图图谱》一书，20% 的内容为起搏心电图的基础知识，另外 80% 的内容为临床各种起搏心电图的实例解析与讨论。虽然本书是一本心电图图谱，但因配有文字做辉映，仍可谓图文并茂，不是单纯的众图堆翠。因此，本书不愧冠以“实用”二字，即理论与实践能紧密结合，读者可从中多方面受益。

我与主编贾邢倩、王凤秀相识与学术往来已有 10 余年，她们身处祖国边陲，但心电图基础知识扎实、敦厚，对心电图前沿知识敏感而不懈求索。近年来，在国内不少大型学术会议上，她们不仅是演讲者，同时又是台下聚精会神的聆听者，她们那种踏实、严谨、不断进取的求学精神时时打动着我，令我惭愧。

本次有幸两位主编诚邀我为本书作序，使我先睹为快，成为最早的读者及获益者。本书从选题到全书脱稿耗熬几年时光，而辛勤收集这些丰富详实的资料更有 10 ～ 20 年之久，因此本书是她们辛勤汗水和不懈努力的结晶。读者及我需要学习的不仅是书中知识，还有书本之外的一种令人钦佩的精神。

贾邢倩、王凤秀医师数十年如一日的坚守不弃使她们在心电图及起搏心电图学术领域取得了巨大成功。为她们高兴，为她们喝彩！

（2014 年 11 月）

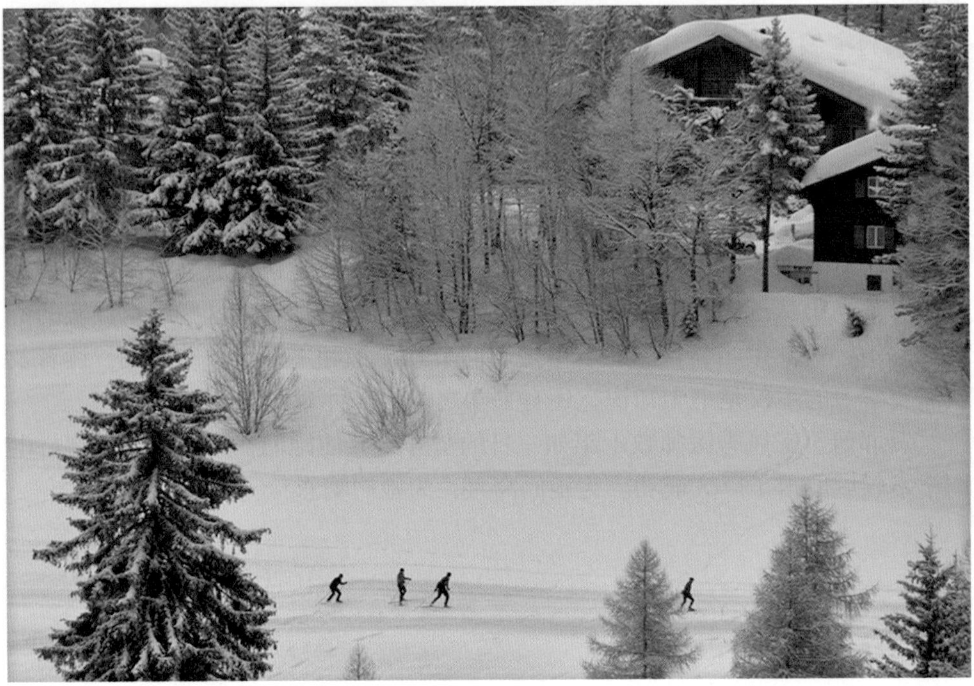

隆冬瑞士滑雪忙　　　2012.1.28 摄于瑞士蒙塔纳

第十篇

心电图

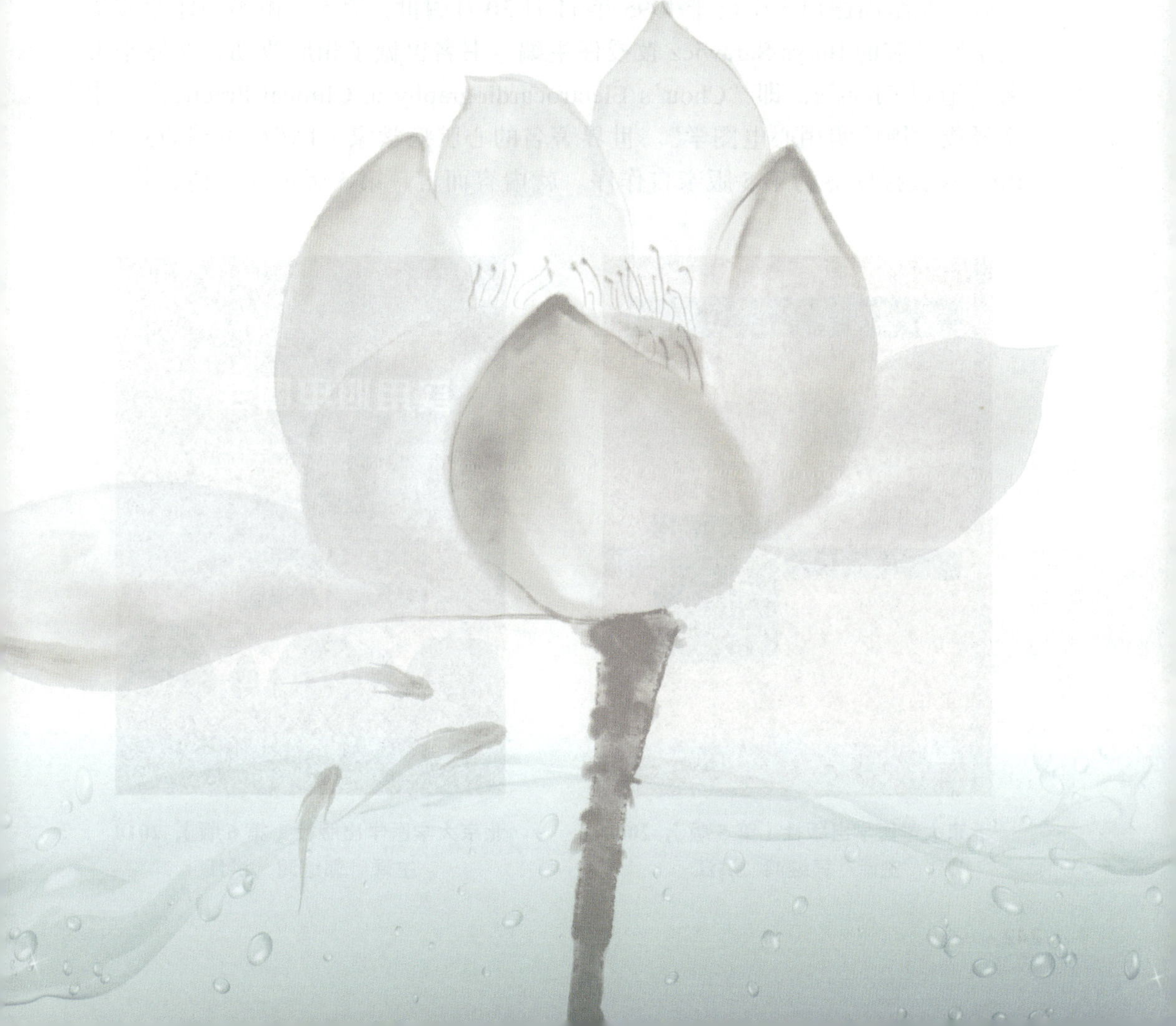

《周氏实用心电图学》（第5版、第6版）

中译本序言

在2002年12月芝加哥举行的第75届AHA年会的书展上，意外得到了《周氏实用心电图学》第5版。20年前，在同济医科大学研究生学习期间曾拜读过该书的第1版，留下极为深刻的印象，深知此书：内容气势磅然，行文颇具大将风度，是心电图学专著中难得的精品。而今第5版主编已经易人，前四版的主编周德川先生已于1995年11月30日谢世，第5版由美国印第安纳大学医学院的Borys Surawicz教授任主编，书名也做了相应改动，在原来书名前冠以Chou’s，即“Chou’s Electrocardiography in Clinical Practice”，中文译成“周氏实用心电图学”。世界著名的心脏病学家，JACC主编Douglas P.Zipes教授欣然为第5版亲自作序。就内容而言，第5版更为广博、扎实；

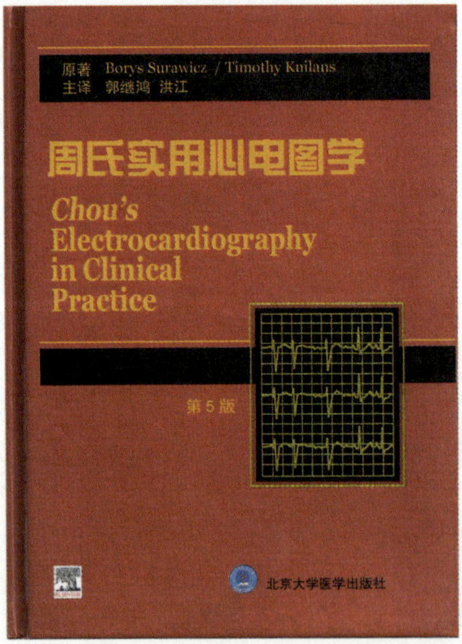

北京大学医学出版社（第5版），2004
主译　郭继鸿　洪江

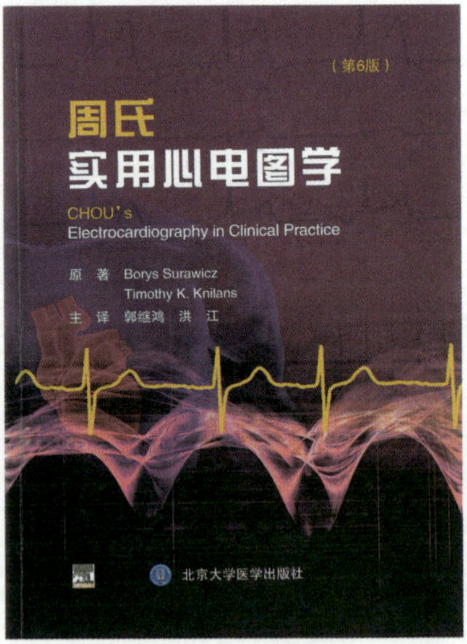

北京大学医学出版社（第6版），2014
主译　郭继鸿　洪江

就学术气息而论，第 5 版更加严谨、庄重，更给读者留下大将之风、气吞山河之感。

本书所以能使读者如此深爱而不愿释手，并感到一种深层震撼，主要有三个原因。

第一，全书内容丰富、翔实，对涉及的每个心电图具体问题除精辟阐述外，均有说服力很强的作者本人或文献中的数据和资料，因而书中的各种论述都使读者感到根据充足，可以信赖，能够视为心电图的“金标准”和重要依据。此外，全书语言简洁、流畅、确切而达意，使读者阅读时感到美的享受。

第二，全书以心电图为主线，但每在关键之处，或在新概念引入之时，总有心脏电生理的引证，这使本书的心电图推论与观点都有心脏电生理资料的旁证，使人诚服。可以看出，作者对心脏电生理及其进展十分精通知晓，并能与心电图进行内在的联系，相互印证、相互渗透、融会贯通。这能使读者对心电图的理解有更深刻、潜移默化的提高。

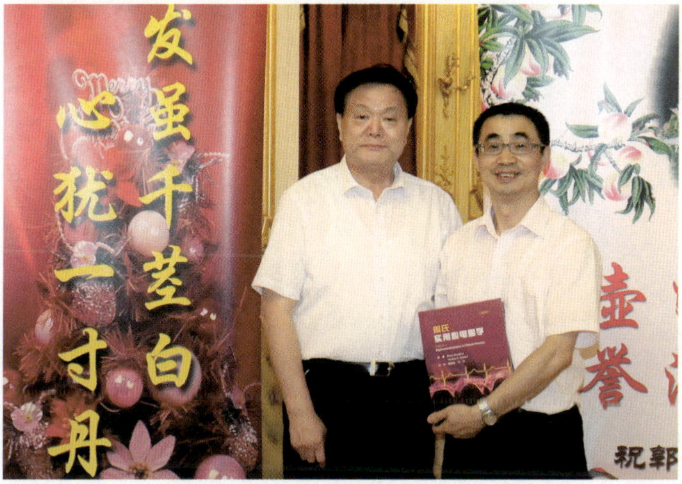

膝下高足　敢跃龙门
右为两版主译洪江

第三，全书论及的心电图问题，均衬以密切相关的临床资料。能够做到这一点，说明作者的临床功底扎实而浑厚，使读者清晰地意识到，心电图的各种表现都肯定有其相应的临床背景，研究和探讨心电图的直接目的是为疾病的诊断与治疗提供根据与线索。

正是作者将心电图、心脏电生理及临床资料惟妙惟肖地结合、渗透和融汇，使读者学习本书内容时，会有多方面的提高，使读者提高的不仅是心电图水平，对心律失常和心血管疾病的临床诊断、治疗水平也一定会有相应提高，这便是本书的绝妙之处，也是本书成为心电图领域“世界名著”的缘由。

洪江医师与我担任本书第5版、第6版的主译，他承担的工作量远大于我，受我的影响，他对原著也十分酷爱、情钟，并激发起他翻译此书的热情及动力，使全书的2次翻译均在3个月内完成。洪江医师年轻有为，敏而勤学，具有相当的中英文水平，有着很好的发展前途。

感谢本书所有译校人员的辛勤努力和卓有成效的工作，如果本书对我国心电图及心血管疾病诊治水平的提高能起到推动作用，将是译校人员的荣誉与骄傲，成绩永远是集体智慧的结晶，是全体译校人员忘我奉献的硕果。

（2014年1月）

《中国正常成人心电图数据库》

前 言

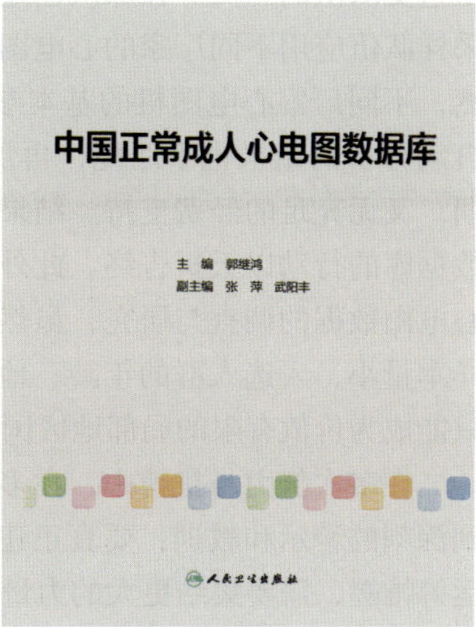

人民卫生出版社，2018
主编 郭继鸿；副主编 张萍 武阳丰

很多人都酷爱“登高望沧海，拂晓观日出”，那一场景的确壮观。就在凌晨破晓时，远处的天际仍是鱼肚白。突然，在朦胧的天地交汇处跃出一点红，转瞬便冉冉升起而变为一团燃烧的火焰。无需多时，那身披万道霞光的旭日，发出耀眼的光芒，这波澜壮阔的景致让人欣喜雀跃，给人向上的铮铮力量。而眼下，企盼已久的《中国正常成人心电图数据库》一书正伴随那旭日东升而即将精彩面世了。如果太阳的每次升起都在宣告：“新的一天开始了”，那即将面世的心电图数据库一书则庄严而豪迈地向世人宣布：“中国无自己心电图数据库的时代已告结束”。

略伴苦涩的企盼 自北京协和医院1928年从英国Cambriger公司购进两台标准双极导联心电图机算起，至今已整90年。而1928年到1949年新中国成立，仅北京协和医院一个中心就积累了3万多份双极导联心电图资料。在那个时期，中国医生在国际著名的学术刊物上发表了很多篇有关心电图的研究文章。这些都在诉说，中国心电图的临床应用水平毫不逊色于世界之林。

1950年，学有所成的黄宛教授从美国回国，带回了单极导联心电图技术，并和刘世珍一起将协和医院1928年购进的那两台双极导联心电图机改造为一台单极导联心电图机，开创了中国单导联心电图时代，并将这一技术在全国普及与推广。随后黄宛教授又先后撰写了五版《临床心电图学》专著，发行了近百万册。但让人遗憾的是，90年来国内心电图的每份报告，前后出版的所有心电学专著中应用的心电图诊断标准都为欧美标准。换言之，中国医生应用心电图技术给国人检查时，所用的诊断标准均从欧美进口，一直应用国外的诊断标准为国人的心电图进行诊断。而一个拥有 13 亿人口，56 个民族的泱泱大国，一直没有自己的心电图数据及诊断标准。这不能不成为几代中国心血管疾病及心电图学者内心的隐痛与遗憾。而早一天建立中国人自己的心电图数据库，提出中国人自己的心电图诊断标准已成为几代临床医生和心电学人的共同期盼。

曾经的努力与挫折　其实，几代中国心血管医生和心电图学者并未等闲视之，也曾不遗余力地为这一理想和目标努力过、拼搏过，也倾洒过大量的心血与汗水。其中规模最大的一次由孙瑞龙教授亲自挂帅，当时还很年轻的我也是这支队伍的一员。在那次创建“国人心电图数据库”的努力中，几路心电图采样队伍应用不同厂家的心电图机，国内外心电图机各显其能、五花八门。显然，不同厂家心电图机的基本参数与性能均不统一，各心电图机检测的数据、自动分析的结果也不匹配，再加上心电图流行病学的调查与采样工作漫长无期，又无充足的经费支持。结果，那次雄心勃勃、声势浩大的创建国人心电图数据库的行动以夭折告终。此外，武汉同济医科大学的吴杰教授也组织过国人心电图数据的调查与研究，虽然研究的最终总结也在国际杂志正式发表，但因样本量小，入选人群的年龄、地域分布缺乏广泛的代表性，所以，该研究结果只能成为价值有限的局部地区国人心电图数据库。

在多次努力与拼搏中，在多次失败与挫折中，致力于该事业的学者终于得到深刻的警示和教训：要真正建立世人承认的国人心电图数据库，还需等待和运筹帷幄，需要集结更大的力量，寻求更大的财力与技术支持。

乘凉不忘插柳人　今天，当我们高举双臂迎接与庆贺《中国正常成人心电

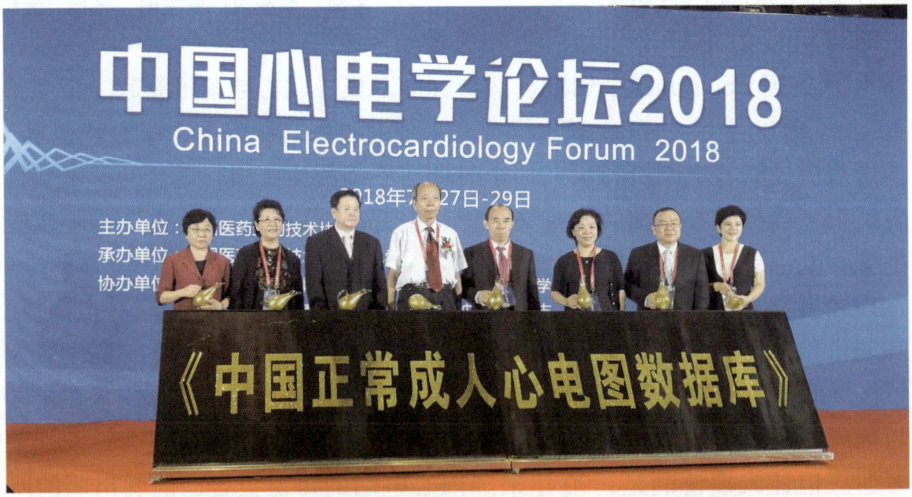

国家会议中心隆重的《中国正常成人心电图数据库》发布会（2018）
左起：王燕芳、李华、郭继鸿、杨虎、卢喜烈、张萍、周怀宇、刘薇

图数据库》一书隆重面世时，心中更加怀念和感恩一路征程上的插柳人。

吹箫引凤方祖祥 方祖祥是上海复旦大学著名的生物医学工程学教授，也是我国该专业的奠基者之一，他把毕生精力都奉献给中国心电检测技术的开发与研究，使他对我国生物医学工程学的发展情有独钟。记得2010年方教授与我的一次谈话中透露了一个重要“情报”，即美国GE公司正准备向中国一个生物医学工程学的组织或学会无偿捐赠一批价值不菲的心电设备。但花落谁家，GE公司还正在考察与论证。那时我担任着中国心电学会和中国心律学会两个学会的主任委员，听到方教授传递的消息，立即行动起来，多方联系，想尽办法争取得到这项捐赠。

穿针引线薛求真 薛求真是一位资深的生物医学工程科技人员，长期旅居美国，在美国GE公司担任心电全球首席科学家。虽然多年旅居国外，但他一直心系中国生物医学工程技术的发展。他和方祖祥是多年朋友，方教授的“情报”就是他提供的。马上我们几个人的想法一拍即合，很快就聚在一起，为中国心电学会能得到GE公司这笔近1千万元人民币心电设备的捐赠而努力。薛先生更是鞍前马后，义务承担了中美双方的联络官，为之奔跑，想尽办法促成此事。在他周旋、撮合及努力下，GE公司的捐赠单位最终选定了中国心电学会的“中国正常成人心电图数据库”这一项目。没过多久，GE公司与学会之间就正式签订了捐赠协议书。随后又凭借薛先生的努力周旋，最终在该项目正式启动时，GE公司捐赠的心电MUSE分析系统，几十台MAC5500心电图记录仪都及时运到了全国八大区域的采样中心，使“心电图数据库”项目如期如愿地启动与实施，没有薛先生的穿针引线，就没有心电图数据库项目的及时启动与实施。

方案大侠武阳丰 既然弓箭已经举起，就要射出有力的一箭。当心电图数据库项目实施所需的精良设备落实并到位后，决定项目成功的关键就变成项目实施总方案的设计与各环节的策划了。心电图数据库项目的实施总方案由北京大学临床研究所主持制定，而武阳丰所长对项目方案的制定给予了极大关注。首先他本人就是国内最权威的流行病研究的专家与教授，他亲自主持和召开了总体方案的设计及各个关键环节的重点讨论，发表了他的看法和具体意见，充分发挥与展现了他在流行病学领域博大精深的学识与方案实施的远见卓识和经验。他亲自主持制定完整体方案后，又委派临床研究所实力强、经验老到的王燕芳担任项目整体实施的协调人。王燕芳教授在美国Duke大学及Cornell大学学习与工作了20多年，对各种流行病学调研的技术要求及实施要点了如指掌，本次在项目实施与协调工作中，她功不可没。

实施方案的最终敲定使历经两年的立项与筹备工作全部完成，使项目进入到万事俱备只待东风的阶段。

功泽千秋，立足脚下 孟子曾曰：天时不如地利，地利不如人和。而国人心电图数据库的项目占尽了天时、地利和人和的全方位优势，是泽被后世、功在千秋的一项义举。每位参与者深知，项目实施中的每个数据、每项检查、每个环节都很重要。那一时刻，每位参与者心中的坚定信念是："为民族立生命，为万事开太平"。

马到成功预试验 为熟悉项目实施的各流程，为探索项目实施时可能遇到的问题及干扰因素，为进一步精确估测恰当的样本量，项目组设计的预试验如期在北京四季青地区进行。按照方案，项目组用了两个月时间，对四季青地区的城市和农业人口进行了心电图的采集与分析。结合预试验的结果，项目组又对整体方案做了细调与修订。

愈战愈勇八大区 在项目总体规划中，全国行政地区被分为八大区域，心电图数据库的心电图采样要在八大区域中各遴选一个省的一个城市，并在其管辖区域进行城区和农村相匹配的人群入组与采样。但在实践中，要想达到入组人群的性别、年龄都符合总体方案的规定，谈何容易。尤其农村人口中，中青年男性多数在外打工而不可能到采样现场，不能入组。显然，入组采样工作面临的困难大、干扰多，需各级政府及管理部门的协调。让人欣喜的，就在长达一年的全心电图入组采样工作中，各级部门的领导坚持在一线指挥与协调，绿色通道通行无阻，为项目的顺利实施提供了多方位保障，八大区的心电图采样工作井然有序，捷报频传。

得道多助是沧桑 在一年多的入组采样工作中，所遇困难无奇不有。包括八大区棋布全国而环境全然不同：语言差别大，风俗习惯悬殊。有时受当地风俗的影响，竟使知情同意书的签字遇到麻烦。此外，入组采样队还经常出现人手拮据的窘境。但这些不期而遇的困难都被"天时""地利"与"人和"的优势一一攻克。

让我至今感动难忘的一件事是，全体入组人群必须是正常人，故每例都要做详细的体检及超声心动图等检查才能排除各种心血管疾病。而每例超声心动图检查所需时间远远超过心电图检查和采样时间，这使心电图采样现场急需更多的超声心动图设备及应用人员。当这一困难被深圳迈瑞生物医疗电子股份有限公司得知后，马上伸出了援助之手，他们将自己公司生产的超声检查仪及时送到八大区的采样站，还委派使用人员，保障每例入组者的超声检查及时完成。

杜绝垃圾千里外 从心电图数据库项目的启动到结束，项目组的每位工作者都有着一个坚定不移的理念。要将不合格的垃圾数据坚决杜绝于千里之外。在该理念的驱动下，项目的每个环节都有人严把质量关，杜绝垃圾数据鱼目混珠而入围，这可防止最终数据库产生垃圾结果与结论。

应当说，现场采集心电数据仅是采样工作的第一步，其后还要有专门人员将这些原始数据准确核实无误后，再输进项目的 MUSE 系统做进一步统计与分析。这是一个枯燥而耗费时间的工作，而以李华老师为首的数据核查与输入工作人员，长期坚持一丝不苟地核查及安全无误地输入 MUSE 系统，实现了项目不混入垃圾数据，杜绝垃圾结果的出现。

千秋功业 扬鞭奋蹄 项目组的每位人员都凭借高度的责任感和使命感，分别在各个岗位认真无怨地苦干着。他们深知，这一千秋功业不能有丝毫马虎，要对得起祖国，要对子孙后世负责，真是不需扬鞭自奋蹄。

精诚所至金石开 应当说，在社会多方的鼎力支持下，在项目组兢兢业业的努力下，历经几年的风雨无阻和坚持不懈的实干。今天，《中国正常成人心电图数据库》终于问世了，这一成功来之不易，也是众望所归。说其难能可贵，是指其填补了我国心电学领域的一项空白，使我国心电学事业更加自尊、自信地站立在世界之林。说其惠泽千秋，是说我国有了自己的心电图数据库后，很快将推出中国自己的心电图诊断标准，造福于当代及子孙后代的健康。

上尽重城更上楼 今天，当我们庆贺心电图数据库问世之时，也会清晰而冷静地想到，这仅仅向着成功迈出了第一步，未来的征程漫长而艰辛。但我们决不半途而废，风帆已经扬起，一定要勇敢地驶到彼岸。随后，我们将立即着手制定中国正常人的心电图标准。此外，项目组业已完成了“中国正常成人动态心电图数据库”的入组及采样工作，该原始资料目前还在整理、核实与输入 MUSE 系统的工作中，有望一年后，新的数据库资料与统计结果也将隆重面世，那将是中国心电学事业的又一辉煌。

在前言结束之际，作为中国心电图数据库项目的主持者，在此我要真诚感谢项目组的全体人员，你们辛勤无私的奉献保障了项目的实施与完成，尤其要感谢张萍教授，她是项目第一线的总指挥，她出众的组织和协调能力，她身先士卒的吃苦精神感动着人家，这种凝聚力是项目如期完成不可缺少的动力。还要真挚感谢全国八大采样区的各级领导与同仁，是你们兄弟般的友谊与精诚合作，才使项目如此顺利完成。还要真挚感谢 GE 公司，你们慷慨捐赠了本项目实施所需的精良设备，还对项目实施的每一环节都提供了及时支持。

毫无疑义，在建立中国心电图数据库的功劳簿上，各路人马的业绩与贡献将永远闪烁光芒，大放异彩，历史和人民将铭记不忘。

“为民族立生命，为万世开太平”，这是项目组在八大区域每站启动仪式上的誓言，至今仍是我们心中亘古不变的报效祖国的信念和爱国情愫。

（2018 年 6 月）

《互动心电图》（第2版）

中译本序言

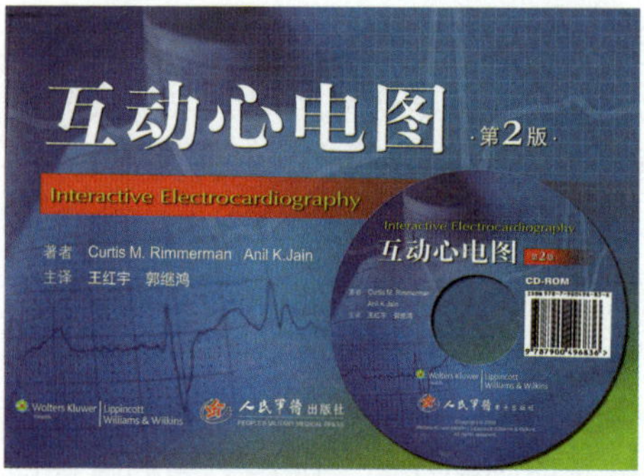

人民军医出版社，2013
主译 王红宇 郭继鸿

当你翻开《互动心电图》这本专著并逐页阅读时，一定会有一种别开洞天和耳目一新的感觉，不仅其学术内容对你有所裨益，这种新的编写形式亦会给你带来震动、惊喜，并激发起进一步学习的巨大动力。本书冠名《互动心电图》十分确切，这种互动是读者与作者间的互动，是初学者的探索与资深者深层经验的互动，是心电图文字形式与电子影像的互动。此外，还包括患者一系列心电图与病史和其他资料之间的互动。这种互动使心电图不再是一种静止的记录，而是伴着患者病情随时变化与发展的晴雨表。

几年前，我在国内心电学会议上反复强调：我国的心电图工作者必须推倒遮挡自己视野的两堵墙，进而做到两个结合：一个是与临床紧密结合，一个是努力学习心脏电生理，与其紧密结合。只有这样，我国的心电学诊断水平才能提高，才能体现心电图检查的真正临床价值。

几年来，不少心电学工作者正是这样做了，学习了心脏电生理的基本原理及相关知识后，感觉自己的眼界拓宽了，对心电图的认识也更为深刻，甚至有了入木三分的洞察能力。而在与临床的结合方面，由于当今医院体制及多方面的限制，使心电图与临床结合尚存一定的障碍，使很多心电图医师仍然闭门、静态地进行心电图诊断，这将产生多种危害。首先使心电图医师对心电图的认识具有局限性，不能敏锐地发现心电图表现与变化的根本原因，而仅停留在书本罗列理论上的可能原因。同时，临床医师也得不到与临床密切结合后的心电图分析结果，使心电图检查的临床意义大为缩水，使临床医师的诊断与治疗不能从中获取最大帮助。

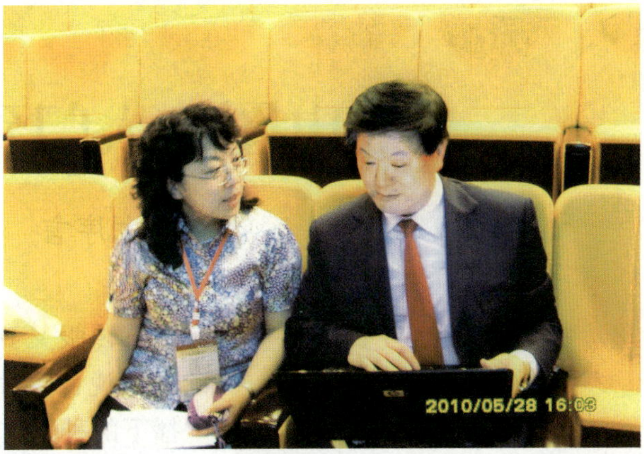

巾帼不让须眉
左为王红宇主译

《互动心电图》这本专著给读者送上 630 多帧临床心电图及患者相关的病史和临床资料，这些丰富的资料以互动的场面展现给读者，并与心电图的逐步分析相配合，就像一位心电图工作者把心电图机推到了病房。而分析心电图时，能不断聆听患者的主诉与主管医师随时提供的查房和会诊意见。此时的心电图诊断真正成为临床患者病情随时变化的“寒暑表”，能够与临床密切结合的心电图分析和诊断更显重要性。这就是《互动心电图》这本书带给我们的真正价值，不仅实用，而且重要。

正像一位学者曾多次强调的那样：没有一本书籍能够替代经验，心电学工作者要想成为身经百战的将军，必须多看图、多实践。应当强调心电图分析要与临床资料和病史相结合，因为心电图是病史和体征的一种自然延伸；应当强调心电图本身不是终点，不是最后的目的地，只是医师对患者诊治全过程中的一个重要信息；应当强调心电图检查并非万能，并有相当的局限性，不少严重冠心病患者的心电图可能完全正常，而健康人的心电图可能被错误地解释，被诊断为各种心脏病，如不结合临床，心电图的这种局限性将更为凸显。

《互动心电图》一书，利用文字与电子影像相结合的优势，生动还原了心电图重要的临床价值，还原了心电图重要临床意义的真面貌，这是一本不同寻常的心电图专著，是一本能推动中国心电学发展与提高的专著。

山西医科大学的王红宇教授及其团队在本书翻译与出版过程中，做出了巨大努力和贡献。王红宇从北京医科大学毕业后的 20 年中，钟爱和致力于心电学工作，并取得显著的成绩。她领军的山西医科大学第二医院的心电信息科是国内重要的心电学学术中心。本次她挂帅完成《互动心电图》一书的翻译工作，又是对国内心电学的一大贡献。

在本书即将面见读者之际，应用“修天地正气，习古今贤人”这句有教诲意义的名言与各位读者同道共勉，以求共同进步与提高。

（2013 年）

《心电图从入门到精通》

中译本序言

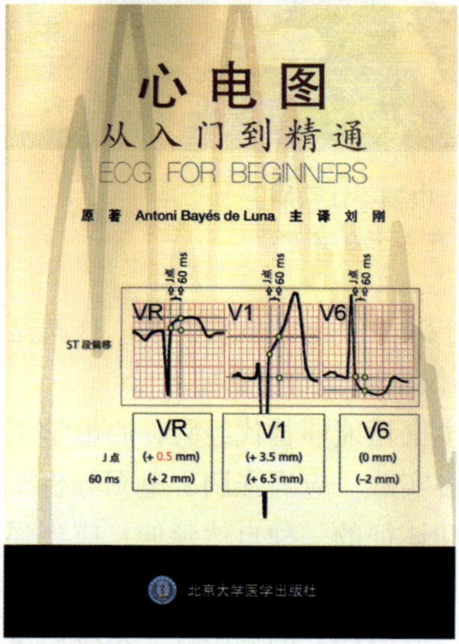

北京大学医学出版社，2016
主译 刘刚

转眼又到了秋日胜春潮的八月时节，俗话说：春种、夏长、秋实，这是指春天播下的种子，经过勤劳汗水的浇灌与耕耘，才能换来金秋的收获，换来丰收的硕果和喜悦。而此时摆在案头的《心电图从入门到精通》一书的译稿，正是刘刚教授及团队历经八个月的苦战，最终用汗水变成入秋后最早的丰收硕果。

顾名思义，《心电图从入门到精通》一书是世界著名的心脏病和心电学大师 Antoni Bayés de Luna 专为心电图初学者设计与撰写的，将其 40 余年的临床经验凝聚于此。

与其他心电图入门的专著不同，本书有着诸多鲜明的亮点：

1. 理论水平超前：作为心电图初学者的入门书籍，本书内容虽简明扼要但学术水平却不失前沿性，如阐述心脏解剖特点时，书中已将最现代的磁共振成像技术与心电图的相关概念紧密融合，尚属首创。

2. 文字言简意赅：纵观全书，本书图文比例已成倒置，全书以容易理解和掌握的示意图、心电图典型图例为主，去分析和解释心电图枯燥和难以理解的机制，再配合准确而简要的文字做进一步说明，使本书简明易读、利于理解和记忆。

3. 每章均附试题：为使读者能对每章内容掌握程度做出自我评估，书中每章之末都附有自测试题，利于自我考核，了解读者对知识的吸收与掌握情况。

上述诸多亮点，使本书既适合初学者应用，也适合有一定基础的读者提高。这些亮点也使本书被译为几十种文字而在全球广泛发行。凭借这些亮点，使本书成为心电图领域的圣经（Bible）。

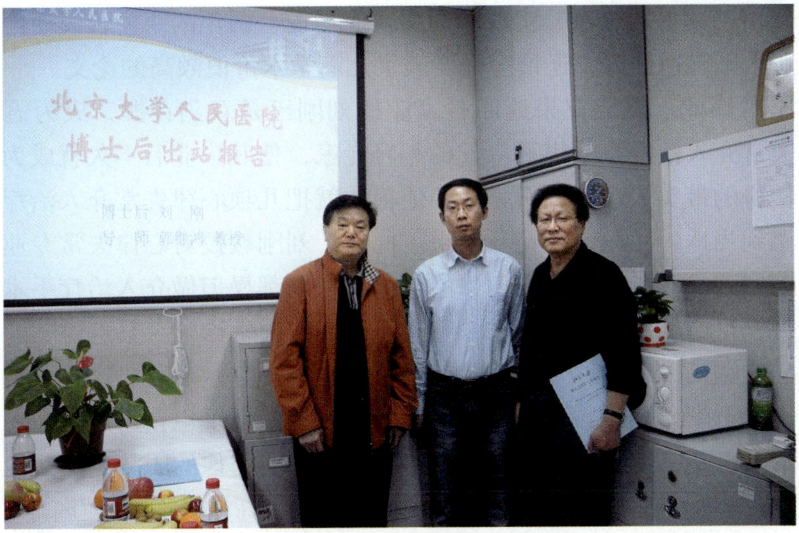

博士后出站答辩

左起：郭继鸿、刘刚主译、张金荣

本书主编 Antoni Bayés de Luna 是一位国际驰名的心脏病学家和心电学家，其 1936 年生于西班牙巴塞罗那附近的维克（Vic）小城，而现已耄耋之年的 Bayés de Luna 至今还活跃在心血管领域的第一线。他毕业于巴塞罗那大学，后在英国 Hammersmith 医院完成了心脏病专科医师的培训，并于 1964 年成为心脏病专科医师，随后成为巴塞罗那 Antonomous 大学的全职教授。他曾任西班牙 Catalan 心脏病学会主席，世界心脏联盟的首任主席，他还是世界心脏日组委会主席，为推动世界心脏病学及心电学的发展做出了卓越贡献。

在心电学领域，Antoni Bayés de Luna 著作颇丰。他的《临床心电图学》已出到第 4 版，他的另两本专著已有中文版在国内发行，一本是《缺血性心脏病的体表心电图》，另一本是《基础心电图：正常与异常心电图》，这些中译本使中国心电学者对其并不陌生。本次由刘刚教授主译的《心电图从入门到精通》是我国引进翻译他的第三本专著。Antoni Bayés de Luna 的心电学专著在世界广泛流传，并被欧洲心脏病学会（ESC）主席 Günter Breithardt 教授誉为心电图学界的“圣经”。我坚信，由北京大学医学出版社出版发行的这本新译著一定会在中国心电学领域引起巨大反响。

本书主译刘刚教授是我的一位高足，他在北大医学部做博士后期间，学习刻苦，勤奋敬业，敏而好学，不耻下问。他来北大求学之前，其冠状动脉介入治疗技术已很娴熟，而在北大医学部就读的两年专攻心脏电生理介入治疗技术。石家庄市距北京很近，即便如此他在上学期间也很少周末回家，节省下的时间全部用于读书、思考、实践和提高。应当说，两年的寒窗苦读使他心脏电生理专业水平迅速提升，还撰写并发表了几篇学术价值颇高的论文。

博士后毕业、修成正果返回石家庄的刘刚已是双剑在握，成为冠状动脉与心律失常介入治疗水平堪称双佳的年轻专家，使其毕业后不久就成为河北省心血管学科的带头人。回到石家庄，他很快就把几项心律失常介入治疗的前沿技术移植到当地：生根、开花、结果。此外，刘刚教授对心律失常专业酷爱有加，虽有副院长职务的重任在肩，但仍坚持每周都操刀做介入治疗手术。几年来，他带领自己的团队利用周末，开展了“心律失常诊治百县巡讲”的公益活动，现已走遍河北省的 30 多个县，为广大基层医院心律失常诊治水平的提高做出了突出贡献。同时，他麾帐下年轻团队的学术水平也在迅速提高，仅在两年中，本书已是其团队的第二本译著了。目前，他与他的团队仍勇猛驰骋在沙场，拼搏在心血管病诊治领域的第一线，并朝着更高巅峰不断攀登。

最后，我想用著名诗人泰戈尔的一句话结束序言：“仰望长空，尽管那里没能留下任何痕迹，但我仍要高傲地呼喊，在那万里苍穹中我们展翅搏击过。”我向往着在苍空展翅搏击，也渴望更多的年轻学者去比翼拼搏。

（2016 年 8 月）

《袖珍心电图解读》

中译本序言

《袖珍心电图解读》是 Lippincott Williams 和 Wilkins 出版公司于 2008 年出版的一本心电图手册，是为实习医生、心电图初学者、护士等设计和撰写的一本教材。

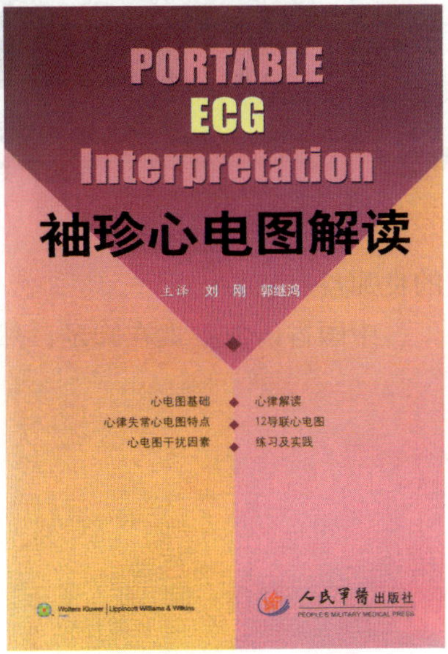

人民军医出版社，2010

主译 刘刚 郭继鸿

针对本书特定的读者群，作者在撰写时突出了几个特点。①内容全面：本书内容包括心脏解剖、心脏生理、心功能的评估、心电图基础、心电图解读等几部分，各部分内容要点均有介绍。②阐述简明：作为一本手册，适度把握内容的深浅尤为重要，过繁将超出篇幅，过简则无法清楚阐述。而本书的阐述不但简单明了，而且配有能破解难点的示意图，使读者对书中的核心内容更容易理解。③重点突出：在心电图学中，心律失常心电图的分析与诊断往往是入门者的一个难点。本书集中较大的篇幅详述心律失常心电图，帮助读者深入了解和掌握这一较难的内容。④自我测试：本书除心脏病基础知识、心电图基础知识、心律失常心电图解读之外，还给读者优选了 120 份供自我测试的心电图图例及参考答案，可作为学习本书后的一个自我验收与自我测试。⑤附录内容多彩：本书最后还有几项附录，包括心律失常心电图的再讨论，各种心律的特点、病因分析与治疗选择等，这些都有助于读者心律失常诊断与治疗水平的提高。除此之外，还附有抗心律失常的药物治疗、重要心律失常的诊治流程图等。

总之，本书内容丰富、翔实，使读者可从心电图及心律失常的多视角、多层次、多方面吸取养分、增补新知。我坚信本书一定会成为更多心电图工作者

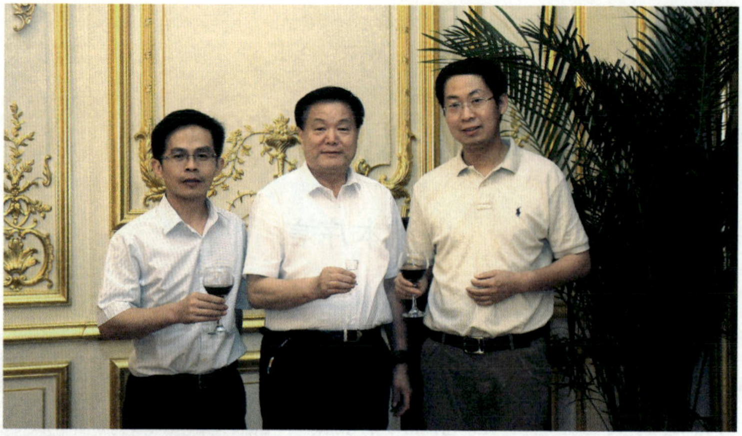

普天同庆 举杯同贺

左起：郑明奇、郭继鸿、刘刚主译

的良师益友。

中国古语曰：贵在知足，然学非也。借此与本书全体读者及同道共勉。

（2010 年 5 月）

《临床心电图手册》

中译本序言

又是一年春暖花开时，刚刚走出冬末春寒料峭的人们盎然踏青户外，去争看簇拥盛开的桃花，去拨弄婆娑多姿的绿柳，去聆听花蕾绽放的天籁静谧之音。

“你是爱，是暖，是希望，你是人间的四月天”，吟诵着林徽因这优美的诗句，伴随着春天轻盈的旋律，《临床心电图手册》揭去娇美的面纱，展现在心电图这百花盛开的学术园地，正式出版面世了。

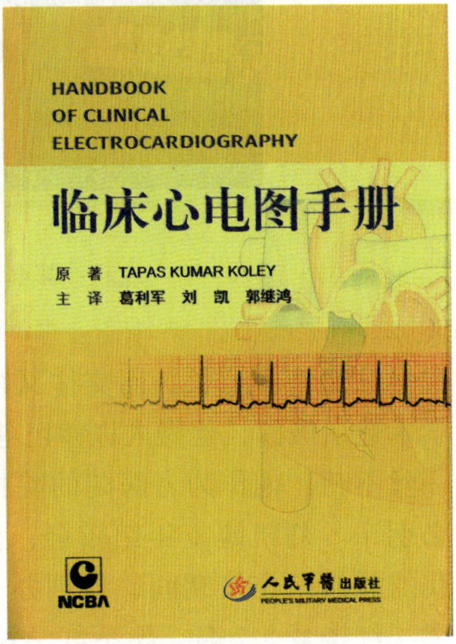

人民军医出版社，2015
主译 葛利军 刘凯 郭继鸿

这是一本图文并茂的心电图专著，尽管名为手册，但绝不是手册惯有的枯燥乏味诊断条件的堆积与罗列。相反，书中内容的阐述高度概括、文字精练、言简意赅，给读者留下深刻的记忆。且全书为全彩印刷，精练的文字配上精美的插图，尤其是大量的示意图，让读者不舍放下、爱不释手。这真是一本名符其实的图文并茂之作。

这是一本实用而老幼皆宜的心电图专著，实用是指本书将心电图的各原理与诊断标准巧妙融汇在一起，而大量枯燥难记的诊断标准均被简单直观地总结在清晰的表格中，让人一目了然，易懂、易记、易用，减少了初学者的不少恐惧，使其轻松入道。但本书的内容又不是心电图简易的ABC读本，而是把其他心电图大部头专著中许多难以理解或未讲透彻的高深问题，借用一幅幅示意图，使读者有茅塞顿开之感。真可谓力透纸背，使初学者笑而纳之，更令心电图功底已厚积者拍案叫绝。

我酷爱《论语》一书中已传诵了几千年的一句话：“君子以文会友，以友辅仁”。其道出了历代学者处世结友的哲理与风范。本书的译者葛利军、刘凯与

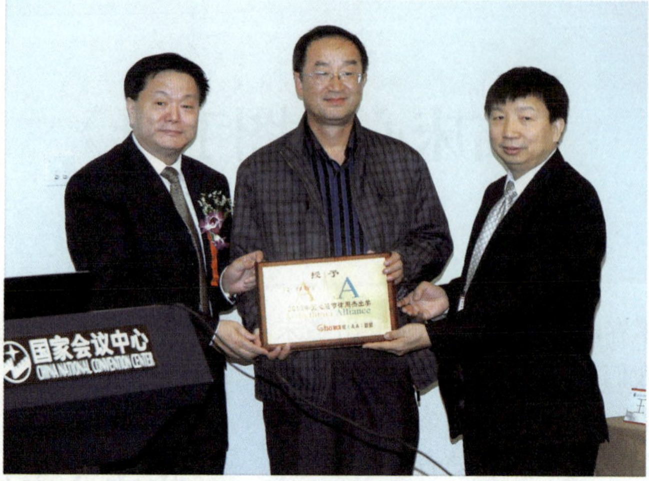

一生自律 德高获奖
左起：郭继鸿主译、葛利军主译，杨新春

我早已是情深谊长，而交往又是“淡淡而如水”。葛利军几度出国留学深造，学术造诣极深，他做人以律己恕人为著，做事严谨低调，做学问却精益求精，一丝不苟。他作为省医院的院长，不仅要做管理工作，不少医疗之事他还事必躬亲。刘凯博士年纪较轻，但学术造诣已很“老成”。他是我的高足，是我的骄傲。在校期间，他创办了“北京大学红学会”，并任首届会长。他精读《红楼梦》7 遍，熟悉红学相关的每一细节，甚至书中描述每个细节应用的遣词用句，他都能脱口道出。他在学术进取中也出类拔萃，博士毕业的那年，他在北京阜外心血管病医院近百名求职的应试者中，轻取状元而被录用。本书是我们三人学术的结晶，及再次的以文会友，真可谓学术与友谊的再度升华。

《临床心电图手册》在明媚的春光中面世了。我相信，她一定能使读者耳目一新，成为一本长久贴身陪伴的良师益友。我相信，在中国心电图百花盛开的园地中，《临床心电图手册》一书一定会脱颖而出，成为一棵奇葩，成为一处盛景。其不仅适合初学入门的心电图技师与住院医师，也适合具有更高心电图水平的心电图专业人员，还适合各级医学生、研究生，各级护士及临床医生阅读与应用。因此，本书一定会在我国心电图事业蓬勃发展的大潮中再掀新浪，并发挥重要作用。

最近，读到几种对爱的美好诠释：圣经说爱是一种自我教育；舒曼-克拉克说爱是一种无私奉献；席勒说爱能使伟大的灵魂变得更伟大。对医生而言，

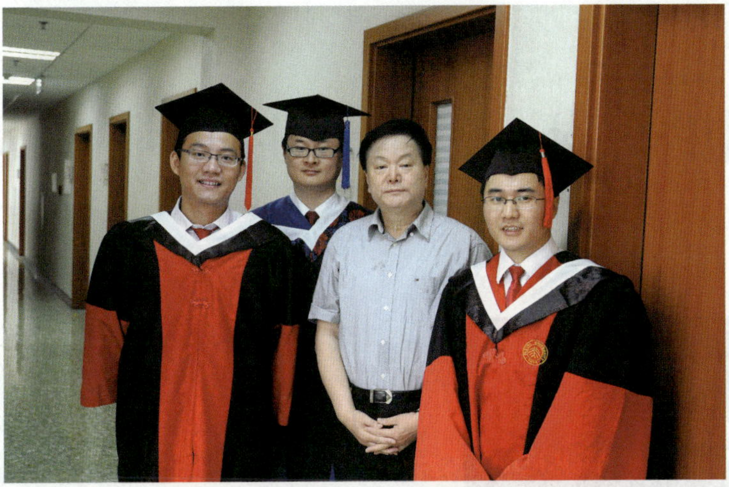

寒窗八年 高光毕业
左起：段江波、方勇、郭继鸿、刘凯主译

病人是天，病人的需求就是天大的事，这种大爱是医生的职业精神。让我们秉承这种大爱之情，去读本书，去提高自己，去净化心灵。

（2015 年 4 月）

《心电图解析 从病理生理到临床应用》

中译本序言

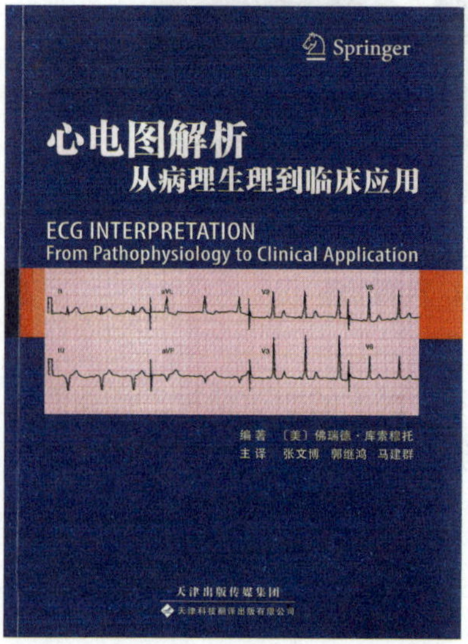

天津科技翻译出版有限公司，2015
主译 张文博 郭继鸿 马建群

本书翻译的历程可谓一波三折，而且每次波折都耗时一年，使部头不大的本书的翻译出版竟用时3年，这种好事多磨有时让人苦不堪言。尽管曲崎道路颠簸不断，但译本完全脱稿时，一路的酸甜苦辣、所有的曲折往事刹时烟消云散，而且消失得无影无踪。这正如攀山登顶时，尽管还在劳顿的气喘吁吁中，但当壮阔的群山一收眼底，眼前只有“会当凌绝顶，一览众山小”的盛景时，心中已升起成功与胜利的喜悦，攀登途中的风餐露宿，跋涉的艰苦卓绝顿时散尽。

本书是一本心电图专著，但从《心电图解析 从病理生理到临床应用》的书名你会感到，这将是一本内容与风格均与众不同的专著。其避开心电图其他专著过分注重“图形识别”的理念不足，也淡化了对心电图“百科全书”式的说教模式，而是紧密结合实例讲授心电图的基础理论、基本概念，并从医学知识更深层次和更广的视角审视心电图后，再行诊断与处理，形成我们常说的“知其然，还知其所以然”。

此外，全书的心电图分析时时挂钩临床，放在每章最前面的心电图个案均有临床病情介绍，再结合临床资料进行讨论。全书内容一直告诫读者：心电图是临床医学的重要检查手段，是为临床一线服务的工具，而不是一种独立，且与临床毫无关联的心电检查结果。

因此，本书的主张与我的观点不谋而合。我在不同的场合曾多次强调，心电图医生必须拆除自己周围的两堵墙：一是拆除心电图与心脏电生理之间的隔墙，因而要多学心脏电生理学的基本知识，将心脏电生理学视为心电图的病理解剖学，唯此才能对心电图各种表现的发生机制找到可靠的证据与解释。二是拆除心电图与临床之间的隔墙，使心电图的分析能密切结合临床，让心电图紧密为临床服务，而不是就图论图。

应当了解，有些临床疾病的病理生理改变可能最早反映在心电图上，使心电图的这些改变能提醒医生更早地认识和诊断这些心血管疾病。例如，在超声心动图应用已十分普及的当今，普通的放射科胸片和心电图诊断心腔肥大、肥厚的作用已大为下降，但还要看到，对心肌有些部位的肥厚（如心尖肥厚）在心电图上的表现有可能在整个疾病病程中最早出现，甚至早于超声心动图的影像学表现，具有十分敏感的诊断作用。又如，当今心电图常能帮助医生发现一些假性心肌肥厚（浸润性心肌病）。真性心肌肥厚时，超声心动图与心电图 QRS 波的电压都能一致反映出心肌的肥大或肥厚；而假性心肌肥厚时，可能患者仅有超声心动图心肌增厚的影像学表现，而心电图 QRS 波的电压不仅不高，反而出现低电压的反常表现。当临床出现这种矛盾现象时，需做进一步的鉴别诊断。

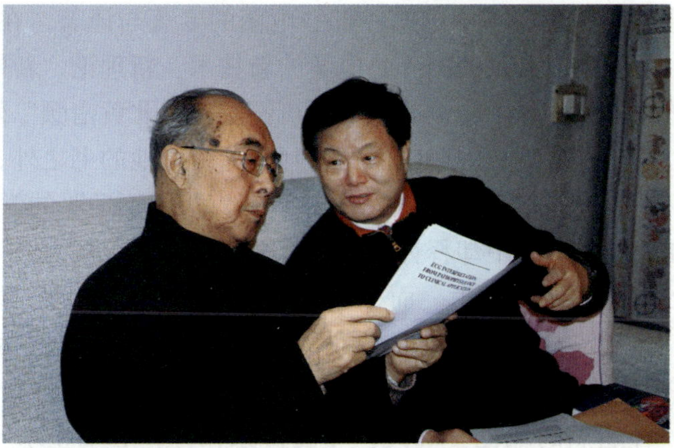

志同道合　心灵交汇（左为张文博主译）

另外，本书每章都设有心电图的自我测试题目，并附答案和简要分析，分析的文字简明扼要，易懂易记。这些特点使本书对读者心电图分析能力的提高落在实处，也使本书在众多心电图专著中独树一帜、大展异彩。

在本书序言中，我还要重笔介绍本书的主译：我国心电学和心血管学界德高望重的张文博教授。文博教授是一位气宇轩昂、风度翩翩而把一生精力都献给心电图事业的学者。1954 年，他以优异成绩毕业于青岛医学院并留校工作，1976 年调至青岛医学院的北镇分院至今。屈指一算，文博教授在临床与心电学领域纵马驰骋已整整一个甲子。六十年来，他先后主编、主译了心电学和心血管专著18部，其中多数为心电图的专著或译著。应当说，我是文博教授长达40年的粉丝，从1975年我步入心血管专业后，就一直在阅读文博教授撰写的各种专著中进步、提高和成长。1977年他主译了沙姆罗斯的《冠心病的心电图诊断》，1981年主编《如何分析心律失常》，1984年主编《心电图鉴别诊断学》，这三本心电图重要的工具书一直放在我的案头、床头，让我爱不释手，多遍精读，反复查阅。真是书如其人，读文博教授的书是一种享受，从他的书里不仅能学到很多你原来不知道的知识，还能从书中精辟的分析与表述中，享受他那流畅而飘逸的文字。全国有他很多的追慕者。他撰写的心电图译著、专著总字数已达一千万字，而且每本都十分抢手，总销量已逾30万册，多本书目都是反复印刷或再版，为此他获得了卫生部科技进步奖二等奖、山东省教委的科技进步奖等荣誉。

我一直认为，在中国心电学的发展史上，有三位大师对心电学理论、对心电图的普及与推广贡献最大。首先是黄宛教授，他编著的先后五版《临床心电图学》教诲了几代学者，使他成为中国心电学界的一面旗帜。其次是上海的颜合昌教授，他编写和翻译了中国第一部心电图的专著与译著，在随后50年的医学生涯中，他引进了大量的国外心电学的新技术、新理论、新概念，在推动我国心电图学的持续发展中，颜教授功不可没。除“北黄南颜”外，第三位则为文博教授。他一直是我心中最敬佩的老师，除爱读他的书之外，我更尊重他的学者风范，他是一位名符其实的“澄怀观道、八风不动”的学者。“澄怀观道”是指身处乱世与世俗中却释怀不惊、真力弥漫，不仅精力充沛而且能淡定静心领悟微妙至深的医学学术。而“八风”则指使灵魂随俗而舞的八种障碍：金钱、美色、名利、权欲……能在八种不正之风前不动心、不动摇，依然心静如水地读书修炼，这需要一种何等的内在自我。这是一种修行、一种坚韧、一种气度、一种超然的风范。唯此，才能万象在旁，心如止水。看一看文博教授几本知名专著的出版时间你就能知晓，那恰是“文革”时期，世风浮躁，而他却依靠强大的自我能力，奉守学术至尊，坚守儒风傲骨，抱素守一，完成和写出了一本本功透纸背的力作。在当时参考资料极度匮乏的情况下，多次重磅出击、写出了多本含金量大，内容新颖，有高深理论兼具实践经验的心电图专著，确实谈何容易。客观而言，对中国心电学的深入发展与纵深提高，文博教授的贡献巨大且当之无愧。国内很多心电学界的有志之士都在他的专著传授与指导下，不断提高而学有所成。他荣膺“第十届黄宛心电学奖”也是众望所归。

我与文博教授成为莫逆之交已逾20年，就年龄而言，我们是忘年交；就学识而言，我们是师生两代；就交往而论，那是淡泊如水的君子之交，但这种交往儒雅而久远，低调而飘香。古语曰：“志合者，不以山海为远”，我与文博教授志趣相投，都以求索、求知、求真为大。虽身居鲁京两地，却神汇情融，绝无咫尺天涯之感。多年来，我们始终保持着“以文会友、以友辅仁。”

然而，在淡淡君子之交的背后，我们却互敬互重。文博教授平素内向言寡，从不喜形于表。但他在2010年出版的《心电图诊断线索与误区》一书的前言中写道：“郭继鸿教授10余年来编写和翻译了不少高水平的心电学专著和有创见的论文，本书参考了不少他的论著。《临床心电学杂志》自他担任主编以来，从内容到形式都有了很大改进，每期都有一些脍炙人口而实用性强的论著刊出。我体会，《临床心电学杂志》在科学性方面可与 Wagner 主编的 *Jounal of Electrocardiology* 媲美，在实用和可读性方面则超过该杂志”。能受到文博教授的如此肯定，让我在受宠若惊的同时，也分外感动，他的这些话语时时鞭策我，令我惭愧，催我不断努力向上而不能停息。

我与文博教授早有学术上的真挚合作，在人民卫生出版社出版的《心电图学》一书中，我任主编，他则是全书中流砥柱的著者。多年来，我一直想和文博教授能有更密切、更深层次的合作，共著或共译一本书留给学界，留给后人。终于，本书的出版使我多年的夙愿如愿以偿。看一看他为本书撰写的干练的前言，再去仔细品味和享受他亲自翻译的几章文字，每位读者对他的敬意都会油然而生。

序言结束之际，我依然想用一句励志之语与各位读者共勉。英国上一世纪著名的哲学家、思想家、诺贝尔文学奖的获得者罗素先生说：“别人说我已有停下来的资本，但只有不断的远航才能看到新大陆”。

（2015年9月）

《心电图快速解析》（第3版）

中译本序言

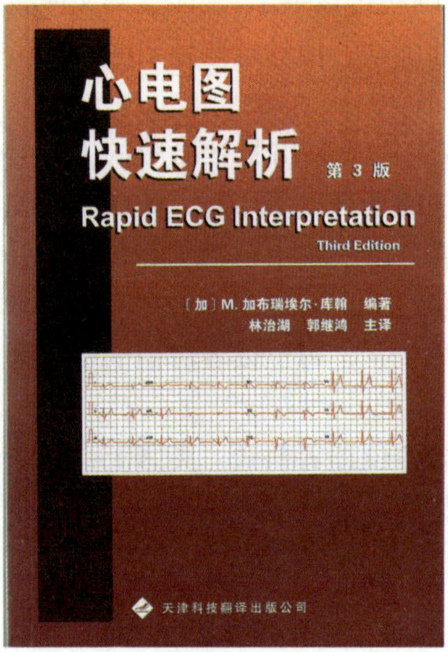

天津科技翻译出版公司，2011
主译 林治湖 郭继鸿

《心电图快速解析》即将付梓印刷、出版面世了，每临新书问世，总想在序言中记述一些著书或译书过程中的趣闻轶事，加深读者对该书的印象和了解，还能传给后人，成为他们对前人工作的点滴窥视。

截至今日，我翻译或与他人协作翻译了多本心电图专著，深感每本书各具特点，都有其独立支撑在文山书海中的充足理由，尤其对多次修订、增删、反复出版的专著更为如此。

本次翻译的《心电图快速解析》是其原版的第3版，与众多心电专著不同，原著者有其一套独特的心电图分析诊断公式。全书言简意赅，使读者从书中吸取精华后，能有效且明显提高自己分析和诊断心电图的能力。本书推出了11个心电图分析和解读的步骤，称为11步渐进式分析法，为读者提供了一套简明、清晰、实用的分析思路。应用好这一简捷可行的分析方法，就能做到由此及彼、由表及里地审视与分析，最终使心电图的“正确”诊断浮出水面，如同水到渠成。全书对各种类型的心电图都进行了这种“剥笋式”的分析，使作者的这一思路经反复实践而变成读者的理念，并形成一种流程，一套思维方法，一个解析各种疑难心电图的必然之路。

与前版相比，本版新增“心电图基本概念”一章，应用精练的语言和精美的插图清晰阐述了作者对心电图的理解，既不枯燥，又很实用，涵盖了心电和心电向量的基础理论。

除此，新版保留了读者“心电图自我评估”一章。通过 90 例深浅不一、内容广泛的心电图实例，使读者能对自己心电图的诊断水平做出客观判评。

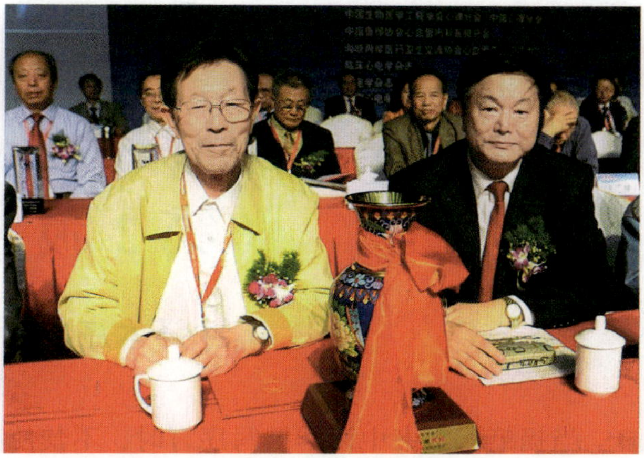
林治湖主译荣膺“第八届黄宛心电学奖”

鉴于本书图文并茂、内容设计及理念独特，我相信本书出版后一定能得到广大读者的认同与喜爱，一定会使专业水平层次不同的读者都有所受益，有所进取，也一定能对我国心电水平起到推动与提高作用。

本书由林治湖教授和我担任主译。我与治湖教授相识、相知、至交已逾 30 年。他的治学严谨一直令我肃然起敬，他的低调做人、为人谦和始终让我由衷钦佩，他的“君子自重”的儒家风范，他的求知不倦的学风，一直都是我学习与仿效的楷模。就在本书翻译过程中，也续写了不少感人至深的掌故：为了将“hitched up ST segment”“discordant” ST segment deviations 等术语准确无误地翻译，他先后与我及多人反复切磋，直到达到满意共识后才敲定这些术语最终的中文翻译名词。本书绝大多数的文字都经治湖教授校对、修改和确认。因此，本书浸透了治湖教授的严谨治学精神，其不仅是我们学术相互交融与合作的见证，也是我们 30 年高洁与至臻友谊的结晶。

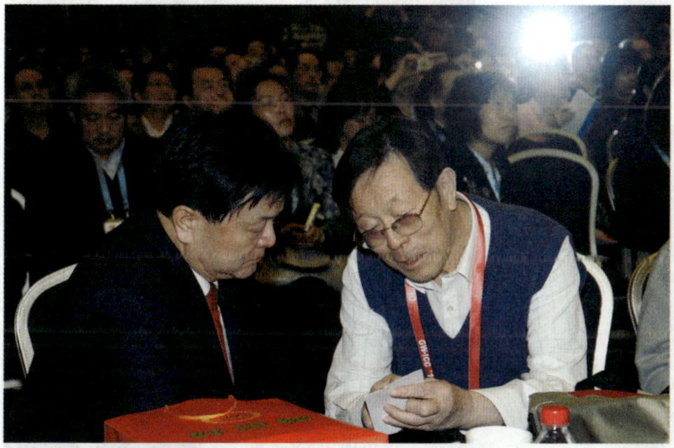
求索不止 切磋不断（右为林治湖主译）

中译本面世之际，我想用“为民族立生命，为万世开太平”的名言，与全体读者和同道共勉。

（2011 年 9 月）

《急性冠脉综合征心电图》（第2版）

中译本序言

当提笔为本书中译本撰写序言时，不禁使我想起中国人常说到的一句话："山不在高，有仙则名；水不在深，有龙则灵"，这是强调事物的价值不在表面，而在实质。我坚信，当每位读者通读本书之后，也会产生同样的感触。这是一本论述急性冠脉综合征心电图的袖珍本，作者以简洁干练的文字，清晰的思路描述了急性冠脉综合征的发生原因、机制以及不同类型、不同时期的相关心电图表现。在简练文字的基础上，作者又为之配备了经

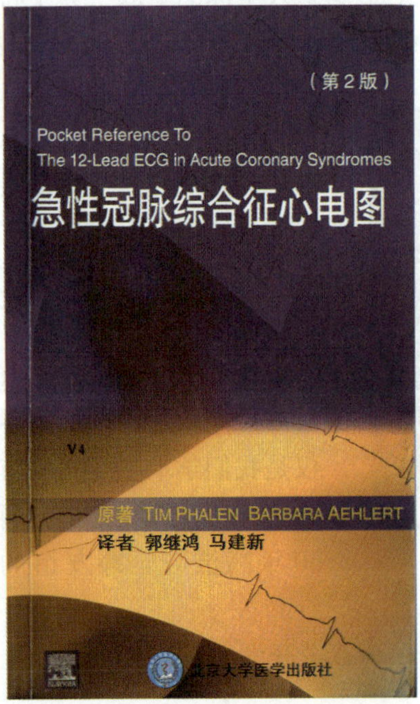

北京大学医学出版社，2006
主译 郭继鸿 马建新

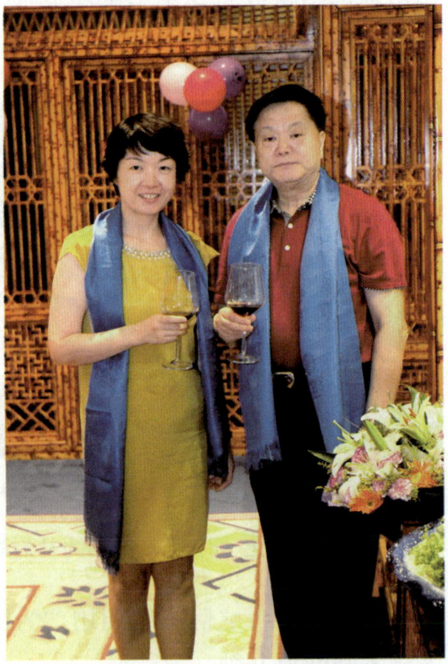

又是灯红美酒贺新作
（左为马建新主译）

过精心挑选和设计、说服力极强的心电图实例、示意图等，使本书论述已经十分详尽的文字再度升华。这种文精图茂的搭配不时让读者暗中叫绝，也使读者感到，不仅在读一本专业书籍，在学习一个新领域的知识，也在享受着作者敏捷超众的思维。通过优美的文字，好像欣赏着一幅绝美的山水画。

“开卷有益”这一成语始于宋太宗赵光义，当他已君临天下登上皇帝宝座后，仍不忘读书，而且每天三卷，从未间断。并常说“开卷有益，朕不以为劳也”。这不仅使他学识渊博，还使他处理国事也得心应手，并形成整个宋朝时期的“崇文抑武”的国策，竟使宋朝历时长达 313 年，而长于唐朝。

当读者不断品味本书之时，你会不止一次地想到开卷有益这句古训。因为从这本书，你不仅能学习到有关急性冠脉综合征的重要知识点，还能使你对冠心病的了解、对心电图的认识等得到多方面的启发和助益。当你被这些感触冲击时，会由衷感谢决定将这本书翻译成中文的策划者——北京大学医学出版社的王凤廷老师，是他的慧眼识珠，才使本书能以中文版的形式展现给每位读者。

（2006 年 11 月）

《心电图学应试指南》

序　言

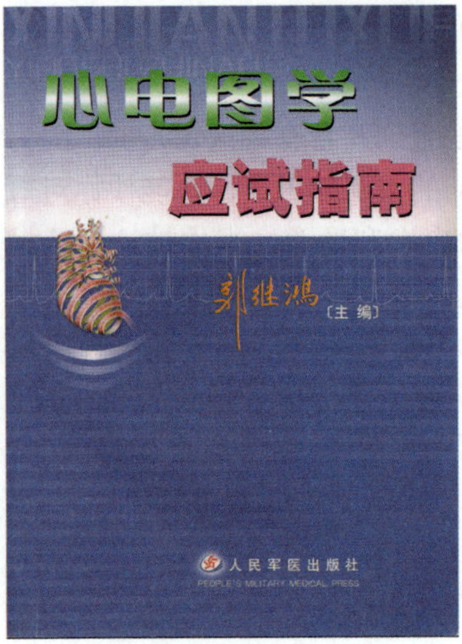

人民军医出版社，2003
主编　郭继鸿

质量是国家与民族的生命，医务人员的医疗质量更是牵系着医学科学的进步、人民的生命与健康。医师（医士）资格考试就是国家对各级医务人员的一种质量控制与检测，是评价申请者是否具备从事该专业的知识与技能，评价申请者是否具备独立工作所必需的专业水平。

医师（医士）资格考试在欧洲、英国、德国等国家源远流长，实施已数百年，在美国已执行80余年，日本、韩国等亚洲国家也在二次世界大战后开始实行，我国台湾、香港地区也实施医师（医士）资格考试多年。1998年6月，我国颁布的"医师法"最终以法律的形式确定了将实行医师（医士）资格考试制度。这是科学与法制的一种进步，也是社会及科技发展的必然趋势和选择。

每种新生事物、每种新的规章制度都是在循循实践中不断发展与完善，医师法也不例外，因此众所期盼和呼吁：应当尽快设置独立的心电学医师（医士）资格考试项目。因为从事这个专业的人员队伍庞大，远远超过了超声专业的人员总数，而且该专科的理论与技能专业性强，强迫从事心电图工作的技术人员参加与其不相关的超声专业的资格考试显然荒诞。为做好心电图专业人员独立的医师（医士）资格考试的准备，人民军医出版社远见卓识地选择了"心电图学应试指南"这一书目，并邀请我担当撰写书稿的重任。

本书共设二十三章，涵盖了心电图学的所有基本、重要内容。每章分成两大部分，第一部分包括四节，内容分别是：基本内容、诊断标准与正常值、重要概念与鉴别诊断。通过该部分的提纲挈领的扼要阐述将使读者对该章内容建立动感和立体印象，应用最短的时间进行复习、记忆、掌握关键内容，扎实地

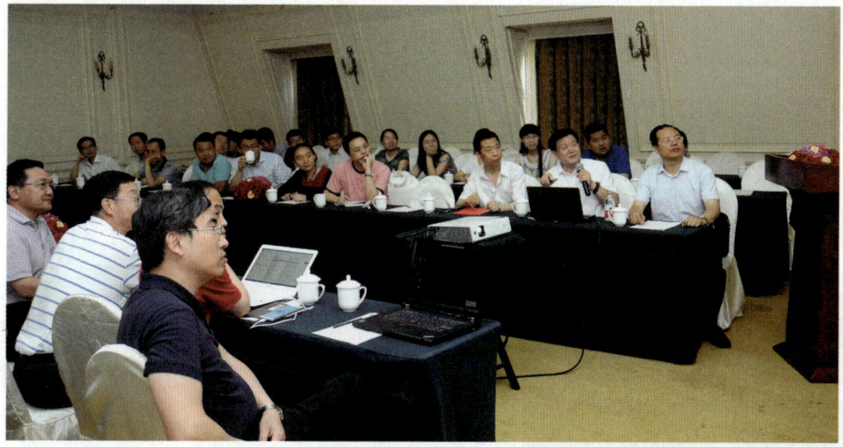

严谨学风 镇国重器

提高心电图学考试的应变、应试能力。每章的第二部分包括两节，分别为考题与参考答案，该部分完全依照卫生部国家医学考试中心的要求，以5个不同题型选择考题题目及答案。A1型题将从5个备选答案中选择一个最佳答案。B1型题是从5个备选答案中，选择一个与问题关系最密切的答案，5个备选答案可能被选择一次、多次或不被选择。A2型题先列出一个简单病例，然后从5个备选答案中挑选一个最佳答案。A3型题也是先提供病例，再设2～3个与病例有关的问题，在每个问题的5个备选答案中选择一个最佳答案。A4型题先提供病例，再设数目较多的3～6个有关的问题，从每个问题的5个备选答案中选择一个最佳答案。回答A4型题时，须注意问题与病例的关系，有些相关、有些不相关，关键是对问题的理解。本书第二部分（即第五、第六节）中，共含350幅图例及1200个考试题目。答案部分还设有简要讨论。

本书各章的5种类型心电图专业考题的编写是我们的首次尝试。不妥及错误之处在所难免，希望读者能将意见及时反馈给我们，以便及时勘误和纠正。

本书虽然是一本应试指南，我们也希望她能成为心电图专业人员，特别是初学者的良师益友。如果本书能在更广的范围内起到作用，则是出版社和我们的期望。

本书在临床心电图应用百年纪念之际问世与出版，不胜慰藉，衷心祝愿我国心电学事业根深叶茂，繁荣昌盛，迅速发展。

（2003年3月）

《疑难心电图快速诊断与分析》

中译本序言

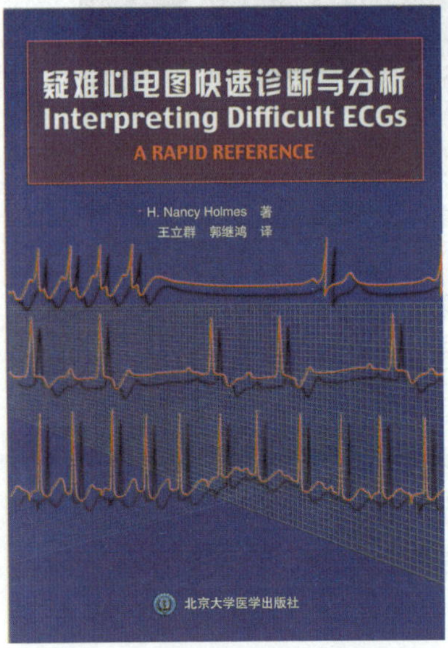

北京大学医学出版社，2006
主译 王立群 郭继鸿

心电图园地各种书目百花绽放，百鸟争翔，真称得上是医学各专业中书籍品种和数量均首屈一指的领衔学科了。中国如此，国外也是如此，这与该专业领域庞大的读者群直接相关。

但在品种众多、形式与内容五彩缤纷的心电图书丛中，多数以临床医生为读者群，书中的讲述几乎都以心电图为单一核心，从心电图到心电图，有时涉及异常心电图发生机制的解释，但篇幅及深度十分有限。

而《疑难心电图快速诊断与分析》一书的读者对象却是各级护生及护士，以及各年级的在读大学生。而且书中的内容涉及基础与临床内容的比例远远超过了同类心电图书籍。本书起始详细复习和介绍了心脏的解剖和生理学，随后内容涵盖了心电图学包含的所有重要内容，但每章的论述都包括疾病的病因、临床表现、心电图特点、推荐的治疗方法与措施等。真正体现了心电图是一种辅助的临床检查，心电图各种表现的解释都需紧密结合临床的理念。并通读本书不仅能使心电图知识得到充分补充和提高，对相关的心血管疾病的认识也有意想不到的提高与飞跃。

对于心电图，尤其是心律失常心电图的分析和诊断，本书作者提出了心电图分析的八步推理法，这是横贯本书的主线，也是本书最大的亮点。

本书的另一亮点是在心电图的分析中标注了各种醒目的标识，提醒读者文中关键的内容、需要鉴别的关键点、提示需要立即处理的某一种情况等。书中这些警示能加深读者的理解和印象，利于提高读者兴趣与加强记忆。

本书十分适合心电图初学者学习，从书中不仅能学到心电图的原理、机制与诊断，还能学到与之相关的临床心脏病学知识。除此，书中还有自测心电图

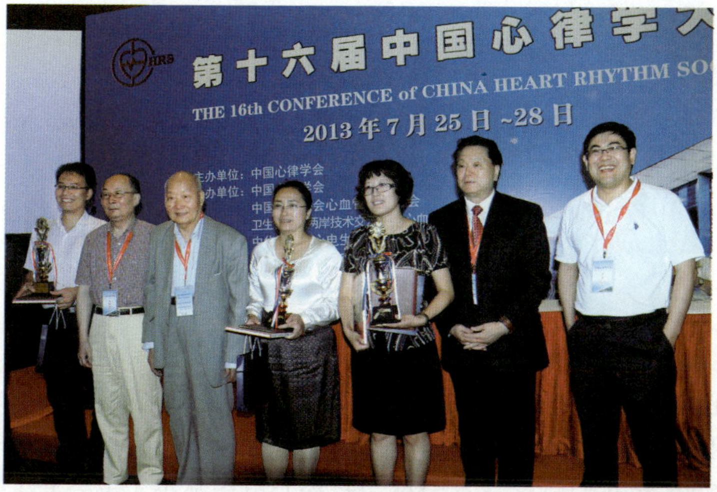

名至实归，荣膺大奖

左起：段江波、黄元铸、周金台、王立群主译、曹文颖、郭继鸿主译、李学斌

题目与答案。因此，本书内容也十分适合做各级医学生及护生学习的心电图读本，也适合全科医生、社区医院的医生学习心电图所用。

本书翻译工作主要由王立群医生完成，王立群医生多才多艺，中英文水平都颇高，这使本书的文字流畅、通达、易懂，真正意义上做到了“信达雅”。除此，她超人的坚强意志和克服困难的毅力，令我和周围的人深深感动和由衷的敬佩。本书正是她与疾病做顽强抗争时绽开的一朵璀璨绚丽的花朵，这是一个美丽动人的奇迹，我坚信，在她人生道路上还会不断涌现新的奇迹。

（2006 年 11 月）

轻松心电图丛书（第一套）

中译本序言

引言

轻松心电图丛书由三本姊妹篇组成，三本丛书分别为《轻松学习心电图》《轻松应用心电图》《轻松解读心电图》。三本书的原著者均为英国的 Hampton JR 教授，2004 年我们将这三本合称为轻松心电图丛书（第一套）翻译出版，分别是三本书的第 6 版、第 4 版、第 2 版。

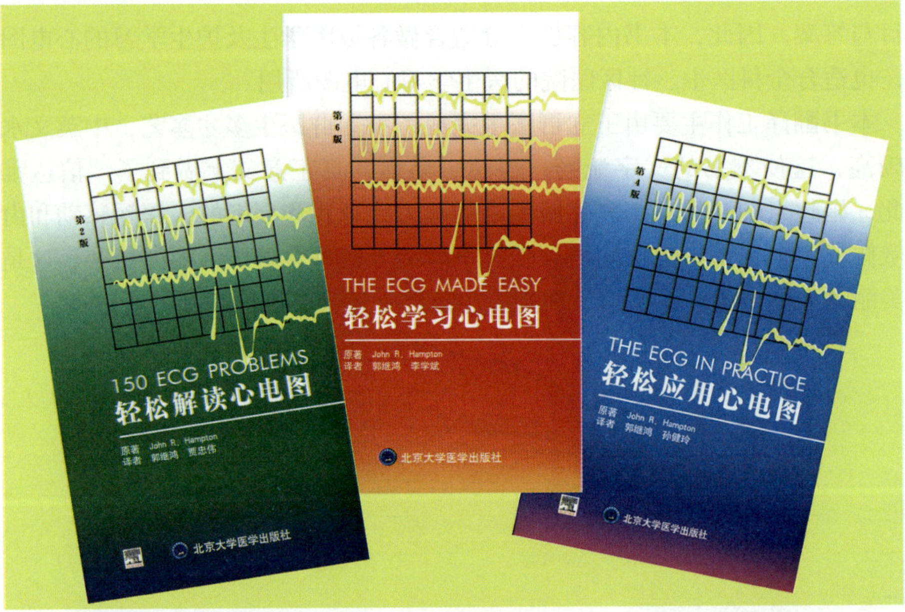

北京大学医学出版社，2004　主译　郭继鸿　贾忠伟

北京大学医学出版社，2004　主译　郭继鸿　李学斌

北京大学医学出版社，2004　主译　郭继鸿　孙健玲

序言

心电图检查用于临床已逾百年，随着心电图机的临床应用更为普及，心电图几乎与血、尿常规并列成为临床医学的三大检查常规。随之，心电图检查的

技术队伍不断扩大。除常规临床检验及X线检查外，心电图检查的技术队伍最为庞大，保守地估计在中国约有40万人从事心电图检查和诊断的专职工作。一个更要注意的问题是，心脏电生理近20年的进展，不仅使心律失常的诊断与治疗水平彻底改观，对心电图技术也发生了极其重要的影响，更新了很多心电图的理论和概念。使心电图学已进入一个腾飞的时代。

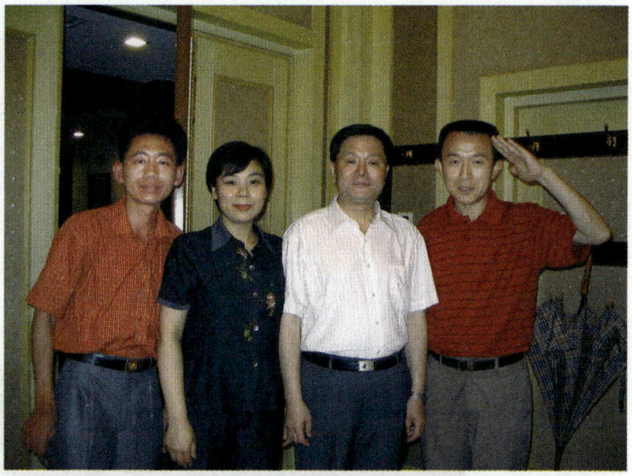

向读者致敬

左起：贾忠伟主译、孙健玲主译、郭继鸿主译、赵战勇

任何事物都有其二重性，心电图检查也不例外。心电图检查的普及使中国境内（未包括香港）很多心律失常如Brugada综合征等患者得到及时诊断，但也有不少错误诊断给患者心理蒙上巨大的阴影，甚至长期误诊、误治。例如，不少医生将Brugada波误诊为Brugada综合征，使患者终日恐慌，实际二者之间有着截然不同的临床意义。

在上述种种新形势下，努力普及和提高心电图医师的水平迫在眉睫，这直接关系到临床医学的整体水平，关系到广大病患的健康和安危。北京大学医学出版社紧紧抓住这一主题，已先后出版发行了近10部心电图学的专著和译著，得到国内学术界的高度评价。

本次引进翻译的轻松学习心电图丛书共三本，分别为《轻松学习心电图》第6版、《轻松应用心电图》第4版、《轻松解读心电图》第2版。三本一套形成循序渐进的心电图学习三部曲。正如作者明确指出的，本套丛书不是心电图教科书，也不是精深的专业书，是一套重要的、易学、易懂、易掌握的心电图教材。

中国足球界曾提倡过“快乐足球”，是说不要把足球职业和比赛看得太重，需要以轻松减负的心态去对待，否则会出现事倍功半。学习心电图也有相似的哲理，即不要被其复杂性或庞大的内容所威慑。因为，花园的园丁不一定要成为植物学家，心电图医师不一定要成为心电学理论家。心电图容易理解，确实能够轻松学习、轻松理解和掌握。

本套丛书具有很多特点：其强调没有一本书籍能够替代经验，要想成为身经百战的将军，必须多看图，多实践；强调分析心电图需要与临床资料和病

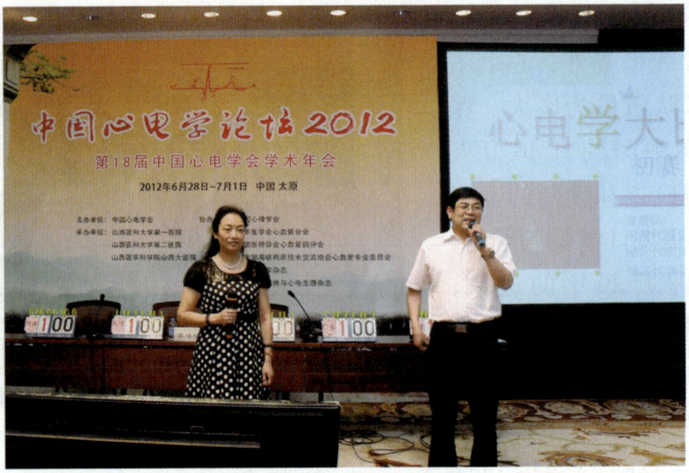

心电图大比武精彩纷至
左起：陈静、李学斌主译

史结合，认为心电图是病史和体征的一种自然延伸，因此书中提供的心电图图例均有相应病史；其强调心电图本身不是终点，不是最后的目的，仅是医生对患者诊治过程中的一个重要信息；全书强调心电图检查并非万能，有着相当的局限性，不少严重冠心病患者的心电图可能完全正常，而健康人的心电图可能被错误地解释，被诊断为各种心脏病。

应当说，这套心电图丛书的中译本是献给初学者或已经入门需要提高的读者，而对于资深者的意义是提高他们的心电图教学能力，书中精美的插图能用于各种形式的教学中。

“业精于勤，荒于嬉；行成于思，毁于随”，韩愈的劝学篇之语对每位心电图学习和工作者也有自勉意义。

（2004 年 5 月）

轻松心电图丛书（第二套）

中译本序言

引言

2004 年轻松心电图丛书第一套翻译出版后，引起的巨大反响让人吃惊。故随后原丛书再次新版后，我们于 2012 年再组人马对第二套丛书再次翻译与出版，本次三本的序言各自撰写，自然成为序言 A、B、C。

序言 A:《轻松学习心电图》

转瞬间《轻松学习心电图》第 6 版的中译本面世已十年，当年正值中国处于“SARS”骚扰的恐慌与混乱中。《轻松学习心电图》《轻松应用心电图》和《轻松解读心电图》作为三姊妹丛书就在那时同时翻译。动手翻译前，在浏览原版书后我不觉起疑，这样一本心电图小册子，内容是否太简单了？在琳琅满目的心电图书籍中是否还有市场？是否还有读者、知音？是否还有生存的狭缝？我把这些疑问都和出版社王凤廷社长交谈了。他笑着说：“不是狭缝生存，放心，一定能引起强烈反响”。果真，让他说中了，这套书一面世，兴旺之极一发不可收拾，一次又一次地重印，一次又一次地售罄，不仅《轻松学习心电图》火爆，全套三姊妹本本走红。当我再次见到王社长时，佩服地说：“还是你有出版专业的慧眼，远见卓识，判断不凡”。

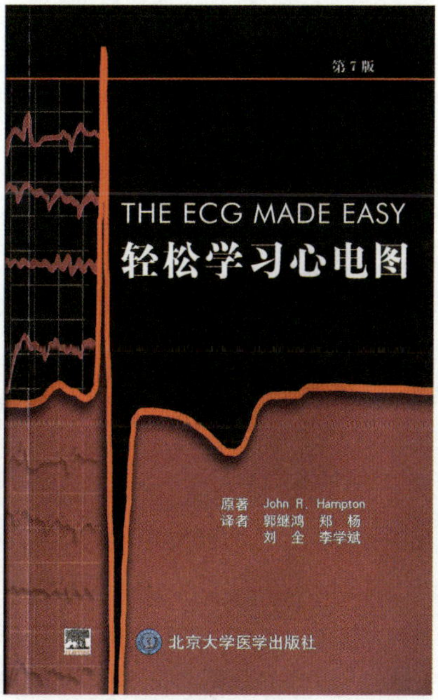

北京大学医学出版社，2012
主译 郭继鸿 郑杨 刘全 李学斌

《轻松学习心电图》第 6 版的翻译工作主要由李学斌完成，那还是他的“处女”译著，但翻译得精准达意，颇显内功。

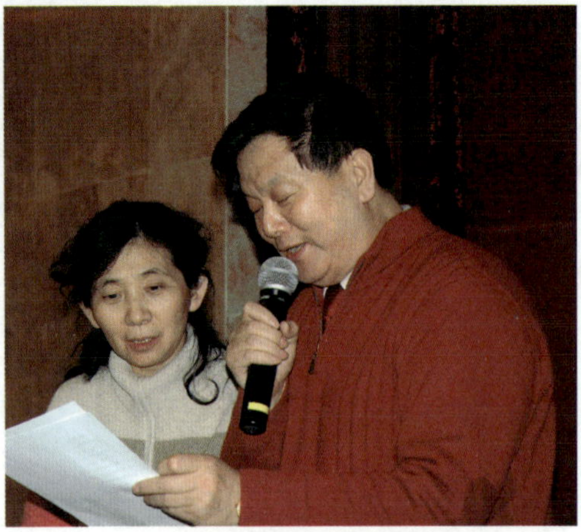

学海无涯 知识共享
左起：郑杨主译、郭继鸿主译

与第6版相比，在新的第7版中原来书中的大部分独特的示意图在新版中都予保留，而且风韵格律一致，耐读耐看。而且第7版内容新增加了一章即心电图应用，对读者理解与吸收本书内容起到催化作用。书中列举的心电图也与众不同，各种标识、标注更易让人一目了然，省时易记。因此，本书虽然讲述的内容属心电图基础，全是心电图入门的常识，但就整体而观，本书完全称得上书中一品。

更难得的是第7版的翻译有吉林大学第一医院的郑杨、刘全两位教授加盟，郑、刘两教授不仅擅长心电图的研究和临床应用，还是功底扎实、经验丰富的心脏病专家，这为本版的翻译更续新彩。

这次不需要王社长再次点拨，我对此次的出版已有足够的信心与信念。我深信，《轻松学习心电图》第7版的中译本会更加火爆，更加受到同行、同道的首肯，会有更多的知遇和知音，也一定能为推动我国心电图的发展出一把力、献一份光！

“天道酬勤，功不唐捐”，愿与读者共勉。

（2012年12月）

序言B:《轻松应用心电图》(第5版)

时光匆匆，《轻松应用心电图》第4版的中译本已经面世十年了。当时作为系列丛书，《轻松学习心电图（第6版）》《轻松应用心电图（第4版）》和《轻松解读心电图（第2版）》三本书同期出版上市。此套书一经面世，兴旺之极，三姊妹本本走红，一次次重印，一次次售罄。

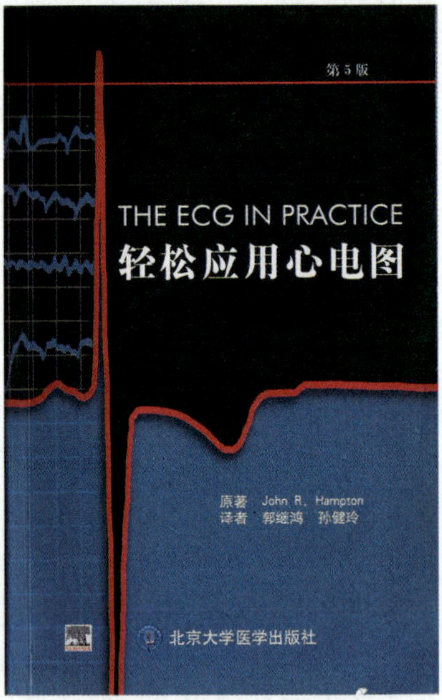

北京大学医学出版社，2012
主译 郭继鸿 孙健玲

这套“轻松心电图”系列丛书英文原版丛书的首版于1973年发行，至今已有40年了，总印数已逾50万册，同时又被译成10多种文字发行，真可谓一套久盛不衰的心电图世界名著。

本系列丛书有着很多鲜明的特点：其强调心电图分析要与临床和病史密切结合，心电图是受检者病史与体征的一种延伸；正是基于这一理念，书中的所有心电图图例都有相关的病史；其强调心电图检查不是万能的，有着相当的局限性，仅仅是医生诊治患者过程中的一个重要信息；不少严重冠心病患者的心电图可能完全正常，而健康人的心电图可能被错误的解释，被诊断为各种心脏病。其强调心电图本身不是终点，不是最终目的。其强调没有任何一本书能够替代个人在实践中经验的积累；要想成为身经百战的心电图将军，必须多看图，多实践。

正像原著者所言，本套丛书不是心电图教科书，也不是精深的心电图专著，而是一套易懂、易学和易掌握的心电图参考书。三姊妹被分别设计为初学入门、实践应用和疑难病例解读，形成循序渐进的心电图学习三部曲。如果以部头论，《轻松应用心电图》称得上三姊妹中的大姐，其内容更显丰富多彩。

与第4版相比，新的《轻松应用心电图》在内容上有较多增补。最耀眼的当属新增加了“心电图与心脏起搏器、除颤器和电生理学”章节，这标志着本书能与时俱进。该章对心脏起搏器基本功能与障碍、心脏电生理的基本概念与技术、埋藏式心脏复律除颤器（ICD）的功能与适应证等诸多方面逐一做了深入浅出的阐述，并附有大量生动翔实的图表。这对读者了解和掌握这些新概念、新技术将有很大帮助。此外，在保留的各章节中，本版增补了大量的新图和新的内容。

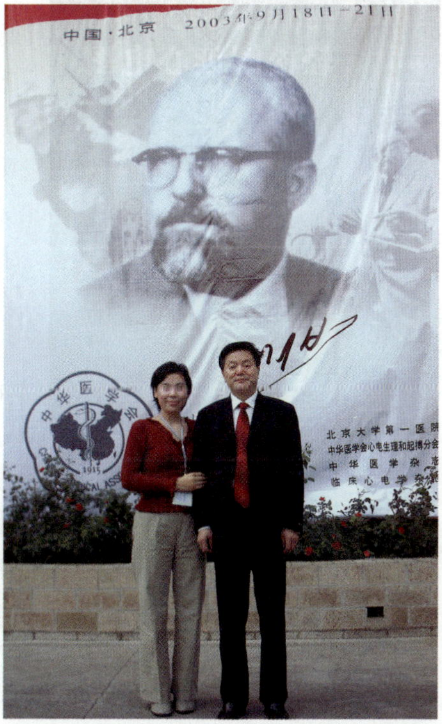

Holter 肖像前的沉思

左起：孙健玲主译、郭继鸿主译

每本专业书都有其特定的读者群，经过“量体裁衣”的定位，这套心电图丛书最适合的读者是心电图初学者或急需提高心电图水平的读者。对于资深的心电图专家，其意义在于提高教学能力，书中精美的插图可用于各种形式的教学中。

在本书第4版以及新的第5版翻译

工作中，主译孙健玲医师做了绝大部分的工作，她敏而勤奋，中英文都为上乘，中译本的文笔流畅，内容达意，颇受读者的青睐与喜爱。

“功不唐捐”是我国近代著名学者胡适先生十分喜爱的一句话，其源于佛典，其中功字为努力之意，唐捐为白白丢失。合在一起是说每位有志者的任何一点努力都不会白白付出。胡适先生常用此话自勉，也多次以此激励那些年轻有为的学者。

“天道酬勤，功不唐捐”，在《轻松应用心电图》第 5 版中译本即世之际，我愿与本书的所有读者共勉。

（2012 年 12 月）

序言 C:《轻松解读心电图》(第 3 版)

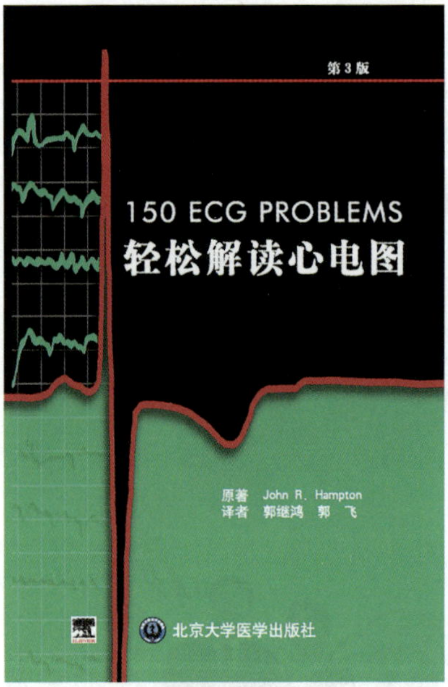

北京大学医学出版社，2012
主译 郭继鸿 郭飞

第 2 版《轻松解读心电图》中译本于 2004 年在国内出版发行，并与之前出版的《轻松学习心电图》和《轻松应用心电图》一起成为心电图入门与提高的三姊妹丛书。作为这三本书的主译，我们万万没有料到这套丛书竟然引起如此大的反响，市场上频频脱销，印刷厂几番重印，就是出版社也未能料到这一盛况。这使我推想，这套英文版的心电图丛书在国际市场上也一定十分畅销，因为这套丛书的内容精良，读者群广阔，自然就能出现畅销及供不应求的盛况。

近两年，John R. Hampton 主编的这套心电图丛书先后出版，由于此前国内读者对这套丛书的迫切需求，北京大学医学出版社决定再次将新版的三本书译为中文，正式出版发行。

正如上次中文版前言所述，心脏电生理近二十年的进展，不仅使心律失常的诊断与治疗水平得到彻底改观，对心电图技术也产生了举足轻重的影响，更新了众多的心电图理论与概念，使心电图学进入了一个腾飞时代。在这种新形势下，努力普及心电图知识与提高心电图医师的水平迫在眉睫，这直接关系到临床医学的整体水平，关系到广大病患的健康和安危。紧紧抓住这一主题，北京大学医学出版社已先后出版发行了近二十部心电图学的专著和译著，得到国内学术界的首肯和高度评价。

本次新版的《轻松解读心电图》一书仍是这一工程的重要组成部分。这套丛书从1973年第1版问世至今已38年，英文版印刷总数已逾几十万册，同时被译为十多种文字发行，是一套名副其实的心电图世界名著。

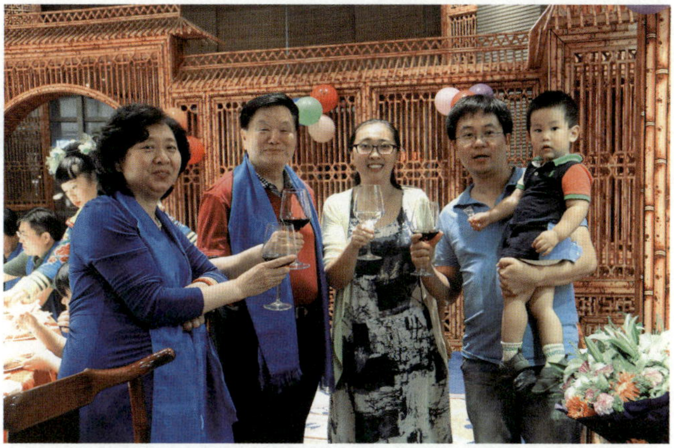

新著面世 举杯同贺
左起：栗斌斌、郭继鸿主译、赵笑春、郭飞主译

这套丛书的三个分册分别为《轻松学习心电图》《轻松应用心电图》《轻松解读心电图》，形成循序渐进的心电图学习三部曲。正如作者指出的：本套丛书不是心电图教科书，也不是精深的专业书，而是一套重要的、易学、易懂、易掌握的心电图教材。

这套丛书具有很多特点：原著者强调尚没有一本书籍能够替代医生自己的经验，要想成为身经百战的将军，必须多看图、多实践；其强调分析心电图需要将临床资料与病史结合，认为心电图是病史和体征的一种自然延伸，因此，书中提供的心电图图例均有相应的病史；强调心电图本身不是终点，不是最后的目的地，仅是医生对患者诊治全过程中的一个重要信息；全书强调心电图检查并非万能，有着一定的局限性，不少严重冠心病患者的心电图可能完全正常，而健康人的心电图可能被错误地解释，被诊断为各种心脏病。

应当说，新版的这套心电图丛书的中译本是献给初学者或已经入门需要提高的读者，而对心电图资深工作者的意义是提高他们的心电图教学能力，书中精美的插图能用在各种形式的教学中。新版的这套丛书的内容与形式较前版有重要的补充与更新，将使读者再次感到惊喜，再次产生耳目一新的感觉。

《轻松解读心电图》新版的翻译增加了郭飞和赵笑春这两位年轻有为的医师，他们酷爱心电图学专业，中、英文水平也很高，他们的才华为本书的翻译和出版增光添彩。

“业精于勤，荒于嬉；行成于思，毁于随”，韩愈的这一千古名言一定对每一位心电图学的学子、医师，以及所有心电图工作者都有教诲和激励的双重意义。

（2012年8月）

轻松心电图丛书（第三套）

中译本序言

序言 A:《轻松学习心电图》(第 8 版)

在骄阳似火的七月天，整个大地都流淌着焦灼、炙热的气息，催生着人们的狂躁与忧烦，也考验着人们的忍耐和意志。而七月又是夏日的最后旅程，在炎热季节的本真中孕育着生命跃动的内涵，成为秋天丰收的前行。你看，在这煎熬的七月，辛勤者的脚步并未停息，《轻松学习心电图》第 8 版的中译本在酷热的七月脱颖而出，浸着汗水即将付梓出版。

知情者一定清楚，《轻松学习心电图》一书已连续三版被译成中文发行。首次翻译的是原文第 6 版，2004 年中译本首次于国内面世。8 年后，该书梅开二度再现中文版。此后又隔 5 年，2017 年第 8 版的中译本又闪亮登场。为什么我们对该书如此情有独钟，不辞劳顿地在 13 年内三顾茅庐。首先这是一部医学经典之作，该书自 1973 年第 1 版问世以来，累计发行量已逾 50 万册，也先后有十余种各国文字的译本，40 年来其已成为几代医学生和护士的最爱。二是主编坚守初心 40 载不变。从第 1 版起本书就定格为医学生、心电图技师、护士等读者的心电图入门之书，而不是包罗万象的心电图参考书或教科书。尽管第 7 和第 8 版全书篇幅均有增加，但作者的初心与主旨却丝毫未变。三是全书文字简明扼要，尽量避免增加读者对心电图学习的畏惧感，先后八版《轻松学习心电图》一直保持着图文并茂的风格，精练的图表和文字将心电图内容大大简化，不让读者受到震慑而畏难或气馁。前两次中文版发行后，受到读者空前的欢迎与青睐，一次次销

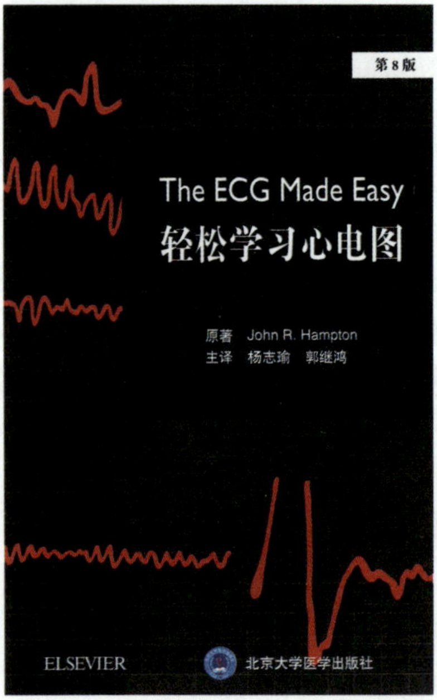

北京大学医学出版社，2017
主译 杨志瑜 郭继鸿

售告罄，又一次次重新印刷，总销量超过几万册，充分说明本书在中国的读者群广泛而庞大。

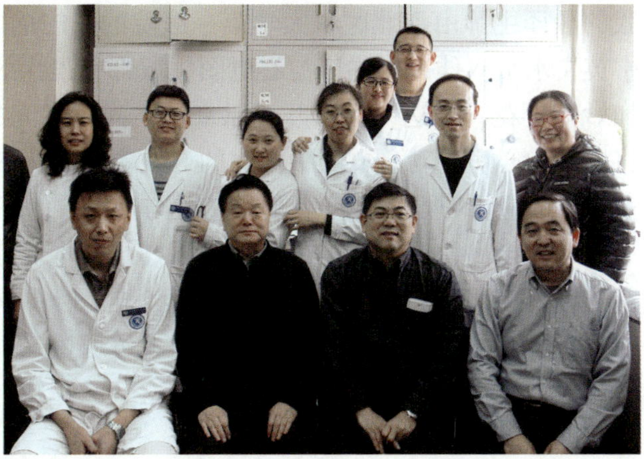

继承传统 教学相长

前排左起：赵京、郭继鸿主译、李学斌、王龙

中排左起：游红 1、杨志瑜主译 4、苑翠珍 6

此外，对心电图技术的定位，本书作者的观点也高出一筹。他强调，本书要给读者建立一个理念，即心电图的本质容易理解，心电图只是临床医生获取患者病史和体检的一种自然延伸。因此，心电图检查结果的判读只是临床工作的一部分，是临床疾病诊治过程中的一种辅助性检查，所以，心电图的判读必须紧密结合临床。相反，国内尚有不少人士将心电图技术束之高阁，认为其是一种独立技术，全然可以天马行空地独来独往，这种错误理念也应彻底纠正。

说到本书内容，第 8 版《轻松学习心电图》的内容做了较大调整。前七版的内容分为七章，依次阐述。而第 8 版内容先分成上下两大部分。第 1 部分为心电图基础知识，其用四章的篇幅讲述了心电图记录的基础知识，以及心电图分析、解读和报告要点，第 2 部分为心电图应用，阐述了心电图在正常人群、胸痛、呼吸困难、心悸和晕厥等患者中的应用。作者强调，心电图的图形及其变化具有非特异性特点，必须结合临床才能正确判读，才能减少漏诊和误诊，更好地为患者服务。

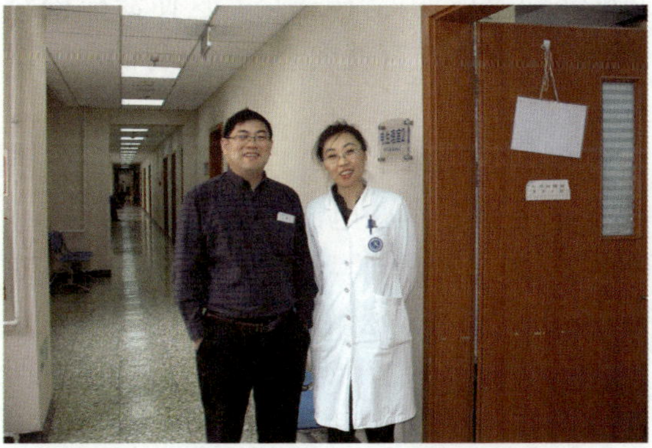

传承与创新

左起：李学斌主译、杨志瑜主译

本书 13 年中连续三版的中文翻译中，首任主译为李学斌，本书是他译著的处女作，而当今他已是国内驰名的心电图和心电生理的专家与教授了。随后第 7 版的主译易主，由长春白求恩医科大学的郑杨和刘全升帐挂帅，功不可没。而第 8

版的翻译主帅由河北医科大学第一医院的杨志瑜副教授担任。其研究生出身，中英文水平双佳，在临床与心电图领域都有很深的造诣，这些优势使本译本更加妙笔生花，通达易懂，并对原来译本尚存疑问的地方做了果断处理。例如，将原书中心房扑动心电图中标注的 P 波本版改为 F 波等，这更符合国内心电专业术语的应用习惯，使读者更易接受与理解。

还要指出，这套心电图丛书包括姊妹三本。除《轻松学习心电图》外，还有《轻松应用心电图》和《轻松解读心电图》两本。三本书的内容充分互补、互益和相互印证的关系。因而推荐读者可通过三本书的通读，使自己心电图的学识大幅度提高。有鉴于此，本次将这套三姊妹心电图丛书的最新一版做了同步翻译，以飨读者。

在《轻松学习心电图》新版序言结束之际，我想用“养天地正气，法古今完人”的励志之语与各位读者共勉。其为孙中山先生勉励民国时期爱国民众之语，勉励一代志士不仅要自强不息地求学，还要持久以恒地修德、养性、做人。以人为镜，方知荣耻，以友辅仁，才能宽厚为德，荣睿兼取，才能正气满怀地做顶天立地的人，成为真正的猛士和国家的栋梁。

（2017 年 10 月）

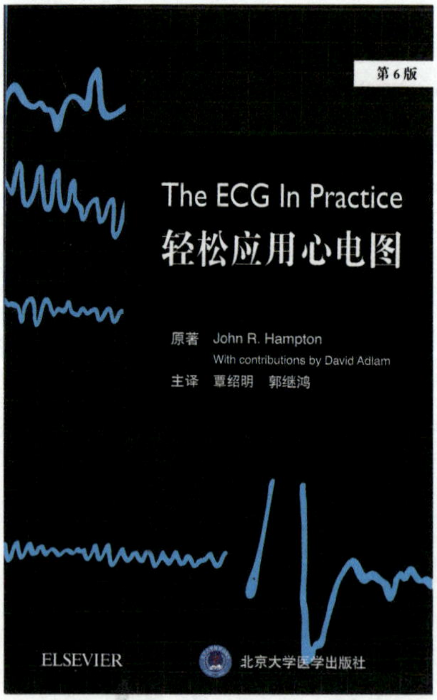

北京大学医学出版社，2017
主译　覃绍明　郭继鸿

序言 B:《轻松应用心电图》(第 6 版)

正当启程赴西班牙参加 2017 年欧洲心脏病学会（ESC）学术年会之际，出版社将第 6 版《轻松应用心电图》(The ECG In Practice) 的译稿清样送至，这使清样校对和撰写中译本前言就成为欧洲之行的一项新任务。

《轻松应用心电图》一书读者并不陌生，这是由三本心电图初级读物组成的丛书，包括《轻松学习心电图》(The ECG Made Easy),《轻松解读心电图》(150 ECG Problems) 和本书。就三本书内容的序贯性而言,《轻松应用心电图》应排位第二，读者应学习和掌握《轻松学习心电图》内容的基础上再读本书。这套丛书自 1973 年第 1

版问世至今已有 44 年历史，40 余年中本套丛书先后再版 4 ～ 8 次，总销售量已近百万册，并译成十余种文字在全球发行。从上面数字足以看出这套丛书深受广大读者的青睐与厚爱，并在心电图普及与推广中起着巨大作用。近 15 年来，北京大学医学出版社对这套丛书最新的三个版本都做了翻译和引进，而中译本在国内的发行量也逾 10 万册，已在国内心电图领域引起巨大反响。

本书不是心电图的权威性教科书，也不是内容前沿并博大精深的专业参考书，而是一套通俗易懂、易学易用的心电图入门教材。而且作者在书中精准地指明心电图检查与临床意义的下述核心理念。

1. 心电图检查是临床工作的一部分：作者指出，心电图检查是医生对心血管病患者临床诊断与检查的一部分，是医生询问病史及各种检查的一种延伸。因此，判读心电图必须结合患者病史，结合患者的病情和其他临床资料。

2. 心电图有其局限性：心电图检查并非万能，并有明显的局限性，例如不少三支冠状动脉均有严重病变患者的心电图可以完全正常，而少数健康人的心电图却被误诊为各种心脏病。

3. 不断读图积累经验：精读心电图各种专业书籍固然重要，但不能替代大量读图的临床实践，心电图和临床医生需要多看图、勤实践，才能成为身经百战的心电图“将军”。

本次《轻松应用心电图》是英文第 6 版的中译本，新版内容在两方面做了重大修订。首先将全书内容扩展为 8 个章节，且一改原来风格，变成以患者进行心电图检查的临床表现为各章的标题和阐述主线，这使读者将来判读心电图

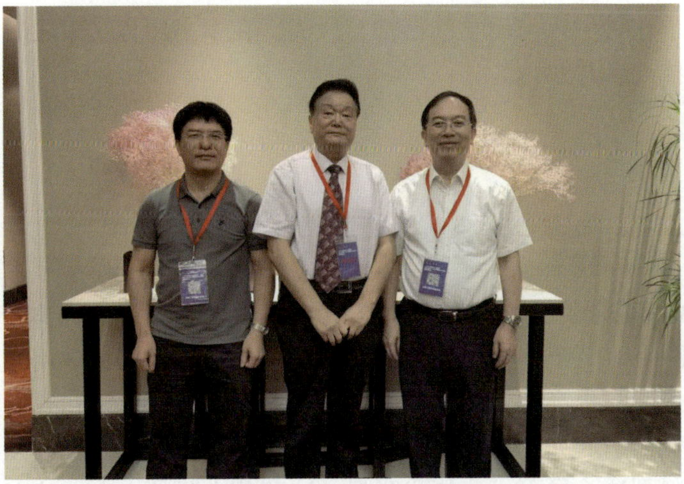

挚友相聚 情深意长

左起：覃绍明主译、郭继鸿主译、林英忠院长

时更易结合临床，并使读者更加重视不同主诉患者的心电图有着不同的鉴别诊断。其次，本版在前几版内容的基础上，首次将起搏心电图、体内埋藏式自动除颤器心电图、心脏电生理检查的相关知识加入各章节。以患者进行心电图检查的主诉为各章标题的新思维成为本版的最大亮点。

《轻松应用心电图》第 6 版的主译由覃绍明主任与我担任。覃主任是广西壮族自治区人民医院的心内科主任、学科带头人。其年富力强，历经多年为该院带出了一个“兵强马壮”的心内科团队。我与覃主任相识及学术合作已有多年，为了提升广西壮族自治区心血管病诊治的整体水平，他坚持每年都举办学术水平高、紧跟学术前沿的全区心血管病学术研讨会。我是这一盛会必到的专家。近年来，该研讨会的学术水平越办越高，参会人数逐年剧增，形成学术人气两兴旺的景象，这与覃主任严谨求实的学风密不可分，其学者风范正派，待人处世真忱厚道。我很早就希望能与覃主任及团队有更深入的学术合作，本次共译《轻松应用心电图》一书正是天赐良机，使这一夙愿如愿以偿。这本充满我们辛勤汗水的译著，正是我们之间友谊与真挚合作的见证。

“求知若饥，虚心若愚”（stay hungry stay foolish）是苹果公司联合创办人乔布斯（Steve Jobs）在美国一所名牌大学毕业生典礼致辞结束时的一句话。那时年仅 50 岁而事业如日中天的乔布斯突患胰腺癌绝症。讲话中他语重心长地告诫每位年轻人，他说“‘求知若饥，虚心若愚’这句话一直激励着我，使我从一个普通青年变为一位成功者。今天，你们的年龄正是 30 年前的我，祝愿你们走向工作、走向社会后，仍然牢记并践行着这句话。”其实与乔布斯这句话相似的中国古语很多，例如“学无止境”“谦虚使人进步”等，当下的中国迫切需要提倡这种做人与治学的精神与风尚。在本书序言结束之时，我用此励志之言与全体读者共勉。

（2017 年 12 月）

序言 C:《轻松解读心电图》(第 4 版)

第 2、3 版《轻松解读心电图》(150 ECG Problems）中译本分别于 2004、2013 年在国内出版发行，并与《轻松学习心电图》和《轻松应用心电图》一起成为心电图入门与提高的三姊妹丛书。作为这三本书的主译，我们万万没有料到这套丛书竟然引起如此大的反响，市场上多次脱销，印刷厂频频重印，就连出版社也未料到这一局面。这使我联想，这套英文版的心电图丛书在国际市场也一定十分畅销，因为这套丛书的内容精良实用，读者群广泛，自然能出现畅销及供不应求的盛况。

近两年，John R. Hampton 主编的这套心电图丛书先后再版，由于国内读者对这套丛书的迫切需求，北京大学医学出版社当即决定再次将最新版的三本英文原著再译为中文，再次在国内出版发行。

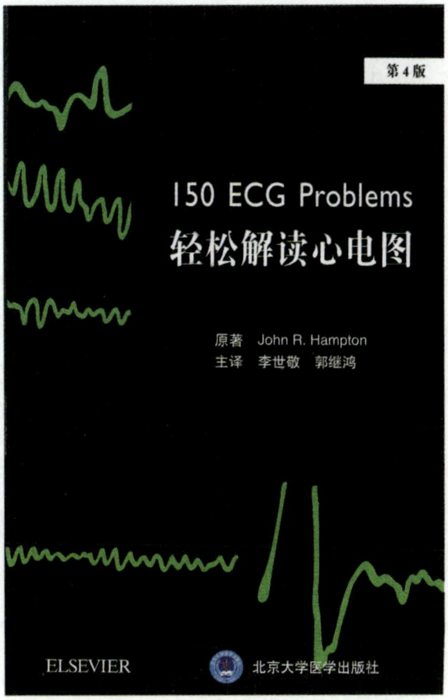

北京大学医学出版社，2017
主译 李世敬 郭继鸿

正如上版中译本前言所述，心脏电生理近二十年的进展，不仅使心律失常的诊断与治疗水平得到彻底改观，对心电图技术也产生了举足轻重的影响，更新了很多心电图的理论与概念，使心电图学进入了一个腾飞时代。在这种形势下，努力普及心电图知识与提高心电图医师的水平迫在眉睫，这直接关系到临床医学的整体水平，关系到广大病患的健康和安危。紧紧抓住这一主题，北京大学医学出版社已先后出版发行了数十部心电图学的专著和译著，得到国内学术界的首肯和高度评价。

本次新版的《轻松解读心电图》仍是这一工程的重要组成部分。这套丛书自 1973 年第 1 版问世已有 44 年历史，英文版印刷总数已百万册，同时被翻译

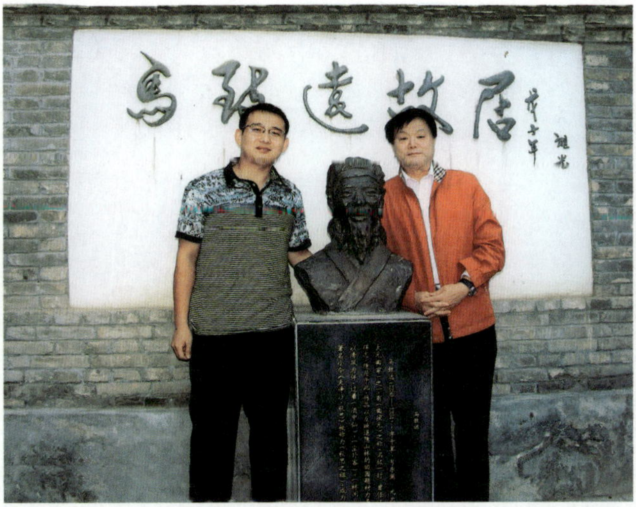

谒拜元曲大家马致远故居
左起：李世敬主译、郭继鸿主译

成十余种文字发行，是一套名副其实的世界级心电图名著。

这套丛书的三本书分别为《轻松学习心电图》《轻松应用心电图》和《轻松解读心电图》，形成循序渐进的心电图入门教材的三部曲。正如原著者所言：本套丛书不是心电图的正宗教科书，也不是内容博大精深的专业书，而是一套易学、易懂、易掌握的心电图初级教材。

正如上文所述，《轻松解读心电图》译为中文出版发行已是梅开三度。第一次中译本由贾中伟医师挂帅掌印，并于2004年面世发行；第二次的中译本易帅为郭飞，在时隔10年后于2013年再次出版；本书为英文原著第4版的中译本，又是第三次在国内出版发行，升帐执印的主帅为李世敬医师。世敬医师是我的高足，攻读研究生学位时，其勤勉好学，进取心强。经过在北京大学学习的几年，他学业的提高令人刮目相望，此外，他为人谦和内敛，中英文水平均属上乘，本译著正是他刻苦努力，不断进取的见证与结晶。

应当说，本版《轻松解读心电图》的内容不仅适合初学者或已经入门需要提高的读者，也适用于资深心电图学者提高自身心电图解读和实战能力，书中精美的插图还能用于各种形式的教学中。新版这套丛书的内容与形式较前版有重要补充与更新，将使读者再次感到惊喜，产生耳目一新的感觉。当今，“心动中国”心电图大赛已在全国形成星火燎原之势，无疑，本书内容也将成为参赛人员的备赛读物。

“业精于勤，荒于嬉；行成于思，毁于随”，韩愈的这一千古名言对每位心电图学子、医师，以及所有本书读者都有教诲和激励的双重意义。

（2017年12月）

轻松心电图丛书（第四套）

中译本序言

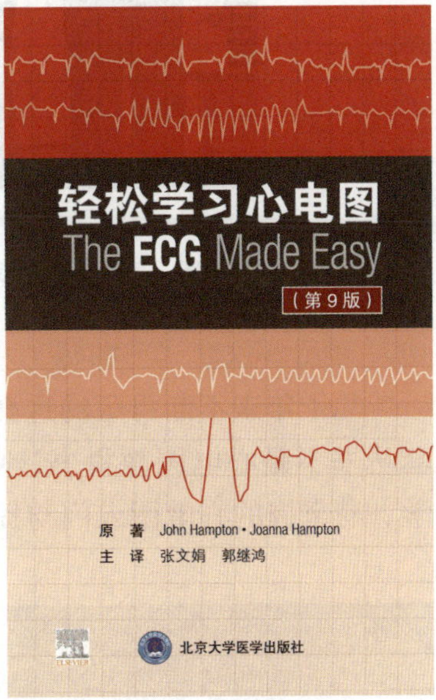

北京大学医学出版社，2022
主译 张文娟 郭继鸿

“事不过三”一语出自吴承恩《西游记》一书，意指同样的尝试不宜连做多次，常用来勉励欲试新生事物者尽量减少失败次数。但对做好事、做公益事、做科学普及与推广、行善积德等事，不仅能过三，而且次数越多越好。

就拿眼下引进与翻译心电图入门与提高的这套三姊妹丛书为例，屈指一数，从 2004 年至今的 18 年中，这已是第四次完成全套丛书的整体翻译而发行中译本了。畅销世界各国的这套心电图三姊妹丛书，最早在 1973 年出版了第一本——《轻松学习心电图》（*The ECG Made Easy*），至今已是第 9 版。在其 50 年的多次出版发行中深受读者的垂爱与欢迎。全球发行量接近 100 万册。鉴于读者的殷切需求与期盼，1986 年，著名心脏病学家、英国诺丁汉大学的 J. R. Hampton 教授撰写了丛书的第二本——《轻松应用心电图》（*The ECG In Practice*），真可谓十年磨一剑，至今已出到第 7 版（更名为 *The ECG Made Practical*）。就内容而言，其比第一本更深更精，是读者修完第一本已达入门后，继续提高的续读本。此后，在读者对前两册心电图读本的强烈反响与要求下，11 年后的 1997 年，J. R. Hampton 教授再次呕心沥血，精心策划，潜心撰写，推出了这套丛书的第三本——《轻松解读心电图》（*150 ECG Problems*，第 5 版更名为 *150 ECG Cases*）。这是为完成前两册读本学习后的读者提供的临床实践心电图试题集。150 帧心电图仿照临床实际情况，不是按难易程度渐进，而是随机排序，还包含了健康人正常心电图。Hampton 教授指出：临床心电图不会按照难易排序到你的手中。他还在前言中鼓励读者翻阅正确答案前，尽量独立思考，经自主分析后做出最终的心电图诊断。至此，这套普及与提高的心电图丛书正式联袂为“三姊妹”。

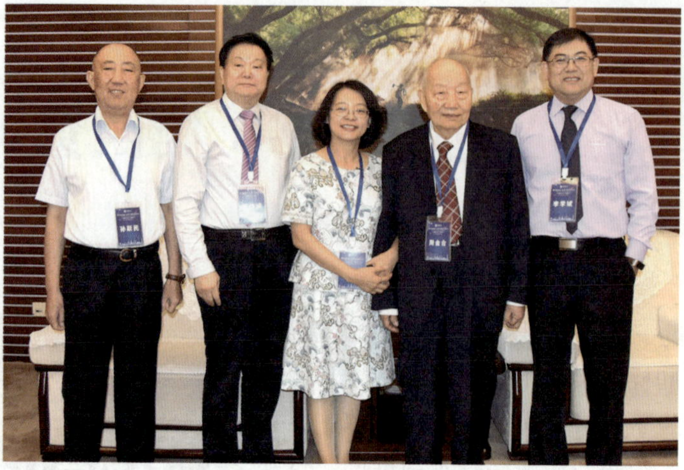

代代传承 学术不息

左起：孙跃民、郭继鸿主译、张文娟主译、周金合、李学斌

1997 年后，这套“三姊妹”丛书开始同步更换新版至今。

几十年来不断再版的这套心电图丛书，一直严格遵循编者最初的宗旨：本套丛书不是心电图教科书，更不是精深的心电图学专著，而是一套易懂、易学、易掌握的心电图入门与提高的通俗读本。三本书分别为初学入门、实践应用、疑难病例解读而设计，形成按部就班的心电图学习与提高三部曲。又因这套丛书由心脏病学大师执笔挂帅写成，故对心电图应用的定义与价值的认识明确而精准。作者强调心电图分析一定要和患者的临床和病史密切结合，心电图是受检者病史与体征的一种延伸，绝不能孤立、单独地分析。基于该理念，三本书中的所有心电图图例都附有相关病史。此外，作者还强调，心电图检查并非万能，而是有着相当的局限性。例如不少严重冠心病患者的心电图可能完全正常，无心肌缺血的任何心电图表现；相反，完全健康人的心电图却可能有一些改变而导致其心电图的错误解释，并被诊断为各种心脏病。正是上述这些核心理念才使这套丛书成为心电图著作的常青树而经久不衰。

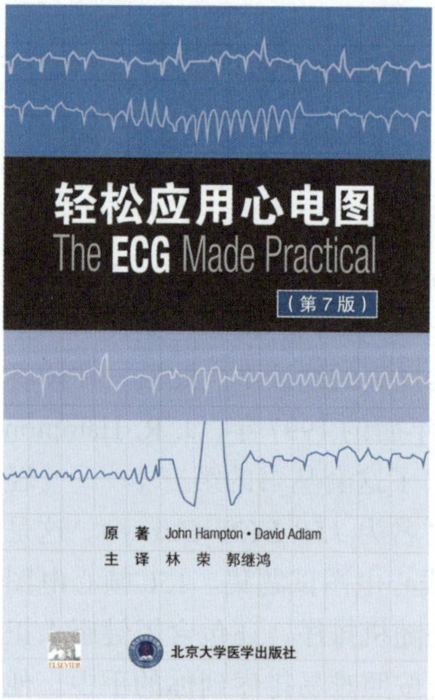

北京大学医学出版社，2022
主译 林荣 郭继鸿

近 50 年来，这套丛书深受世界各国读者

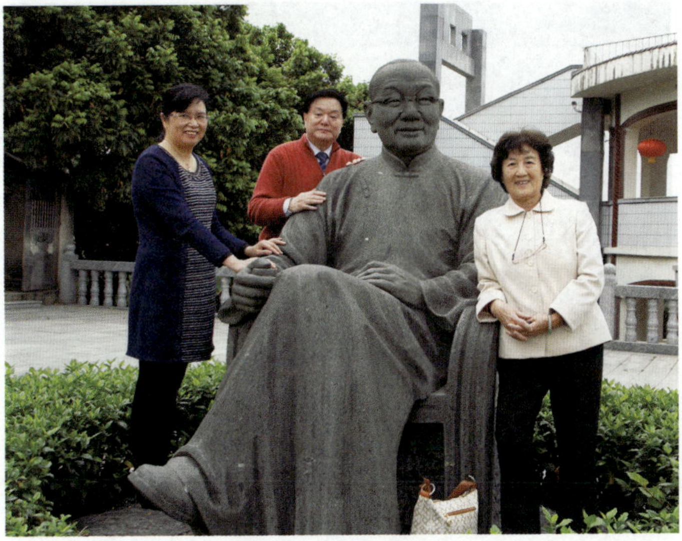

瞻仰国学大师林语堂故居

左起：林荣主译、郭继鸿主译、曾碧英

的青睐、钟爱和欢迎。全书已被译成12种语言，多次被世界权威组织或刊物誉为“医学经典著作”。至今已有几代医学生、护士、年轻医师、急诊科医师、儿科和老年科医师、全科和家庭医师读着这套心电图丛书成长、进步与提高。同时也是备考研究生的必读之物。

北京大学医学出版社的领导和编审真是慧眼识珠，早在2004年就决定引进和翻译这套丛书，又责成我挂帅掌印，负责组织和挑选国内各路精兵强将共同完成这一工程。2004年引进翻译了《轻松学习心电图》第6版、《轻松应用心电图》第4版、《轻松解读心电图》第2版，担任各册主译的都是北大精英学子，分别由李学斌、孙健玲和贾中伟与我共任主译。随后，2012年再次翻译了各自的新版，这次遴选后选定吉林大学第一医院的郑杨、北京航空医院的孙健玲和北京安贞医院的郭飞与我共任主译。而2017年的第三次翻译，沙场秋点兵的三员大将分别是河北医科大学第一医院的杨志瑜、广西壮族

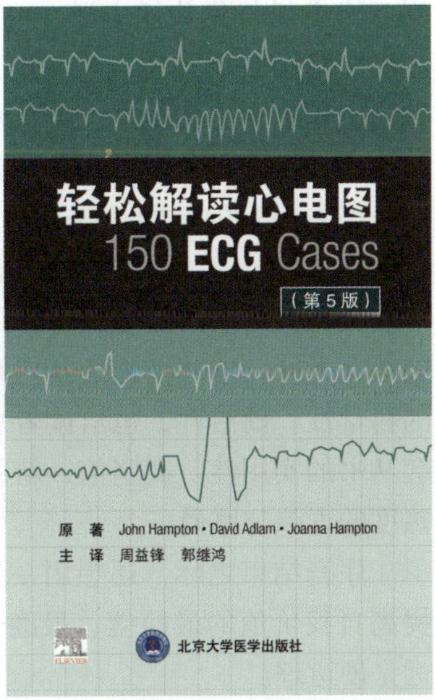

北京大学医学出版社，2022
主译 周益锋 郭继鸿

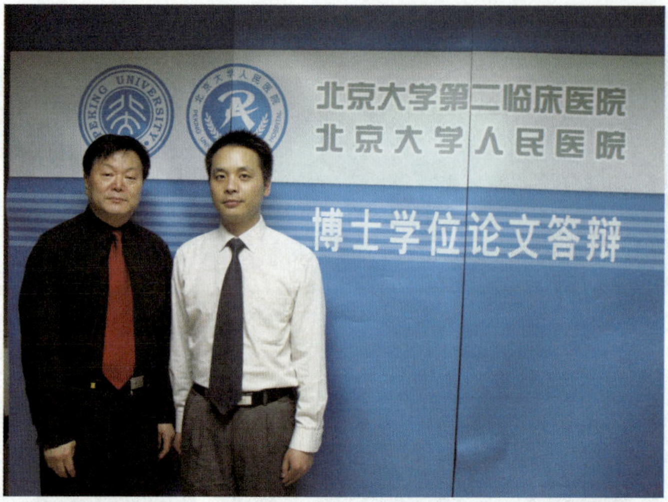

才俊翘楚周益锋

左起：郭继鸿主译、周益锋主译

自治区人民医院的覃绍明和北京市门头沟区医院的李世敬医师，他们与我共任主译。而本次 2021 年的第四次“征战”中，第 9 版《轻松学习心电图》由天津医科大学总医院的张文娟主任、第 7 版《轻松应用心电图》由福建医科大学附属泉州第一医院的林荣教授、第 5 版《轻松解读心电图》由中日友好医院的周益锋主任与我共任主译。可以看出，长达 18 年中的先后 4 次引进与翻译工作中，集结了十几位国内各路的学术精英，带领各自的团队齐心协力而完成。近二十年中，这套丛书也不负众望，为推动和提高我国心电图学的水平做出了巨大贡献，也在中国心电学史上留下了浓墨重彩的一页。

即将面世的新版三姊妹丛书，原版编著者充分采纳了上版出版后读者的反馈意见和要求，对书中内容有了一定篇幅的增补和调整，各自增加了新的章节，更加关注动态心电图、新的心电检测技术和起搏系统与除颤器的应用与进展等。无疑，这些增加的新内容将使这套丛书更加与时俱进，保证了丛书内容的科学性、前沿性，也给读者总结和提炼出更新、更多的精要，进一步彰显本套丛书的实用性。我坚信，新版三姊妹丛书的中译本一定会受到广大读者更大热度的青睐与厚爱。

序言结束之际，还想用一句励志之言与所有读者和同道共勉：“人生路上，提高自我价值的最简捷、最廉价的方式就是读书。”通过读书不断提升自己永远是硬道理。

（2021 年 6 月）

《心电图解析精要》

序　言

就在这“桃红柳绿，江山又醉”的四月天，《心电图解析精要》一书，伴着飘逸的柳絮，带着盎然的生机，即将付梓面世了。虽然书的部头不大，却满载着2017丁酉年的春风谷雨，为中国心电学姹紫嫣红的园地栽种下新希望。

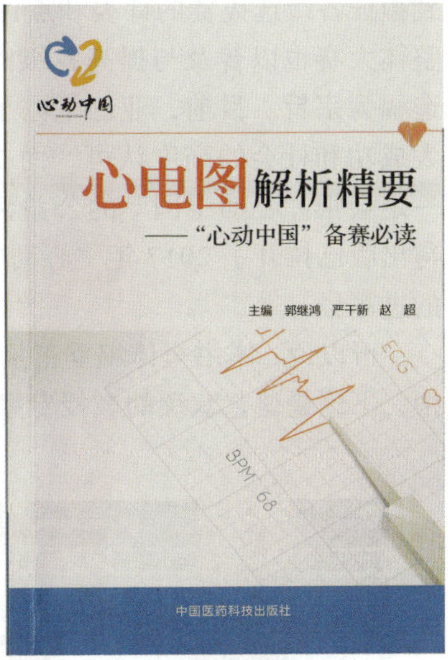

中国医药科技出版社，2017
主编　郭继鸿　严干新　赵超

这不是传统概念中的心电学专著，而正像书名的副标题所言，是“心动中国”心电大赛的必读物，是备赛“心动中国”心电大赛的主要参考书。应当说明，本书内容经全体编委详细策划与讨论后确定。书中首篇是“心电图基础知识精要”，说是“精要”，其实主要内容则是心电图相关概念的简叙，再将各种异常心电图的诊断标准荟萃一起，便于备赛选手查寻与记忆。第二篇优选了“心动中国”心电大赛中可能遇到的三种题型、难易程度不同的30个试题，并在列出答案的基础上，又对答案进行了深入的解析。希望读者借此能熟悉和了解心电大赛不同类型试题的特点，并能深入浅出和由此及彼地给予分析，进而得到正确答案。而全书的第三篇共列出60个模拟试题，模拟了三种题型、难易程度不等的大赛试题，供读者自测心电图解析的功底，而书中只给了试题答案而无分析意见。

显然，本书内容是以“心动中国”心电大赛为主线，涉及的试题难易有别，更适宜各级医院级别不同的心电与临床医生阅读与参考。当然备战大赛只是撰写本书的目的之一，而通过备赛提高临床医生的心电图水平才是本书和“心动中国”这一公益项目的核心宗旨。

说到“心动中国”，这是继“共铸中国心”之后的又一项全国性的公益活动，是由“心动中国”委员会倡导与发起，并由“步长公司”出资支持、“国家卫生计生委医药卫生科技发展研究中心”指导与参与的全国公益活动。其联合“中国中西医结合脑心同治专业委员会”和“中国医药卫生技术协会心电学会分会”共同举办的心电大赛。大赛包括各省市、各地区的选拔赛，胜出者参加全国的半决赛和决赛，最终决出“心动中国”大赛的前三名代表队。其为一项重要的医学公益活动，因为整个活动从下基层讲解和普及心电图知识，到担任各级选拔赛的评委和点评专家均属无偿的义务奉献，不收取分文报酬。整体大赛也以普及与提高各级医务人员的心电水平，更好地为百姓患者治病造福为宗旨。目前，业已举办了几年的“心动中国”心电大赛活动已取得巨大成功和社会的高度认可。而 2017 年“心动中国”心电大赛的规模将更大，一定会把“心动中国”的公益活动推向新高潮。从该层面出发，本书的面世与出版已拉开了 2017 年“心动中国”心电大赛的序幕，吹响了这一公益活动的进军号。

可以说，本书全体编委正是今年这一公益活动的先头兵。在全书编写过程中，不论是德艺双臻的教授专家，还是锋芒尽展的学术隽秀都满怀大爱之心，

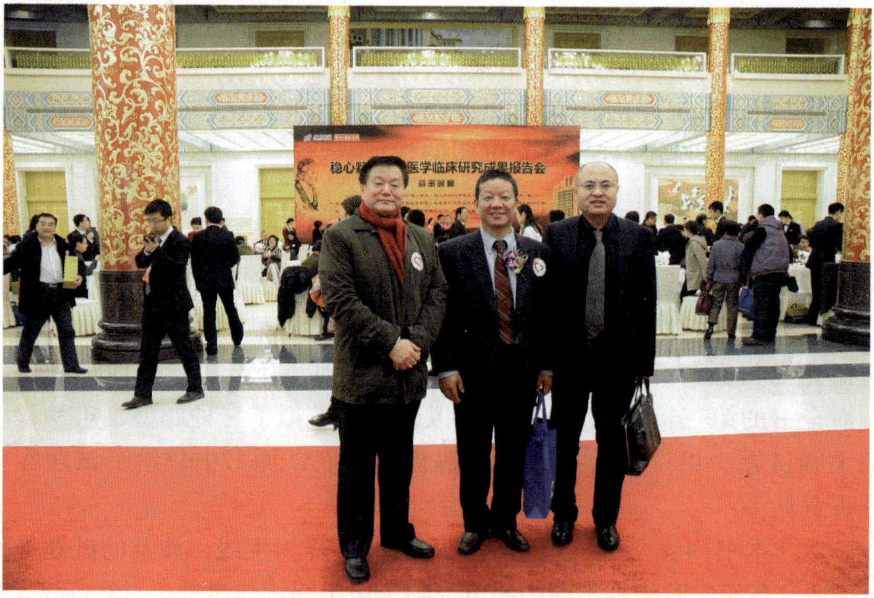

心电兴旺 大赛在即

左起：郭继鸿主编、严干新主编、薛人珲

在积极奉献理念的驱动下，不辞辛苦，夜以继日地伏案耕耘，才使本书能如愿按时出版。心有大爱，不言劳累，我作为本书主编，在此诚谢为本书付出大量心血的全体编委。

风月无边，人间有情。现今不少人士都渴望做更多的公益活动而净化心灵，升华情操，并把投身公益视为行善修行，因为他们坚信："心若莲开，清风自来"。

最后，我想用法国哲学家萨特的一句话与本书各位读者共勉："世界有两样东西亘古不变，一个是高悬在我们头顶上的星辰日月，另一个是深藏在我们心底的高尚信仰"。

（2017 年 4 月）

《心电图实战精要》

序 言

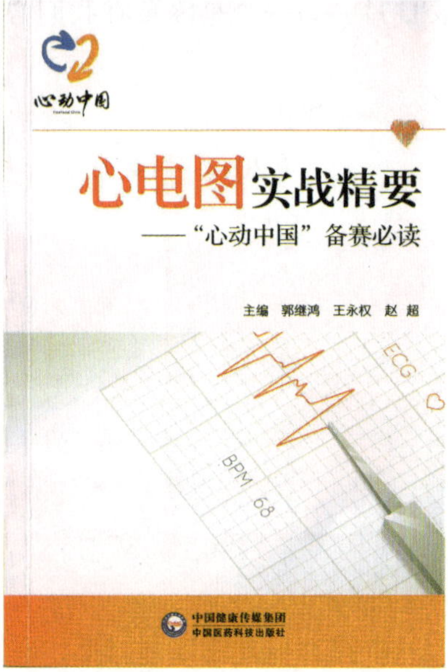

中国医药科技出版社，2018
主编 郭继鸿 王永权 赵超

又是辞旧迎新时，金鸡高歌渐远，银犬飞奔而至。面迎2018年第一缕霞光，伴戊戌年的第一声春雷，心电大赛的又一精品读物《心电图实战精要》破土萌出了。与其同步，气势磅礴的"心动中国"2018心电大赛也随之拉开了序幕。

心电精品 梅开二度 即将面世的《心电图实战精要》是国内多位心电专家精心设计、精心撰写的心电图入门与普及的又一专著，并与2017年推出的《心电图解析精要》形成内容呼应的姊妹篇。如果说《心电图解析精要》是为初学心电图的社区、基层医生简明扼要地讲授心电基础知识，那《心电图实战精要》将为已有心电学基础知识的社区、基层医生讲述如何应用这些知识，分析和诊断心电图。

回眸扬帆远航的2017年，"心动中国"组委会邀请了多位心电专家编写了"心动中国"全国心电大赛的第一本教材《心电图解析精要》。真是不鸣则已，一鸣惊人。该书对参加全国大赛的4万多名医务工作者，如久旱逢雨，如雪中送炭，并以此书为核心，进行了心电大赛的备赛与热身。毫无疑义，这是一次全国范围空前心电知识的普及与推广。这本集全国心电专家的学识与经验的心电专著，以普及为本、兼顾提高，受到广大社区、基层医生的青睐，成为其临床与实践中最常翻阅、最常查询的工具书。

而眼下案头的《心电图实战精要》，是"心动中国"组委会再次邀请原班心电专家重新集结与组合，经过多次的激烈讨论、周密策划，制定大纲，最终这些专家又亲自捉刀挥墨、伏案笔耕，围绕着心电图的11个专题，以100例精选的心电图例为主线，进行了深入浅出的分析和阐述。在100例心电图试题的阐述中，每题都是先列出该心电图的诊断标准，再对该图的特点进行逐一分析，最后在精致的示意图或发生机制解析图的配合下，总结出该心电图诊断的要点。无疑，这是一本真正意义上的图文并茂、形式新颖、内容丰富的心电图精品书。

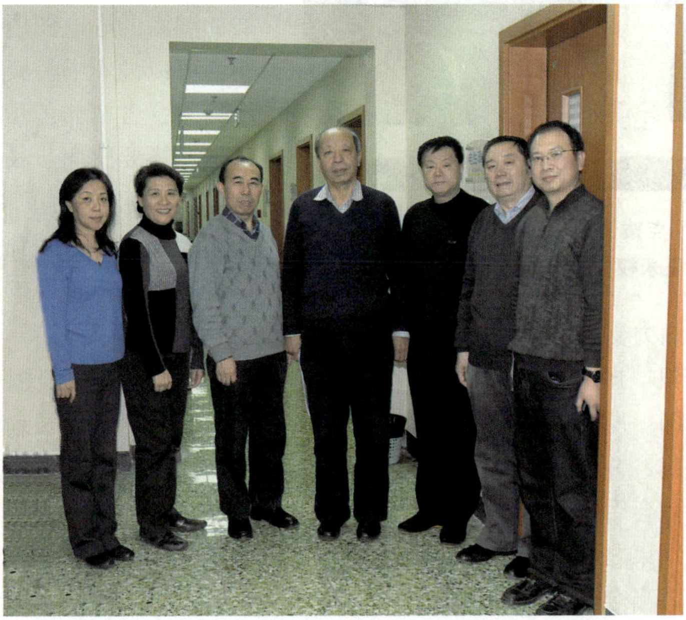

心电学 群英聚

左起：张萍、李华、卢喜烈、杨虎、郭继鸿主编、王永权主编、张兆国

心动中国 泽福千秋 《心电图解析精要》和《心电图实战精要》都是“心动中国”全国心电大赛的配套用书。这一心电大赛是一项席卷全国的大型公益活动，其核心理念是提高广大社区、基层医生的心电图诊断水平，进而为国家三级诊疗的大政方针呐喊和献力，最终造福泽惠全国百姓。过去的 2017 年，原国家卫生和计划生育委员会的相关领导首次指导和参与了这一活动，使“心动中国”心电大赛活动的士气倍增，势如破竹，迅猛发展，使其更加深入基层、深得民心。而 2018 年的“心动中国”在推广和普及心电技能的同时，又启动了推广和普及心脏超声心动图技能与知识的新举措，这是提高社区、基层医生心血管疾病诊治水平的又一措施。此外，2018 年的心电大赛全国决赛又为社区、基层医生举办专场，使该活动更加面向和根扎基层，着眼于未来。试看 2018“心动中国”心电大赛，将更红火、更接地气，更上一层楼。

一年之计在于春，伴着 2018 戊戌年春天轻盈的脚步，《心电图实战精要》

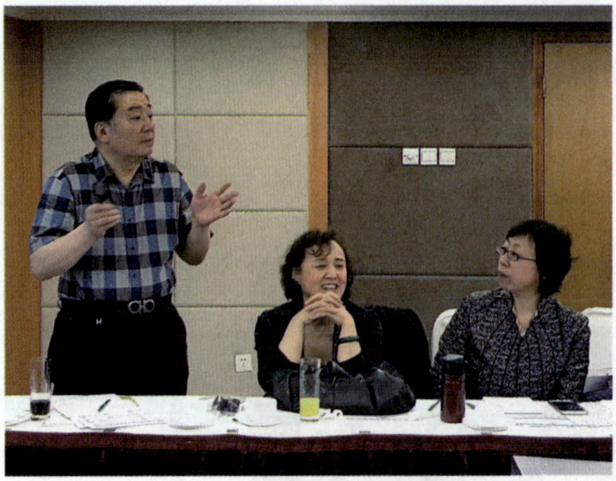

点拨迷津 诲人不倦
左起：王永权主编、顾春英、张夏琳

一书即将揭开面纱，悄然面世了。在此真挚感谢全体编委，感谢他们为本书如期如愿、高水准出版而挥洒的汗水，尤其王永权主编，打开了他苦心积蓄30年浩如瀚海的心电图题库供本书选用，可以说本书汇集了他耗尽一生精力、含辛茹苦积累的心电图精华。还要感谢步长公司，感谢他们策划和启动了“心动中国”这一功在当下、造福千秋的社会公益活动，没有他们的精心组织和经费上的鼎力支持，就谈不上这些精品书籍的出版。

求知若饥　虚心若愚　“求知若饥，虚心若愚”这句话是美国著名科学家乔布斯在美国一所名校毕业生典礼致辞中的一句话。他语重心长地说：这句话一直激励着我，并使我从一个普通的青年变为一名成功者。真挚希望每位青年学生在步入社会后仍要牢记并践约这句话。

在序言结束之际，我也想用上述励志之语与全体读者及参加心电大赛的各位同道共勉。当今的中国比任何时候更迫切需要这种做人与治学的精神。也衷心希望这种永远向上的精神能成为“心动中国”这一社会公益活动的精神支柱和始终如一的理念。

（2018年4月）

《轻松解读心电图》(第4版)

中译本序言

《轻松解读心电图》(第 4 版)中译本一书即将付梓交印，又临撰写序言之时。

虽然本书仅是一本心电图入门普及的小册子，却让人深感价值非凡。一是全书以精美的示意图为阐述主线，又配简明扼要的文字，真不愧图文并茂；二是我国正在进行医疗体制的整改，社区医疗网络正在兴建，不久将成为我国医疗服务体系的一线主力军。在为患者医疗服务中，心电图常使社区医生感到困惑、棘手。而即将面世的《轻松解读心电图》中译本就像及时雨，在广大医生最需要的第一时间送到他们手中。所以这本心电图入门必读教材，不仅有着学术推广价值，还兼有重要的社会现实价值。

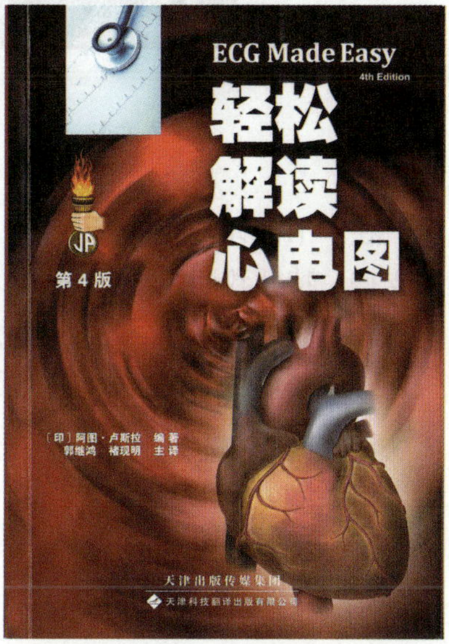

天津科技翻译出版有限公司，2013
主译　郭继鸿　褚现明

其实，本书的读者群远不止社区医生，在校医学生，刚参加工作的各科住院医生，危重症医学科、急诊、老年科、儿科、急救中心的年轻医生、医疗辅助人员等，均能在本书的学习中获益。

正像原著者在前言中写道：现代心脏病学已有了很多高、精、尖的检查技术，但在这种情况下，心电图仍然居优不下，仍是心脏最基础的检查项目，仍是不可缺无的首选心脏检测技术。此外，其检查结果的临床价值大，还兼有省时、费用低的优势。应用百年而久盛不衰，真是医学史上的奇迹，也是广大患者的福音。

本书由我和褚现明博士翻译，而大部分工作由褚博士完成。褚博士聪敏而好学，分外勤奋，中英文兼优，是一位有作为、很有发展前途的后起之秀。

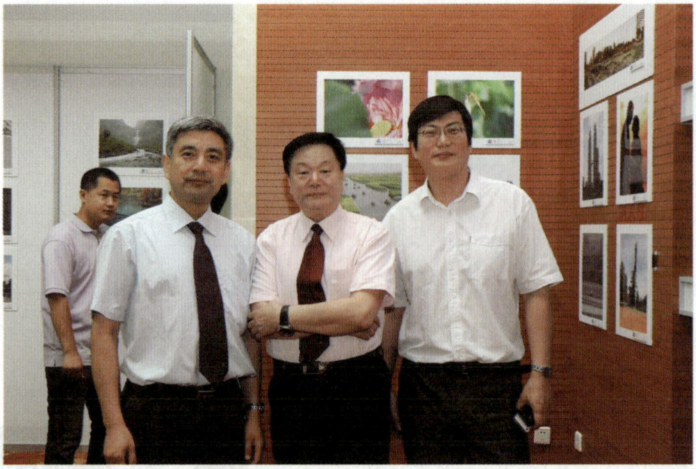

喜相逢 忆友情

左起：蔡尚郎、郭继鸿主译、褚现明主译

在本书翻译与校对过程中，段江波、刘凯、昃峰、高英等医师也给予了大力支持，特此致谢。

在译著序言结束之时，想用我十分喜爱的一句话与各位读者共勉："人生是一场身体与灵魂的旅行，而阅读是心无旁骛的灵魂与智者心灵的婉约。"

（2013 年 5 月）

《心电图精要 10 日教程》

中译本序言

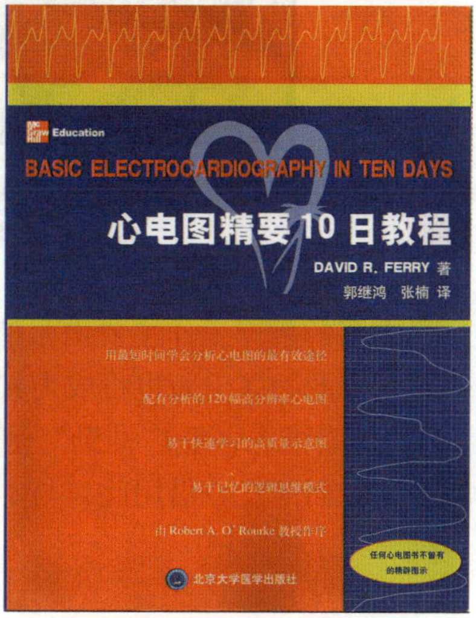

北京大学医学出版社，2004
主译　郭继鸿　张楠

“开卷得益”是读完本书后贴切而深刻的感受。屈指一数，我从事心电图的工作、教学以及研究已30余载。在这弹指一挥间的漫长岁月，我既写过心电图书，也译过心电图书，但在阅读和翻译本书时，仍在诸多方面收益颇丰，有一种赏心悦目的感觉，觉得是在吸吮着丰富的养分、呼吸着新鲜的空气，令人兴奋，感到这不仅是学习，同时也是享受。我是如此，相信其他读者也有同感。

首先，本书的设计新颖，作者将心电图的基本内容分成10部分，让学习者决心在10天中将自己的心电图分析能力达到一个基本水平，而在每部分内容中，既有理论概述、心电图诊断标准，又有心电图分析与讨论，还有用于自我检测的心电图图例与答案。相关理论的阐述不仅简明扼要，而且易懂、易记、易掌握，这些特点在其他心电图通俗读本中很难见到。

本书的论述准确而到位。以房室肥大一章为例，在其概述中仅用了两句话。第一句话：当今，超声心动图是房室肥大诊断的金标准；第二句话：心电图对房室肥大诊断的特异性高达90%以上，敏感性仅约50%。这里作者只用了不到50余字，就给读者清晰勾画出心电图在房室肥大诊断中的作用，真可谓精辟有余，字字千金。

此外，全书论述的另一特点是系统而循序渐进，推理由浅入深，使读者在十分轻松的感觉中，学会很多抽象而难懂的内容。

本书风格独树一帜，是诸多心电图简易读本中的上品。我相信该中译本一定会使很多心电图的初学者爱不释手，成为他们的良师益友。

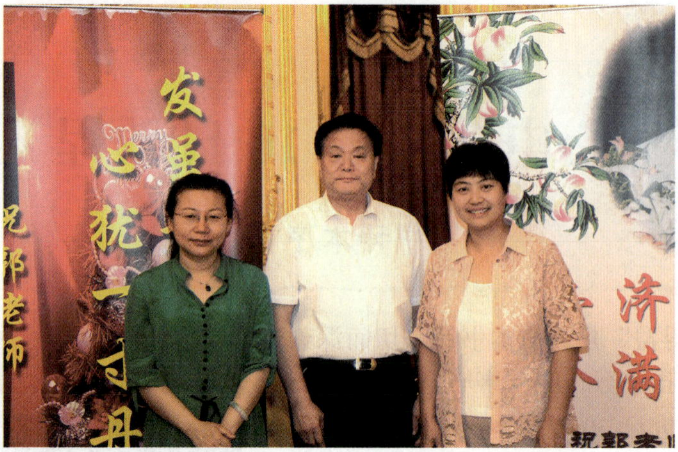

求索不息　永不言败

左起：张楠主译、郭继鸿主译、侯爱军

本书的翻译工作主要由张楠博士完成，张楠医生学业精湛，中英文水平上乘，本书的翻译出版也将成为其一生学术、事业发展历程中的一个亮点。

“功崇惟志，业广惟勤”是告诫人们欲成大业者，都需苦其心志，劳其筋骨，厚积而薄发。借用此言与本书的所有读者、同道共勉。

（2004 年 4 月）

第十一篇

其　他

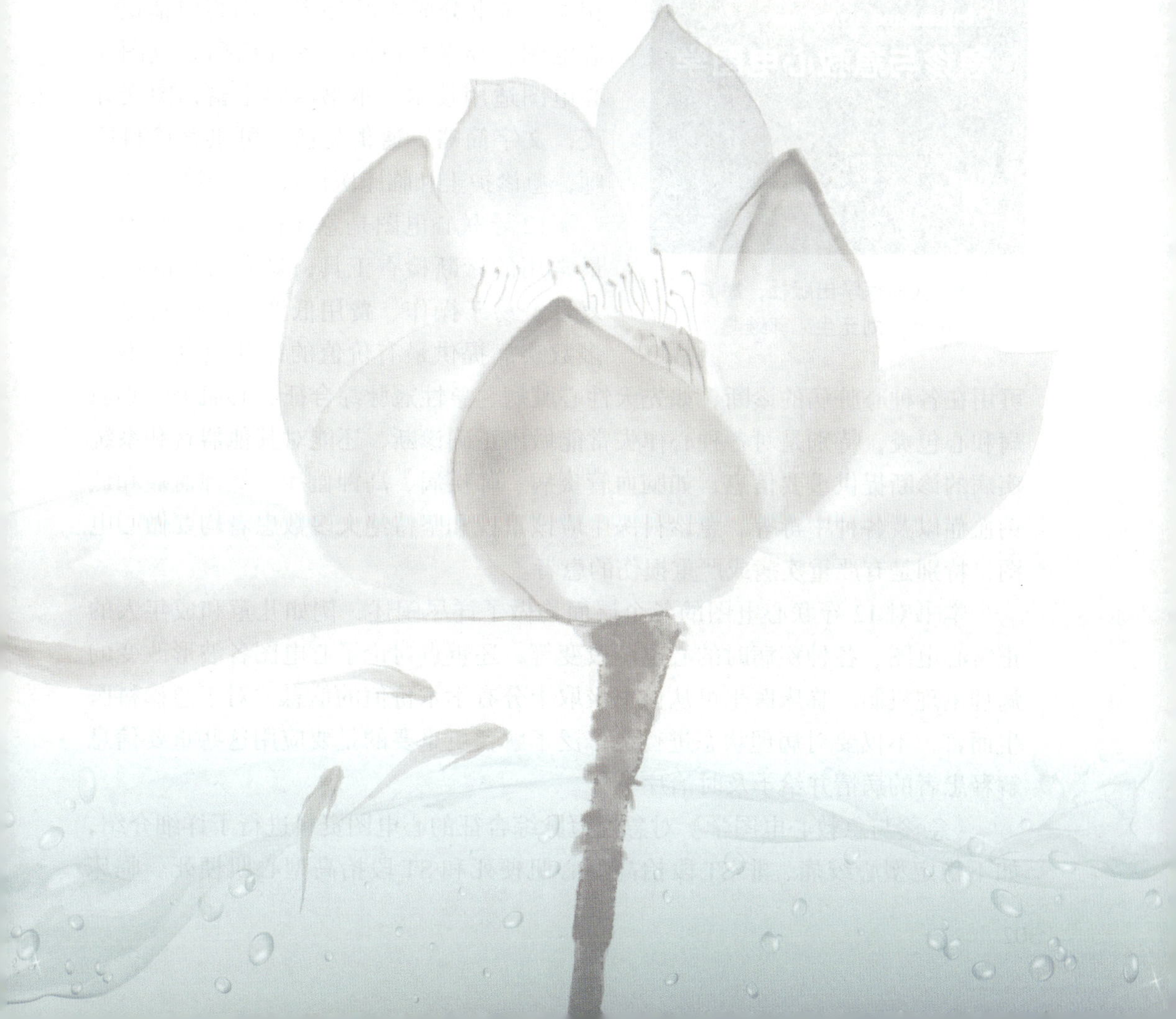

《急诊与急救心电图学》

中译本序言

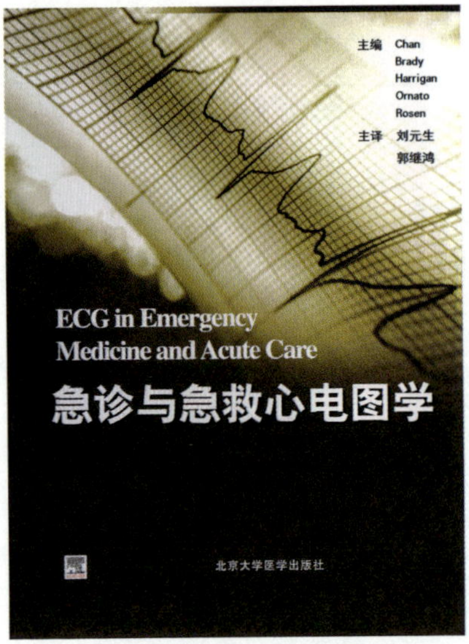

北京大学医学出版社，2007
主译 刘元生 郭继鸿

《急诊与急救心电图学》是Chan与Brady等共同编著的急诊心电学专著。该书涵盖的内容并非出自心脏病学专家，而是以急诊科医生工作实践的需求为支点，主要为急诊医生而撰写，其内容来自急诊科患者及其他急救机构，与急诊和急救密切相关。全书分成4篇75章。内容包括正常心电图、异常心电图、各种疾病心电图及心电图适用技术。本书内容丰富，图文并茂，文字简略，通俗易懂，可供急诊科医师，急诊护士和临床医护人员学习与参考。

12导联心电图是急诊科及急救监护室最常用的诊断检查工具，具有很高的可重复性、易于操作、费用低廉，能够对绝大多数疾病提供最有价值的诊断信息。不仅可用在各种心脏病的诊断，如先天性心脏病、急性冠脉综合征、心肌炎、心肌病和心包炎，特别是对各种心律失常能做出正确诊断，还能对其他器官和系统疾病的诊断提供重要信息，如脑血管疾病、肺疾病、高钾血症、低钾血症和低钙血症以及各种中毒等。急诊科医生应该重视和坚持绝大多数患者均要做心电图，特别是有严重疾病或严重损伤的患者。

本书对12导联心电图的各个层面均做了详尽阐述，例如儿童和成年人的正常心电图、各种疾病时的心电图改变等，还重点讨论了心电图各波形改变的病理生理机制。临床医生可从该书汲取十分有学术价值的信息。对于急诊科医生而言，不仅要对病理状态进行更广泛了解，更重要的是要应用这些重要信息解释患者的病情并给予及时治疗。

《急诊与急救心电图学》对急性冠脉综合征的心电图资料进行了详细介绍，如不稳定型心绞痛、非ST段抬高型心肌梗死和ST段抬高型心肌梗死。临床

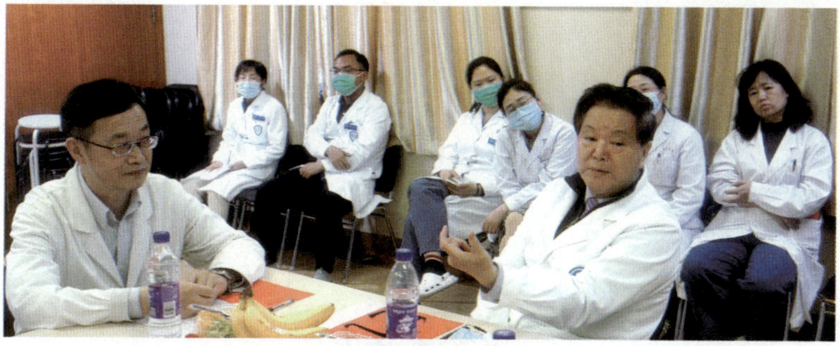

学术激辩 论道声远
左起：刘元生主译、郭继鸿主译

医生特别是急诊科医生可根据 ST 段压低或 ST 段抬高的心电图表现，给予患者抗血栓治疗和抗血小板治疗，以及指导对 ST 段抬高型心肌梗死的溶栓治疗和经皮冠状动脉成形术。

总之，《急诊与急救心电图学》是一部急诊医学进展的最具特色的代表作，已得到广泛认同和应用。急诊患者的诊断和治疗极为复杂，该书能为临床工作者提供病理生理和临床诊治基础，并能解答有关心电图理论和技术方面经常遇到的问题。我们希望该书能成为急诊医学界的一本重要参考书。

特别感谢参加翻译本书的所有著者，感谢他们在百忙之中抽出自己的宝贵时间按时完成了该书的翻译工作，使本书能如期与读者见面。我们在翻译中难免有些错误，希望广大读者提出宝贵建议。

（2007 年 1 月）

《急诊心电图决策》（第2版）

中译本序言

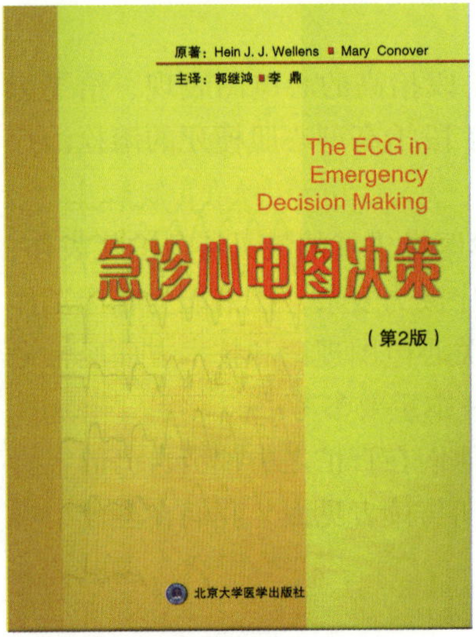

北京大学医学出版社，2008
主译　郭继鸿　李鼎

本书主编Wellens是世界最伟大的心脏电生理学家，他继承了老师Durrer的大业，最终建立并完善了程序性心脏电刺激的方法学，使心脏电生理学最终成为现代心脏病学重要的诊断技术。

我初入心电生理之道时就开始拜读Wellens的多部心电生理专著，他的每本专著阐述的内容都十分精彩、前沿，很多心电生理学的新概念都出自Wellens的著作，他善于阐述深奥难懂、甚至单调枯燥的深层理论，他的解析与论述精辟而入木三分，语言精炼而不拖泥带水，能给读者留下极深印象。Wellens大作的另一特点就是图文并茂，就图而言，书中不仅大量列举能深刻说明文中相关内容的实际图例，还有很多只能在他的书中才可见到的示意图，这些示意图经他精心设计、精心绘制，其内含的价值难以估计，就是这些构思与绘制十分费时的示意图能让读者茅塞顿开、恍然大彻大悟，或者把晦涩难懂的机制与概念清晰铭记在心中、铭刻在脑海。

《急诊心电图决策》一书是Wellens于2006年最新撰写和推出的一本新著。与所有专著一样，全书应用与众不同的视角、新颖的学术思路，分析和讨论了急诊可能遇到的各种心电图的诊断与鉴别诊断，其内容翔实丰富、实用实惠，确实是一本不可多得的好书。

本书内容不仅适合急诊科医生，也适合所有的心电图、内科、心血管、老年科、儿科、心外科等广大的临床医生。

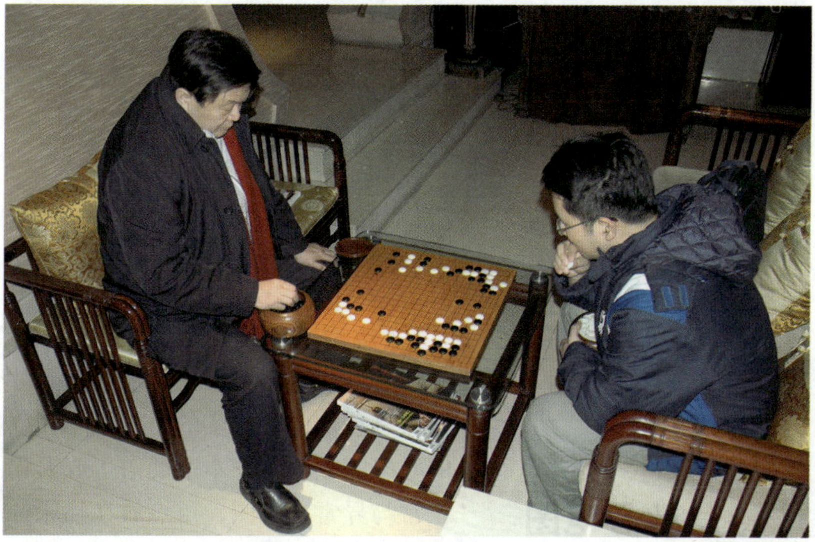

棋逢对手亦相惜
左起：郭继鸿主译、李鼎主译

本书的翻译工作由李鼎医师主持完成，他的中英文水平均为上乘，而且心电生理学的基础扎实，临床经验丰富。本书倾注了他大量的心血，是他学术发展路途上的一个标志。人总要不断进取，要在学业上不断有所建树，这对每一位顽强向上的青年学者都很重要。

大声希音，大象无形，面对学无止境的专业探索之路，我们只能选择自强不息、求索不止和不懈努力。

（2008 年 9 月）

《急诊、急救心电图》

序 言

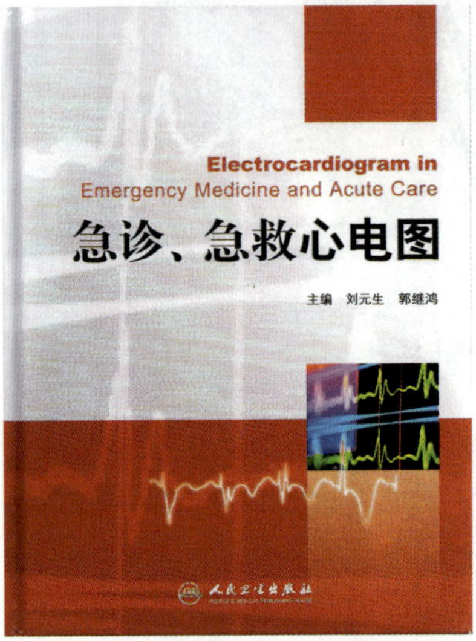

人民卫生出版社，2013
主编 刘元生 郭继鸿

《急诊、急救心电图》是人民卫生出版社组织编写的心电图提高读物系列丛书之一，是一本内容翔实的急诊医学和急救医学的心电图教科书。本书涵盖了成人和儿童的正常与异常心电图，重点放在临床各疾病的心电图诊断与鉴别诊断，还包括有关心电学新技术及新方法。大型急诊心电图读本在我国尚属首次正式编写出版，希望本书能给读者提供急诊心电图学习的新方法并成为继续教育的提高读本。本书的撰写有些出自心脏病学医师的观点，其中不少来自急救医师临床实际工作中的心得甚至教训，是其临床实践工作的结晶，应当对从事急诊的医师有切实帮助。

对急诊科的医护人员来说，心电图检查重复性强、易于操作、费用低廉等特点，且可对常见的绝大多数危害患者的疾病提供诊断和预后的信息。心脏电活动受心脏诸多疾病的影响，如先天性心脏病和急性冠脉综合征，除此，还受其他系统疾病的影响，如脑卒中和肺疾病、感染性疾病的心肌炎和心包炎、代谢性疾病如高钾血症和低钙血症以及中毒等。急诊科医师应该重视在急诊科就诊的不同患者大样本人群。美国每年就有 1.08 亿份急诊心电图，经常伴有严重疾病。

本书应用一定章节阐述了心电图原理和 12 导联心电图，而更多的章节侧重于疾病状态下的心电图表现，如心脏和邻近结构的疾病、中毒和全身疾病对心电图的影响。临床医师能从本书获取十分有意义的信息。对急诊科医师而言，了解疾病状态下的心电图表现能对疾病病理状态有更广泛的认识和了解，还能应用这些重要信息了解患者的病情并给予及时治疗。心电图能对急性冠脉综合征做出详细的评估。此外，12 导联心电图能指导 ST 段抬高型心肌梗死

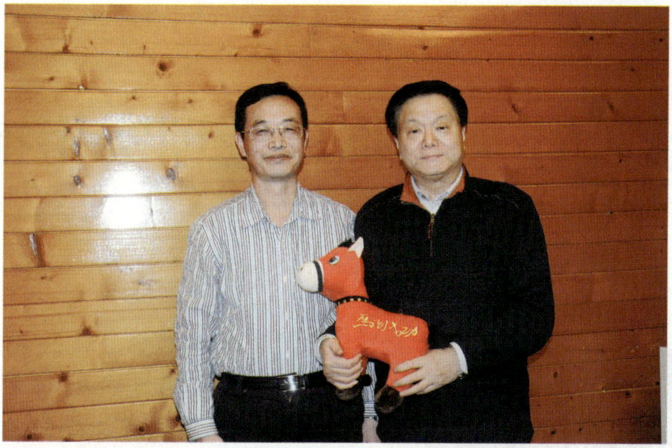

骁勇掌印 马到成功

左起：刘元生主编、郭继鸿主编

的治疗，包括溶栓治疗、经皮腔内冠状动脉成形术（PCI）治疗或外科旁路移植手术治疗。此外，临床医师可根据 ST 段压低或 ST 段暂时性抬高的心电图表现，给患者进行强化抗血栓治疗和抗血小板治疗，如普通肝素和低分子量肝素、氯吡格雷和糖蛋白Ⅱb/Ⅲa 受体抑制剂治疗等。

综上，《急诊、急救心电图》是急诊医学进展的最具特点的代表作，特别强调与急诊和急救医学有关的内容。我坚信，鉴于本书内容的翔实与实用，一定能得到急诊医师的认可与广泛应用。急诊科患者的诊断与治疗有时十分复杂，该书能为我们的临床实际工作提供病理生理和临床诊治基础，能回答与心电图有关的许多问题。对于该书的出版，各位编写者都付出了辛勤的工作与努力，让人肃然起敬。

（2012 年 9 月）

《急诊心律失常临床处理实用指南》

中译本序言

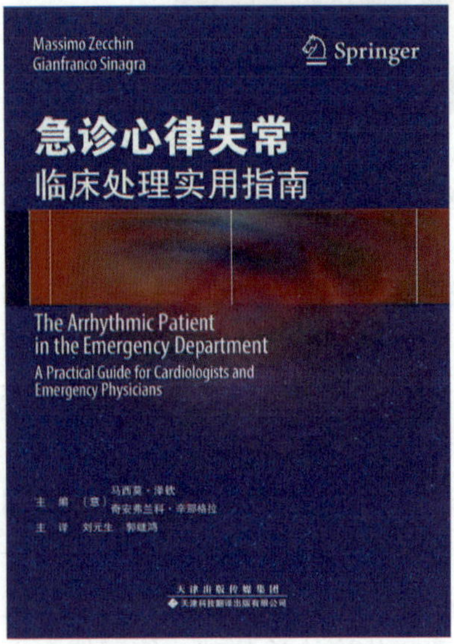

天津科技翻译出版有限公司，2019
主译 刘元生 郭继鸿

正值2019己亥年渐行渐远，2020庚子年正信心百倍地奔驰而来，就在这辞旧迎新时，《急诊心律失常临床处理实用指南》一书隆重面世。这是刘元生教授译者团队给广大急诊和心内科医师的新春献礼。

本译著与刘元生教授此前翻译和编写的另外三本译著有众多不同。首先本书原著是在当今心血管疾病诊治技术与理论发生巨大变迁时撰写。近10年来，心律失常，包括急诊心律失常的介入治疗及电子植入装置治疗技术发生了划时代的发展，超出了此前临床医生的想象。其次，心血管的临床与基础研究出现了众多新进展，使临床医生对各种心律失常发生机制的认识发生了巨大改变。既往对缓慢性心律失常对心功能的不良影响，临床医生就有所认识，这是每分心输出量下降引起了心功能严重损害。因此，及时通过药物与非药物治疗尽快控制缓慢性心律失常才能解决根本问题。而对快速性心律失常损害心功能的机制和严重性认识尚且不足，实际其最先损害的是心脏的舒张功能，严重时很快能引起肺水肿和急性左心衰竭。已有统计，在所有肺水肿和急性左心衰竭的发生中，30%是因舒张功能障碍引起。近10年来，对舒张性心力衰竭认识的提高，使急诊和心脏科医师都更加深刻地认识该问题的重要性。因此，要想及时逆转已发生的急性左心衰竭，保护患者的生命安全，唯一的办法就是尽快终止快速性心律失常，包括电转复和静脉药物治疗。应当强调，越早实施有效治疗措施，患者就能越早地脱离危险，病情就能越

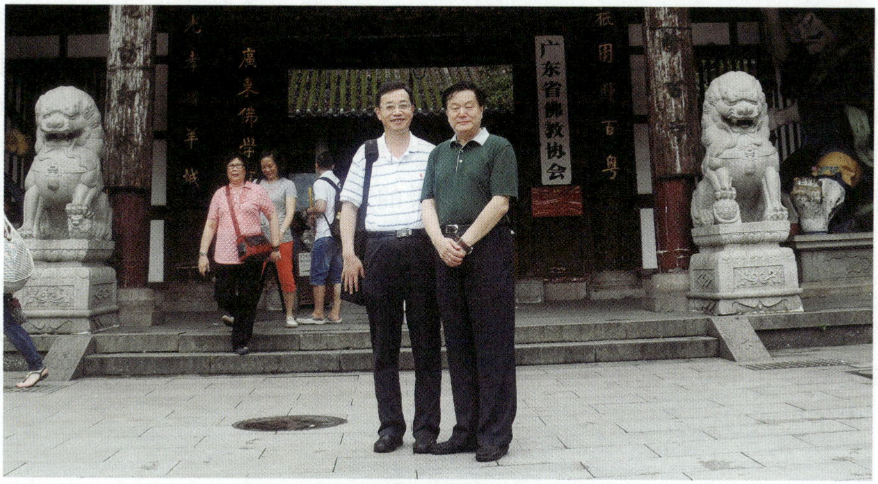

行万里路 读万卷书

左起：刘元生主译、郭继鸿主译

早得到控制。此外，射频消融术治疗心律失常的适应证已拓宽，成功率迅速提高。因此，对心律失常治疗的这些现代治疗技术应当娴熟了解和正确应用。这些都要求急诊医师熟知患者血流动力学不稳定的各种临床表现与体征，进而果断采取最佳治疗措施，使患者尽快获益，这就是编写本书的初衷与目的。

在这一理念下，全书分成 13 个章节，对病因不同的急诊心律失常就诊断、病情评估和有效治疗的选择等做了详实阐述，使本书成为急诊和心脏科医师处理最感紧迫、最汗颜的急诊心律失常时的教材和依据。我坚信，本译著的出版与发行，一定会对国内急诊和心脏科医师处理急诊心律失常水平的提高起到举足轻重的作用。

近年来，刘元生教授先后撰写和翻译了三本著作，分别是 2004 年主译的《心律失常机制、诊断及治疗》、2007 年主译的《急诊与急救心电图学》，以及 2013 年主编的《急诊、急救心电图》，连同本书共计四本。可以看出，已培养了众多硕士、博士研究生的刘元生教授仍在不断笔耕，不断进取。他多年不懈地付出与努力为提高国内急诊科心血管诊治水平做出了重要贡献，这种默默耕耘与奉献精神也为当今年轻一代的急诊和心脏科医生树立了榜样。

开始撰写本序言时，仅差一天就将跨入 2020 庚子年。几十年来，一提到“庚子”两字，一定会触动我脑海中那根敏感的神经，令我想起两甲子前

1900年的庚子赔款和辛丑条约，会让我不堪回首地想到中华民族灾难深重的19世纪。1840年的第一次鸦片战争，英国列强用鸦片和枪炮攻进了中国闭守的大门，从此中国沦为殖民地与半殖民地。时隔20年的1860年，英法联军再次炮制第二次鸦片战争，一把火烧毁了圆明园，烧毁了中华民族一百多年来智慧与辛劳的结晶，持续50多天的烧杀掠夺摧毁了中华民族的尊严与自信。而40年后的1900庚子年，八国联军攻占了北京故宫，胁迫4亿5千万的中国人每人拿出一两白银，形成了丧权辱国的庚子赔款。刹时，泱泱大清帝国屈降为亚洲的二等国。忘记了历史就意味着背叛，在又一个庚子年来临之际，让120年前的庚子屈辱激发起我们每个人振兴中华之志、中华之心、中华民族的行动。

（2019年12月）

《如何阅读与分析儿童心电图》

中译本序言

成人心血管疾病以获得性心血管病多见，如冠心病、高血压、肺心病……，其不仅病种类型多，而且患病率高，使相关的心电图各种异常表现也繁多。而儿童心血管疾病却以先天性心血管病多见，此外心肌炎、心肌病也相对多见，这些疾病相关的心脏结构异常多见，使诊断心房和心室肥大的心电图有了更多的应用机会和意义。成人心血管疾病更多依靠超声心动图等影像学方法行心脏形态学的检查和诊断。总之，成人与儿童心血管病及心电图在很多方面有较大差异。

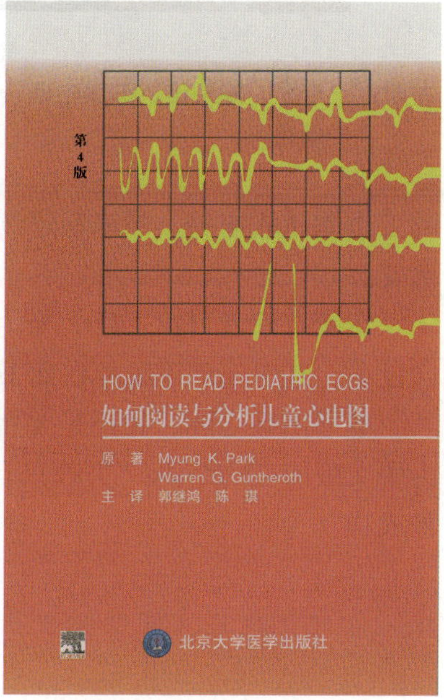

北京大学医学出版社，2010
主译 郭继鸿 陈琪

与浩瀚无际的成人心电图学相比，儿童心电图学的内容相对少而简单，相关的心电图专著的数量相对少。《如何阅读与分析儿童心电图》（How to Read Pediatric ECGs）一书自 1992 年首版面世至今，已先后 4 版，本书为其第 4 版的中译文。全书共 11 章，儿童心电图相关的重要问题均分章给予阐述，每章内容都从基本概念到临床应用，从基本方法到自我检测的心电图复习题，这种教材式的心电图专著十分适合儿童心电图的初学者，并对已有一定基础的临床医生也有重要的知识更新与提高作用。原著者特别将心电向量图放在了全书第一章，并强调心电向量图在儿童心电图诊断与分析中的凸出价值。因此，本书既有基础内容，又有实用而前沿内容，是一本临床医生和心电图医生的重要教科书和参考书。

我国儿童心电图专著十分匮乏，仅有陈思聪、谢振武、梁翊常等几位儿科前辈出版过专著，而近 10 多年来，儿童心电图学的专著几乎为空白。本书的翻译经北京大学医学出版社确定选题后，嘱我牵头组织翻译，原以为翻译此书

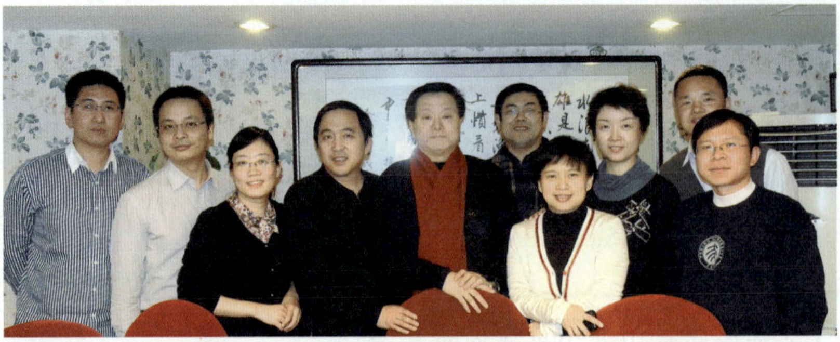

高足满堂、情深弥贵

左起：王云龙、周益锋、陈琪主译、王龙、郭继鸿主译、李学斌、易忠、马建新、尹军祥、钟幼民

的工作能速战速决，却未料连续几桩紧急而重要的事情使此书的翻译工作多次搁置。

在所有译者付出了巨大努力、克服了一连串困难后，本书终于如愿以偿地问世了。其中陈琪等医师在此书的翻译中起到巨大作用。

本书出版之际，我还是要用自己喜欢的一句座右铭献给本书的读者，并作为中文版前言的结语："失败只有一种，那就是半途而废；而坚持，本身就是一种成功"。

（2010 年 1 月）

《小儿心律失常诊治精要》

中译本序言

又到了一本新书出版前的最后工序：撰写《小儿心律失常诊治精要》中译本序言。每临此刻，涌上心头的总是“云在青天书在手”的感觉。这种感觉是一群中华儿女想为自己国家与民族进步和强大奉献微薄之力的那种亘古不息的萌动，也充满一件微薄工作完成之后心灵上的满足与宽慰。在华夏子孙的心中，献给祖国母亲的东西如此珍贵与神圣。

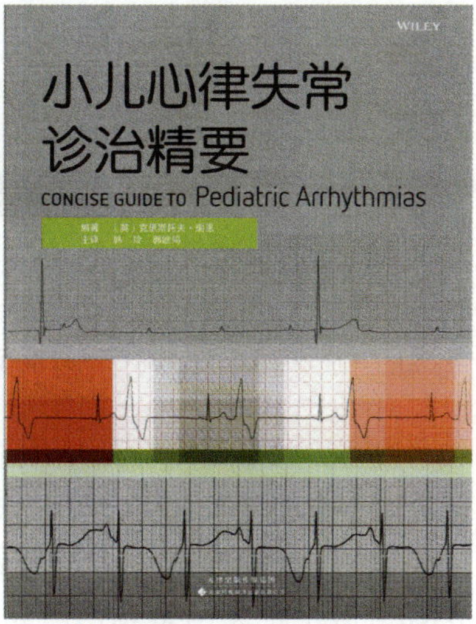

天津科技翻译出版公司，2014
主译 韩玲 郭继鸿

《小儿心律失常诊治精要》（Concise Guide to Pediatric Arrhythmias）是2013年在阿姆斯特丹举行的“欧洲心脏病大会”书展上我意外发现的一本新书，真可谓一见钟情，我一下就被书中精辟的阐述、精美的插图紧紧攫获。一定要把这本书介绍给中国的学者，仅用了几秒钟，我就下定了坚如磐石的决心。我轻轻把书放回原书架，本想再浏览一下整个书展后，回来再买。哪知再返回来时，书已在另一人手中翻阅。我深知，各出版社为学术会议的书展带的样书极少，此刻真希望这位朋友能弃之而去。我心存侥幸地静等，却见他付款购书了。随后再问，果真这是最后一本样书，我当时沮丧的心情难以言表。

回国后，实现翻译该书夙愿的希望孤注一掷地寄托到天津科技翻译出版公司了。果真，两个月后出版社得到了那精美的样书和翻译中文版的授权。该书为儿科心律失常的专著，执印挂帅的主译应当是一位儿科心血管专业的权威学者，屈指数来，发现非韩玲教授莫属。韩玲教授是北京协和医学院毕业的高材生，一直是儿科心血管专业的领军人物，其学识渊博，中英文双佳，况且在《周氏实用心电图》第6版的翻译中也有过合作，该书最后三篇为儿童心电图内容，在全书清样最后校对时，她字字推敲、句句斟酌、力透纸背，使中译本

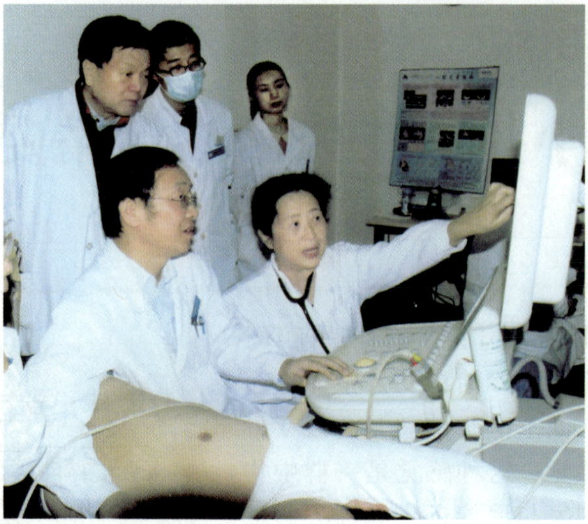

大师风范 求实求真
前排左起：朱天刚、韩玲主译
后排左起：郭继鸿主译

蓬荜生辉。此书翻译中充分展现了她对英文与心血管专业内容的深邃理解与把握。而本书的再次合作，她也欣然乐往，一拍即合。

《小儿心律失常诊治精要》一书的作者克里斯托夫·瑞恩（Christopher Wren）博士是英国泰恩河畔纽卡斯尔市（Newcastle upon Tyne）弗里曼医院（Freeman Hospital，NHS）小儿心脏科的客座教授。他的这本儿童心律失常专著共含 40 章节，前 6 章对儿童心律失常的基本知识做了简明扼要的普及性阐述，随后则以病种为序逐一介绍。每章精短的引言都要对该病做框架式介绍，并结合相关心电图的解读介绍该心律失常的临床特点及相关知识，包括各种治疗及目前尚存的问题。全书选用的心电图精美、清晰，又有能帮助读者理解的图注，更让人一目了然。偶尔还配有精确达意的示意图，使全书更显图文并茂。

正如原著所言，本书不是为专科医生而著，撰写本书的初衷是为医疗工作中涉及小儿心律失常的一线临床医生准备的实用读本。全书内容貌似浅显，但全书意简言赅，涉及的专业内容高度精辟与概括。当你通读全书后，一定会领略作者丰富的临床经验，感受其阐述心电生理与心电图关系的通达——不仅通俗易懂，而且使读者易懂与易记。一般专著中，离子通道病与遗传性心律失常的内容往往让读者深感神秘与扑朔迷离，但本书著者却将复杂的概念解析得形象易懂，并利于举一反三，给人一种豁然彻悟的畅快。不负众望，这是一本简明的儿科心律失常临床诊治的工具书和上乘的培训教材。即便是资深的专业医师或普通的内科医师都会从本书中获益。因此，儿科医生、全科医生、内科医生都会喜爱阅读这本专著。

需要说明，在英文版原著中，书中各插图的解释与说明都分散在正文中。为了方便中译本读者的阅读，在中译本每帧心电图的下面我们都增加了各图的图题或必要的图注。

本书的译者多数是工作在儿科或内科心血管专业一线的年轻医师，虽然年资低，但凭借他们对自己专业的酷爱及高度责任感，使承担的翻译文字流畅达意。再加上主译的逐字逐句的推敲与修改，更使中译本笔下生花。

除此，还要感谢年轻、勤奋的段江波博士，在全书翻译过程中，他做了大量的重要贡献。

当今，在中国出版的书籍中，内容与之相仿的专著极其匮乏，亟待能有新书问世。因此，本书也是我们献给中国儿科心血管界各位同仁的一件珍贵礼物，坚信广大的医学生、普通内科医生、全科医生、急诊科、护理专业的朋友与同道们一定会开卷有益，喜爱上这本书。

最后，我想用《论语》中“君子以文会友，以友辅仁”这句流传两千年的至理名言与本书的各位读者共勉，并作为中译本序言的结束语。

（2014 年 5 月）

《心脏百例疾病影像诊断精粹》

中译本序言

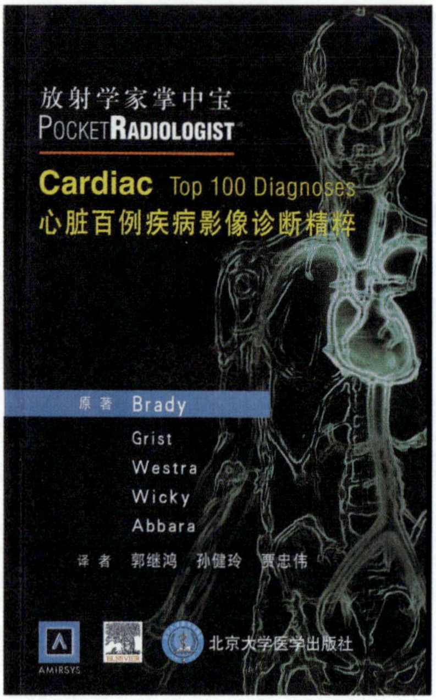

北京大学医学出版社，2005
主译 郭继鸿 孙健玲 贾忠伟

放射学掌中宝系列丛书是一套学术水平高、临床参考价值大、阐述畅达、插图精美的袖珍型专著。《心脏百例疾病影像诊断精粹》是该套丛书的一个分册，其几乎是放射学与心脏病学完美结合的精灵。

本书构思新颖，全书以100个心血管疾病为主线，逐一论述。而论述简明扼要，层次清楚，重点鲜明。每一疾病都以统一的模式开题讨论，内容精简全面，推理性强，结论让人折服。就内容而言，影像学方面涉及X线影像、超声心动图影像、心导管影像等。论述的内容则包括每一疾病的病理学、遗传学、临床表现、诊断和治疗等，这种多方位的讨论，使之面向一个十分庞大的读者群。

尽管本书仅仅是手册式的专著，但书中每部分都由世界顶级专家执笔撰写，使全书具有较高的学术权威性。这也使书中的文字如此干练，表达如此准确达意。有精彩的文字，又配有能够说明问题、使读者过目便能铭记在心的各种影像学图像，可谓图文辉映，珠联璧合的一本佳作。

本书是以放射学诊断为基础的心脏病学书籍，显然书的内容适合放射科、内科、心血管专科、老年科、儿科及急诊科等医师。可作为其工作时随时查阅的手册，也能作为案头使用方便的工具书。

我坚信，本分册中译本的问世对我国临床医学的放射学科、心脏病学科等都有着不可低估的影响。可以肯定，这是北京大学医学出版社引进优秀国外书目工程中又一颗璀璨的明珠。

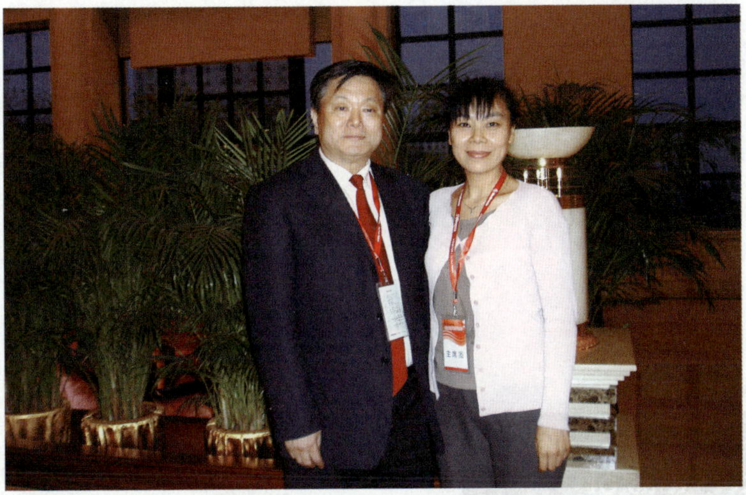

师生再携手、学界创佳音
左起：郭继鸿主译、孙健玲主译

除我之外的另二位译者，贾忠伟医师正值博士研究生毕业，孙健玲医师正处于繁忙的课题研究中。本书的翻译工作占用了他们不少的时间和精力，但想到本书的出版对我国临床医学将起到重要的推动作用时，再苦再累也都值得。

天行健，君子当自强不息；地势坤，君子以厚德载物。两千年前中华民族的自勉至今仍激励着她的无数忠诚子孙。

（2005 年 6 月）

《心脏磁共振成像袖珍图谱》（第2版）

中译本序言

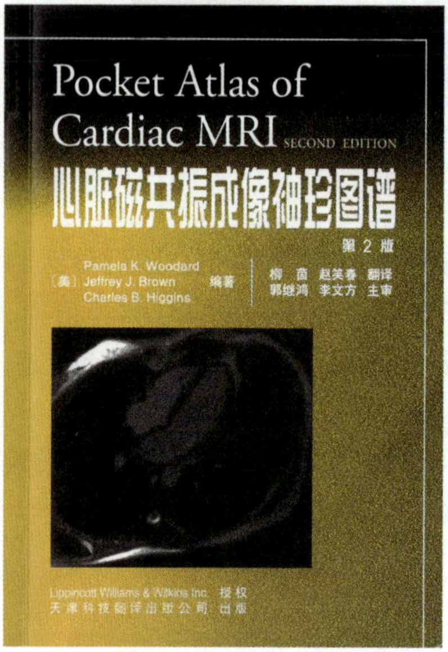

天津科技翻译出版公司，2005
主译 柳茵 赵笑春
主审 郭继鸿 李文方

在现代科学技术迅猛发展的当今，现代心脏病学必然应运而生。现代心脏病学的一个显著特点是，各种复杂的心血管疾病中大多数可经现代科学技术派生的各种影像学检查得到直观而确凿的诊断依据，其精准诊断的能力几乎能与大体病理解剖学媲美，使不少原来只在尸检时才获诊断的心血管疾病得以在患者生前获得诊断。显然，其优越性不仅体现在诊断方面，诊断后相应的合理治疗亦将使患者获益。

现代医学的影像学技术主要包括心脏X线、超声心动图和心脏核素三大类别。心脏磁共振技术虽然从技术原理上不属于X线检查的范畴，但成像特点、技术与X线CT技术十分相仿，因而国内将其划入X线学科。

心脏磁共振检查技术因其高分辨力的特点使其对心血管疾病的形态学特点进行准确的检查。以发病率逐年升高的致心律失常性右室心肌病为例，心脏磁共振技术对其有独到的诊断价值，不仅能定性，还有定位、定量的作用，对于超声心动图的诊断给予很大的补充，使处于早期阶段的患者能得到及时诊断。与其他心血管疾病的影像学技术一样，心脏磁共振技术除对形态学方面的检测外，对心血管系统的功能学改变也能提供珍贵资料。

作为一名现代心脏病学的医生，除应该了解心血管各种疾病的各项特征外，还应当了解、熟悉、掌握这些影像学诊断技术在心血管疾病中的作用与价

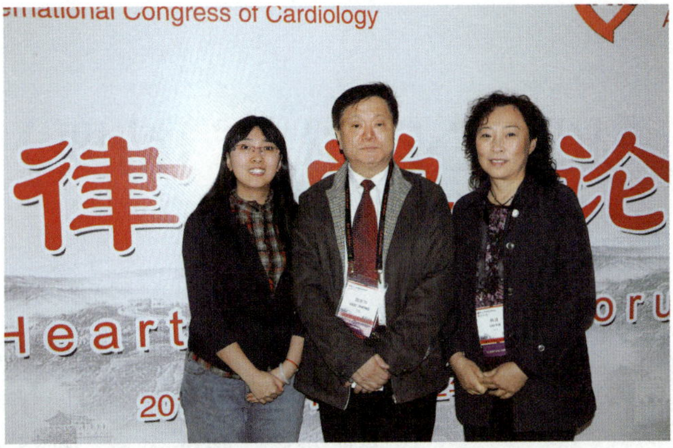

精英母女共主译

左起：赵笑春主译、郭继鸿主审、柳茵主译

值。当达到运用自如并能熟中生巧时，才能使这些现代科学技术更好地为患者服务。也只有这样，才称得上是一名合格的现代心血管疾病的专业医生。

遗憾的是，由于现代科学知识的爆炸性增长，大大超过了医生所能承受的能力，使医生在这些飞快的科学进展面前常常目瞪口呆，不知所措，力不从心。进而将这些新技术的应用都归于专门检查科室的医生，而自己仅充当检查报告单的阅读者，缺乏应有的分辨能力，这大大不利于现代科学技术与临床医学的有机结合，有损于这些技术充分发挥其潜能。毫无疑义，临床医生应当迅速扭转这一现象，迅速熟悉和掌握这些技术，不仅要入门，还应努力成为这些技术应用于临床的专家。

《心脏磁共振成像袖珍图谱》一书由青海大学附属医院心脏科主任柳茵教授主译，并经天津科技翻译出版公司引进版权而出版，该书的面世对临床内科医生、心脏专科医生、老年科医生等学习心脏磁共振检查技术而言，犹如及时雨。该书为手册式，特点为直观、明了、通俗易懂，这对初学者十分重要。其既能作为入门的手册，又是平时应用的工具书，十分实用。为此，我十分高兴地将此书的中译本推荐给年轻的医学同道，并代序。

（2005 年 7 月）

《超声心动图入门精要》

序 言

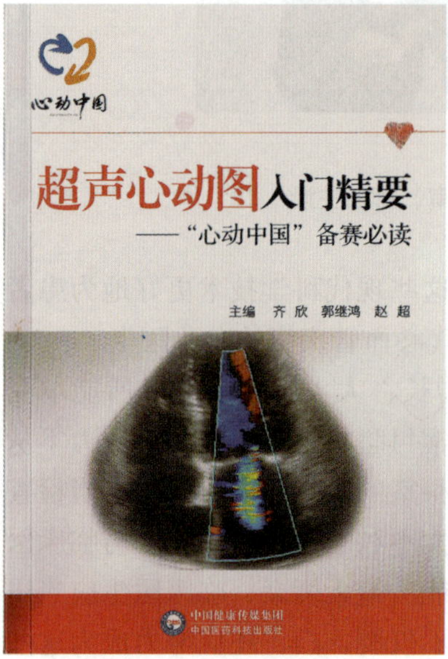

中国医药科技出版社，2018
主编 齐欣 郭继鸿 赵超

每年的春天都让人感到阳光明媚、生机无限、步履轻盈，层层绿染的世界让人心旷神怡、风光多彩。难怪人们常把一生最美好的时光称为青“春”，那是生命插上翅膀任意翱翔的时光，那是充满激情与热血、拥有壮志与梦想的豆蔻年华。而2018戊戌年刚一入春，整齐精美的《超声心动图入门精要》的书稿就已摆放在案头，待我作序。

我敢肯定，这是中国为基层、为社区医生扫盲与普及超声心动图技术的第一本专著。其不仅为2018“心动中国”大型公益活动献上了一份奠基礼，同时又吹响了超声心动图技术在中国普及与提高的进军号。同时，该书的出版也拉开了2018“心动中国”大型公益活动的序幕。

众所周知，心血管疾病至今仍是中国第一位致死性疾病，因此，心血管疾病的及时诊治至关重要。当今政府正在全力推行“三级诊疗”的医改大政方针，其宗旨与核心就是要扎扎实实地提高基层、社区医生的心血管疾病首诊水平。连续几年，“心动中国”一直致力于普及和提高基层、社区医生的心电图水平。而2018年这项活动又跨上了新高度：启动了扫盲与提高基层、社区医生对超声心动图检查的认识与应用。这项检查早已在各级医院普遍开展，其对心血管的形态学、功能学的评估有着其他检查不能替代的独到作用。所以，这也是深入落实“三级诊疗”的必由之路。

为落实“心动中国”这一新的战略安排，组委会邀请了国内多位中青年超声心动图学科的精英骨干，以众志成城的决心和信念，精心制定了全书的编写大纲，随后又细致策划、逐一推敲。最终完成了全书的撰写。尽管国内相似内容的图书已有几本，但直接为基层、社区几乎完全不懂超声心动图技术的医生编写通俗而易懂的心脏超声专著乃为首创。

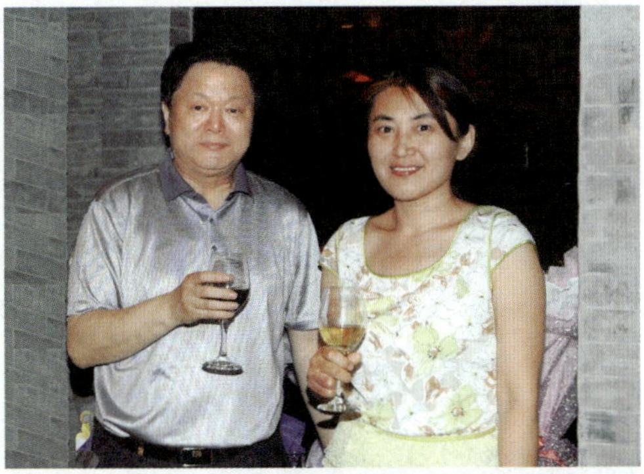

大作竣工 举杯同庆

左起：郭继鸿主编、齐欣主编

全书分为四篇，包括超声心动图基础知识精要，临床应用精要，病例精要分析以及自测试题精选。四篇专题细分为不同章节进行深入翔实地阐述。

与众书显著不同的另一特点是本书还给读者精选了 23 个必需强化掌握的要点，要求读者对该 23 个要点精准记忆，熟练应用，以便更好地读懂超声心动图的检查报告，做好患者的相应处理。因此，本书不仅言简易懂、图文并茂，还能紧密结合临床，更显实用。

在此，我要特别感谢主编齐欣教授，她在本书编写中呕心沥血，夜以继日，不辞辛苦。多年来，她痴迷于超声心动图与临床心血管疾病专业，兢兢业业地工作与钻研，在繁忙的临床工作中仍不忘著书立说，她的先后几本专著或译著都受到业内好评。此外，其他几位血气方刚的编委也都是豪气冲天，才情满怀，踏实苦干。尤其是孔令云、王昊天等更是自告奋勇承担了更多的编写和修稿任务。就是凭借全体编委这种众志成城的勇气，最终如愿以偿、高质量地完成了全书的撰写。

序言的最后我想说，今年的戊戌年是 120 年前（1898）百日戊戌变法失败的祭年，那是不幸的中国以泪洗面的年代。1895 年中日甲午战争惨败，大块国土的割让与赔款，逼迫中国要走兴国变法之路。但未曾料到，以光绪帝为首的变法却是百日短命，在腥风血雨中光绪帝被关押，校场口“六君子”悲壮就义，中国从此沦为弱国。带着历史的沉重感，抚摸那不堪回首的欺凌受辱史，让人感到无限的凄凉。但直到今天，为变法英勇就义、34 岁的谭嗣同面对斩刀视死如归，为国捐躯的怒吼还响彻在中国的上空：“我自横刀向天笑，去留肝胆两昆仑”。我敬用先烈之语与各位读者共勉，并激励我们的读书之愿，爱国之情。

（2018 年 4 月）

《心脏机械电反馈与心律失常》

中译本序言

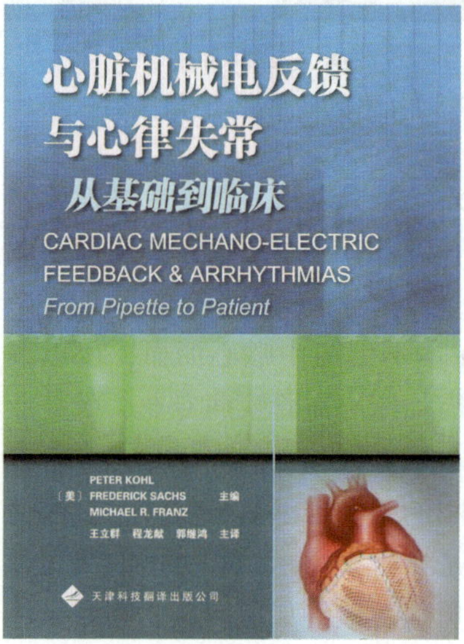

天津科技翻译出版公司，2010
主译　王立群　程龙献　郭继鸿

虽然本书译稿已收笔，又到我撰写中译本序言之际，但心中诚惶诚恐的紧张仍丝毫无减轻与解脱。仍在担心交出的稿样不能通过验收，还担心出版后，乘兴而来的读者却扫兴而去，众望所归变成众人失望。

3 年前，天津科技翻译出版公司的编辑将此书交我后，大致浏览了全书，那些前沿而又与临床紧密结合的内容让我十分兴奋，我拍胸自信地说："中国学术界太需要引进这本书了，我们一定能用最短的时间，用最好的质量完成此书的翻译，不负重托。"结果我失言了，两年过去了，译文仍不能脱稿，几次电话，出版社的同志已不好意思启齿催稿了。

译稿的拖延除主观因素外：不少客观因素也严重影响着全书翻译进度。首先，机械电反馈的研究纯属一个跨学科的新领域，其很多内容都与物理学、机械学、力学等相关，还包括了不少难懂复杂的计算公式，这些对临床医生极为陌生甚至很遥远。译者对这些内容的理解十分困难，使翻译出现了意想不到的困难。其次，机械电反馈是近年来才引起医学界关注的前沿科学，这一新兴学科的内容深奥，理论难懂，论述晦涩，专业与文字的双重困难使翻译几乎陷入绝境。再者，本书的副标题为"从基础到临床"，说明本书是将基础科学与临床医学有机地作为一个整体而论述。而基础部分占主体，超过了全书的 50%，这些边缘、跨学科的基础研究内容对从事临床医学的译者充满了挑战。

有志者事竟成，几位译者凭借百折不挠的毅力，再次用超人的努力，完成

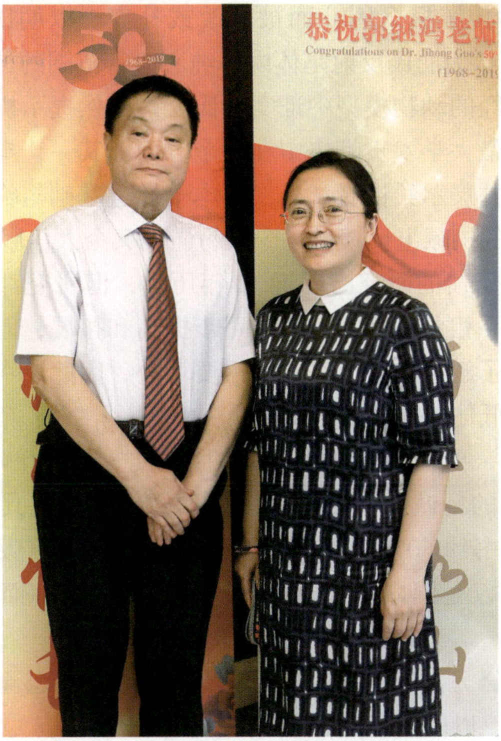
恭祝郭继鸿老师
Congratulations on Dr. Jihong Guo's 50
(1968-2019
1968-2019

高足高才 精品频出
左起：郭继鸿主译、王立群主译

了本书艰辛的翻译工作，再次验证了这一千年古训的魔力。实际上，引进的每本书的译者就是该书在国内的最初读者。在翻译与阅读之中，我们深感到：本书的 3 位主编 Kohl、Sachs 及 Franz 是该领域的先驱与巨匠，他们卓有成效的研究成果是这门新兴学科乃至本书的基石，他们是名副其实的大师与学术权威，他们深邃的洞察力及犀利的学术敏感性让人感到震撼。我们深深感到，机械电反馈的理论与观念对当今传统心律失常的发病机制和有效治疗的选择等都有重要的启迪，甚至是冲击。机械电反馈在心脏电和机械的病理性重构中都起到十分重要的作用。很多心律失常，例如心房颤动、室性心律失常的发生中机械电反馈机制都起到了十分重要作用，大量的资料证实机械电反馈对心脏电活动有着独立的调整作用。因而抑制和减弱这一作用，降低心脏的机械负荷，必然能起到心律失常的治疗作用，近年来应用 RAAS 系统的抑制剂（ACEI、ARB）等预防与治疗心房颤动，能有效降低致命性室性心律失常引发的猝死等，都是基于这一理念。

此外，机械电反馈在心血管疾病的病理生理学中的作用也是异军突起，备受重视，不少的传统概念因此而被更改或补充。以朋氏反射（Bainbridge reflex）为例，过去认为朋氏反射是体内单纯心血管范围的神经反射性调节，但在离体心脏或去神经的动物模型中证实朋氏反射依然提示机械电反馈在其中的独立作用。本书的最大学术贡献集中在两个方面：其一，本书把近年来这一领域的进展集为一体并展示给读者；其二，本书通过基础与临床的结合，对原来模糊难懂甚至抽象的机械电反馈做了令人易懂而又令人信服的阐述。

国内的机械电反馈的研究已有近10年历史，但研究都是小规模，零散而不集中，与国外水平相差甚远，需要进一步提高和拓展，而更重要的是国内一般医师对该领域的了解几乎处于空白，需要填补，因此，本书中译本的出版有着极其重要而不能低估的意义。

本书出版之际，要特别感谢出版社的果断选题、理解和支持。还要感谢全体译者，是集体的精诚合作使本书最终如愿出版，尤其要感谢的是主译王立群，其担当了全书约50%的文稿，为本书的翻译与出版勇夺头功，另一位主译程龙献教授不仅是国内机械电反馈研究的先行者，而且是本书翻译的中流砥柱。

尽管译者已竭努力，但中译本肯定还有大量纰漏，甚至错误，恳请读者予以谅解并不吝赐教，以便使谬误及时纠正。

今天正值上海世博会开幕之日，使本书增添了与世博同行的风采。

（2010年4月）

《心电图解析　从病理生理到临床应用》（第 2 版）

中译本序言

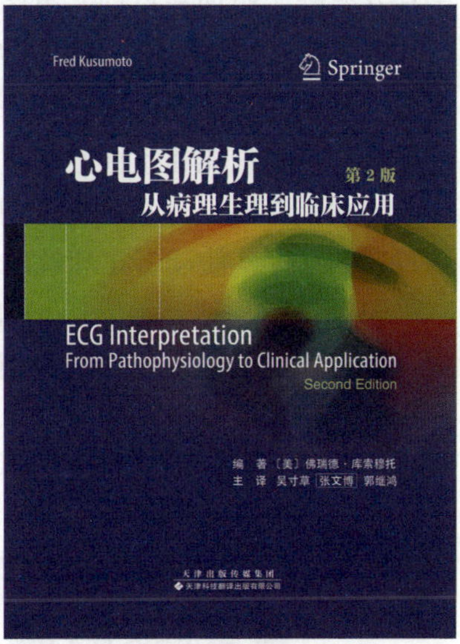

天津出版传媒集团，2024
主译　吴寸草　张文博　郭继鸿

仲夏七月的北京，山河更显妩媚，处处柳绿花红、雀跃蝉鸣：满目燕舞莺歌、绽放的百花争奇斗妍。就是这彰显无限活力的夏日，承载着春的希望，孕育着秋的殷实。仲夏又如一位热情似火的少女，让人感悟生命的蓬勃和燃烧的活力。伴随盛夏万物的律动，我欣然提笔，为案头这本新译作撰写前言。

本书原著于 2009 年首发，取名为《心电图解析：从病理生理到临床应用》（ECG Interpretation From Pathophysiology to Clinical Application），是美国著名的心脏病兼心电学大师佛瑞德·库索穆托教授的大作，2015 年相应的中译版面世。提起编写这本书的初衷，库索穆托教授在前言中说到：过去心电图专著仅讲授心电图及其变化，与临床联系甚少。其实，所有的心电图表现与变化都有相应的心脏形态学与解剖学基础，或存在心脏功能学，特别是心电生理改变的基础。本书就是为弥补这些重要内容的缺失而编写的。为此，在心电图基础分析的基础上，全书侧重讲述了心电图心电生理的基本知识。过去学界阐述的有创或无创心脏电生理多属于一种检查技术，用于心律失常的诊断与治疗。而本书提出的心电图心脏电生理的概念与上述不同，这是应用心电生理技术研究或验证的各种理论、各种心电现象的机制，以及涵盖的各种定律与公式等，用于心电图领域，深入解释心电图及各种变化。这种前卫理念与传统的心电图分析紧密结合，构筑了本书的核心理念，使本书引发了学术界巨大反响。首版后的十年，心电图与心电生理又有了长足进展，其坚定了作者再版的决心。又是十年磨一剑凭借持久以恒的毅力和坚持不懈的付出，终于在 2020 年推出了本书的第 2 版。而当下献给各位读者的正是该书第 2 版的中文版。

第 2 版中，作者巧妙地将这些新概念、新理论完全融会贯通在各章节，例如心力衰竭伴室内传导阻滞患者的 CRT 新疗法及相关心电图表现，在第 2 版中都进行了详尽的介绍，且增加了不少新的示意图，使读者更容易理解这些新知识。

第 2 版保持了第 1 版的文风，仍然章节简明、文字言简意赅，用简练的文字表述了深刻观点，例如，书中将心肌细胞喻为装载钾离子的容器，进而道破为什么急性心肌梗死早期心电图会有高血钾的表现。又如，低钾血症心电图的 U 波增高，作者简明地将其归为 T 波的双峰，是不同层心肌存在的复极离散度较大所致。对伴无人区电轴的心室除极波，书中明确指出其一定起源于心尖部，这种情况只能在室性心动过速出现，任何室上性心动过速伴室内差异性传导绝不可能存在，这就明确了伴无人区电轴的宽 QRS 波心动过速均为室性心动过速的结论，使读者在理解的基础上烙下深刻记忆。

与第 1 版相比，第 2 版增加了“心电图分析实例”的新章节。在新章节中，作者列举了很多生动的实例，并在逐例分析中，指导读者一定要判断本例是否存在临床或心电图的“危急”及“次危急”情况，使每例心电图的解析都与临床密切关联，也使心电图不仅是临床诊断的重要参考，而且对患者病情进

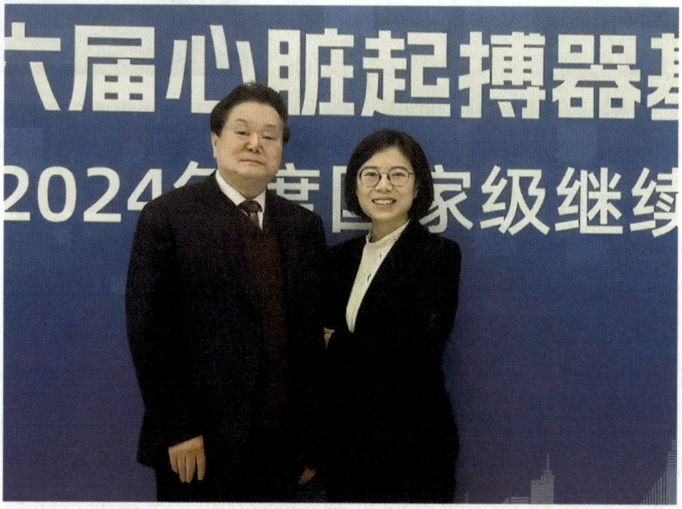

功底扎实 才学厚积
左起：郭继鸿主译、吴寸草主译

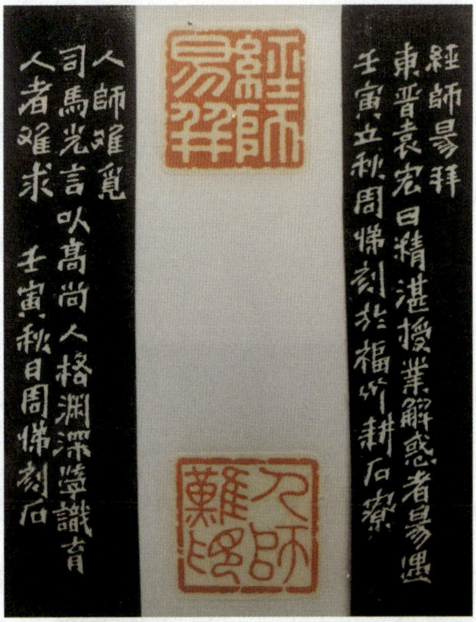

我珍藏的篆刻：（上）经师易拜，（下）人师难觅。两边为旁刻，请周悌篆刻大师刻

行了“危险分层”，使心电图成为临床医生更加得力的助手。

除专业内容的增补更新外，本书两版都充溢着满满的人文情怀，倡导学界树立和发扬师承精神。两版的前言中，作者多次真挚地感谢几位前辈给予的学术点化与教诲，使他信感导师的重要性，深感学界良好的师承能产生巨大的精神财富与前行的力量。同时，他还渴望自己修身治学精神能对学生产生师承的影响。

其实，在中译本的两次翻译出版中也处处彰显着师承精神。第 1 版的主译张文博教授是国内著名的心脏病和心电图界的著名学者，也是我老师辈分的大师。张文博教授心脏病学的功底扎实，其修身治学的精神更是有口皆碑，其楷模式的身教从多方面感染和鞭策着我们。张文博教授渊博的学识、娴熟的翻译技巧、精准的翻译文字，几乎完全保留在第 2 版中，供读者与后人学习。而第 2 版挂帅的主译为吴寸草医生，她是北京大学毕业生中的翘楚，又是我十分得意的学生。她学业扎实、求学执着，中英文俱佳。她博士毕业后留校，又成为品学兼优的心血管专科医生。这次担任主译，是她历练与师承的绝好机会，也显示出她兢兢业业、不懈求索的风采。

在此，我和各位读者共勉一句励志之言，这是司马光《资治通鉴》中的一句话：“经师易得，人师难求”。其直意是说授业解惑的老师多，而既授业解惑又不断能传承修身养志的老师却甚少。此时这句话告诫年轻的学子不仅要师承前辈的学识，还要师承前辈的齐身自律的情操与风骨。

《人工智能心电图》

序 言

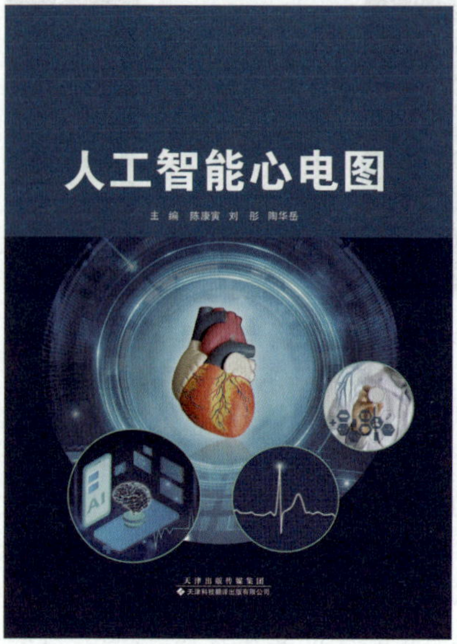

天津出版传媒集团，2023
主编 陈康寅 刘彤 陶华岳

前言和序言都位于每书的最前，只是前言是作者对全书的梗概介绍，而序言则为作者邀请业内人士做的点评与推荐。这就使撰序人常成为该书的首位读者，通读全书后再融会贯通，得其要点、精髓，并挥墨写出读后心得与客观评价。我收到本书主编的作序邀请已四月有余，但在通读全书并冥想其要点和精髓时几次受阻，故多次失言逾期，时托今日。

我首次知晓人工智能（AI）的威慑力源于“围棋人工智能”。我自幼酷爱围棋，还荣获过北京少年围棋大赛的“传胪”（第四名），并差点进了刚组建的国家围棋队。就是这个不解之缘，让我一直对围棋情有独钟。当阿尔法狗（Alpha Go）横扫世界围棋精英的消息刚一传出，真让我目瞪口呆。这是美国Google下属的DeepMind公司研制的围棋机器人，仅经半年的学习与训练就掌握了三千万个围棋应招，在与世界围棋大师的比赛中，后者全军覆没，唯有2016年与世界围棋当时的男一号韩国李世石的五番棋中输掉一局而4∶1获胜。随后第二代阿尔法元（Alpha Zero）的威力更大，与中国及世界围棋名将的大战结果分别为60∶0和100∶0，完胜无败。“机器人大胜人类”，成了围棋界当时略带恐惧的惊呼。

在2018年长城心血管会议上我与AI有了第二次交集。我作为特邀嘉宾参加国内一个心电图机厂家的“AI心电图机”演示会，据说这已是他们在国内的第20多场同类会了。台上的大屏幕同步显示着现场几个心电图医生和“AI心电图机”的心电图诊断与报告。结果，心电图机测量与计算的速度和准确率都明显胜出一筹，借此证明他们的AI心电图机优于心电图医生。演示会上，我几次站起来发问，你们的所谓AI心电图机比当今心电图机的优势在哪里？面对质疑，厂家的技术人员闭口缄言，而在座的几百位参会者向我投来赞同的目光。我突然大悟，这是他们在国内贩卖的伪命题，滥用了AI心电图概念。但当时，我对AI心电图也处于迷茫与不解中。

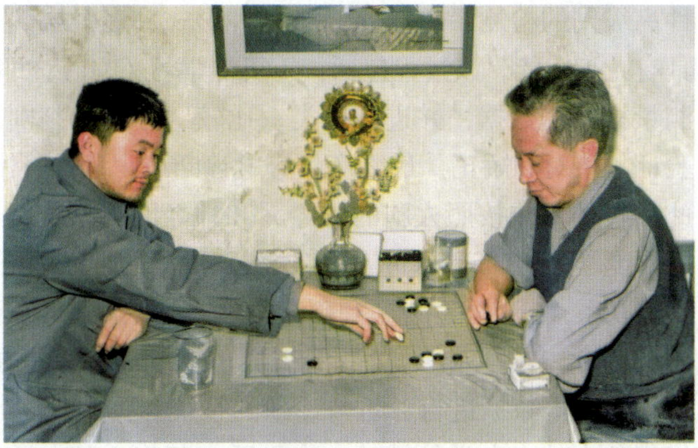

亦父亦师，棋逢对手亦相惜（1964）

近几年，国内外AI心电图领域进展提速，相关论文逐渐增多，这使我的认知力有所提高，却始终坠在朦胧中而不能从困惑中自拔。真是天赐良机，几个月前，《人工智能心电图技术理论与实践》的书稿与作序邀请同期而至，把我硬推上AI心电图系统学习之路。

这是一本AI心电图的专著，前两章系AI心电图技术总论，介绍了AI心电图的提出与发展、基本概念和相关知识，为读者搭建了AI心电图入门与认识的总框架。随后两章为AI心电图各论，论述其在心脏病与心律失常中的研究方法、成果与应用。第五章是对AI心电图的憧憬与展望。

我初读本书时，虽未领略全部精要，但第六感官让我马上意识到：临床已应用百年而久盛不衰的心电图技术正面临着一次举世大变革。而进一步的精读使我脑洞大开，眼界一亮，逐渐大觉大悟。从上一世纪的中叶，随着晶体管替代电子管，随着计算机集成电路的涌现，使心电图进入了计算机时代。其对人体心脏电活动的识别、采样、测量与计算快捷到令人不可置信的地步，当常规12导联心电图用10秒钟记录完成时，该心电图的诊断报告也同时打印完成，其包括各导联的各波的时限、各种间期的测量值、诊断结果等一并完成。其采样、测量和计算速度可望而不可及。但在计算机心电图时代，依然是人们对心脏除极、复极产生的图形施实采样、测量、分析与诊断，一直局限在毫伏级的心电改变中，未能超越人眼视觉范围。

而刚刚拉开帷幕的AI心电图则是一个全新时代，其具有几个鲜明特点。一是以级别更高、功能剧增的计算机为基础，使其对心脏电活动的检测、采样、测量、分析和判断远远超出了人的视觉范围和判断力，可以识别微伏级或更微细的心电活动及改变，这些在计算机心电图时代都属于隐匿性改变、亚心电图图形的改变与异常。这种极高的心电检测能力是AI心电图的功能基础。二是这种高级别的检测系统需要经过多种形式、多个层次的学习、培训与提高才使其具有人工智能。该过程包括：①机器学习（MI）：即从模型中快速识别，采集和测量样本的数据，并进行分类、比较、分析和判别，发现其内在规律，再进行验证、核对和矫正，最终产生心电诊断或识别的标准与方法；②神经网络学习：此后再仿照或按照人脑的神经元和神经网络系统，进行AI系统的学习与训练；③深度学习（DL）：即应用多层次、更深的神经网络学习和认识各种数据间的区别与联系，最终建立诊断和预测模式，并要达到具有卷积神经网络的水平与算法。

因此，AI心电图就是围棋界的AlphaGo，是在AI算法的指导与辅助下，对人体心电数据进行分析与诊断的系统。据此理念与认识，AI心电图是超出我们想象力的心电学领域的一次飞跃，其将心脏电活动的检测与诊断精细到亚图形水平、亚临床水平，甚至达到了基因突变的相应水平，其作用如同当今对临床疾病的病理学诊断。例如，目前的隐性微伏级T波电交替的诊断就属于AI心电图范畴。毫伏级和微伏级T波电交替都是恶性室性心律失常的发生基质与先兆，而肉眼看不到的微伏级T波电交替的发生率更高，危害更大。这种微伏级异常的电活动幅度低，属于亚心电图形的心电异常，是计算机心电图诊断的盲区。但经AI技术处理后能被检出、被诊断，并对临床诊治的决策起到重要作用。同样隐匿性的早后除极、迟后除极等心电异常也将得以诊断。

近几年国内外学者应用AI心电图技术与理念，已进行了深入而卓有成效的异常心电检测与评估，将心电诊断在现今基础上提高到亚心电图图形的诊断、心律失常发生基质的检出和诊断，以及心脏形态与功能病变伴随的心电变化的识别与诊断，进而使“心电图”能诊断出心脏收缩功能异常、舒张功能异

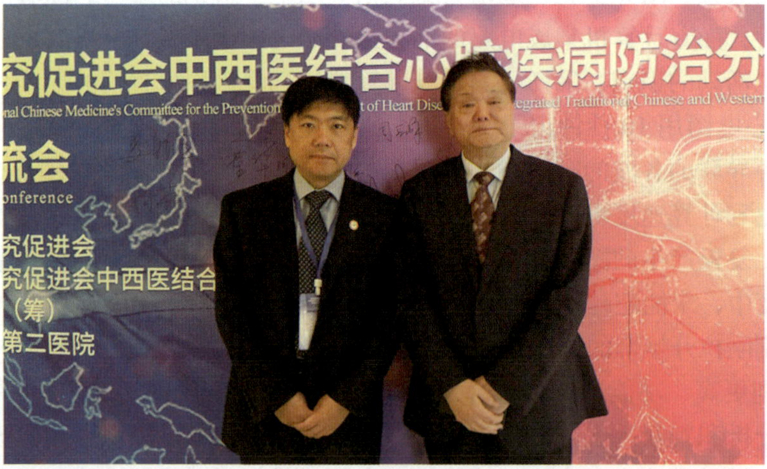

年轻才俊　辕门挂帅

左起：刘彤主编、郭继鸿

常，心肌病等疾病异常心电的诊断，使心电诊断在临床医学中的作用迅速扩大，一个全新的 AI 心电图时代正向我们走来。

有研究认为，对我们生存的周围环境，人眼只能看到 5% 的东西，而望远镜、射电望远镜等工具大大拓宽了我们的视野。而对心脏科医生，我们原来只能看到 5% 的心脏电活动改变，而 AI 心电图将使我们对心电的视觉能力神奇般提高。

这就是我从本书学习中得到的新知识、新理念和读后感。我由衷地感谢几位才华横溢的年轻主编陈康寅、刘彤、陶华岳和他们的团队。就我所知，这是中国第一本 AI 心电图的专著。而几位主编很早就成为脱颖而出、才华横溢的俊才翘楚，在国际已发表大量学术价值很高的论著，并有多项研究成果与专利。他们不仅是中国心血管界的精英，还是我国 AI 心电图领域的拓荒者。而本书如同播种机，在我国播撒下 AI 心电图学的新芽，承担起扫盲与启蒙作用；本书如同进军号，吹响了中国心电学大军开发 AI 心电图的号角；本书还是宣言，宣告我国 AI 心电图时代已正式拉开帷幕。

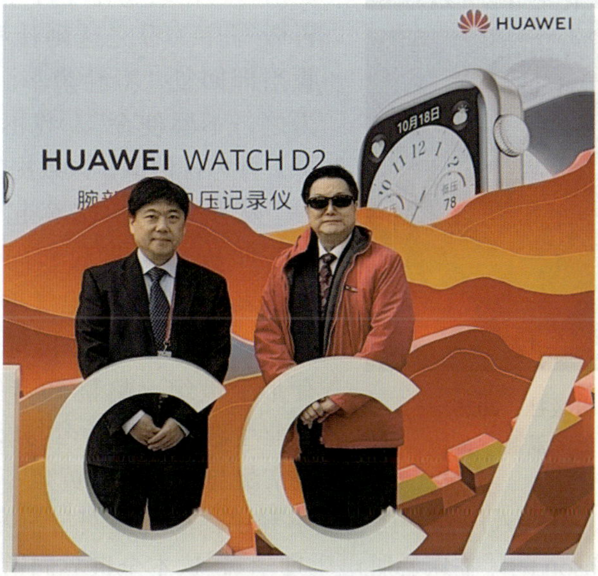

长城论坛 再显骁勇

左起：刘彤主编

序言即将结束，但几位主编的学识与才华在我心中激起的震撼有增无减。我被他们卓越过人的探索精神深深折服，对他们的骄人成就倍感钦佩，他们是国家的栋梁和民族的希望。最后我想借用丘吉尔的一句话与诸位读者、作者共勉：成功不是终点，失败更不是终结，唯有勇气长在。

让我们高举双臂，迎接 AI 心电图新时代的到来。

《心脏传导系统疾病》（第2版）

再版序言

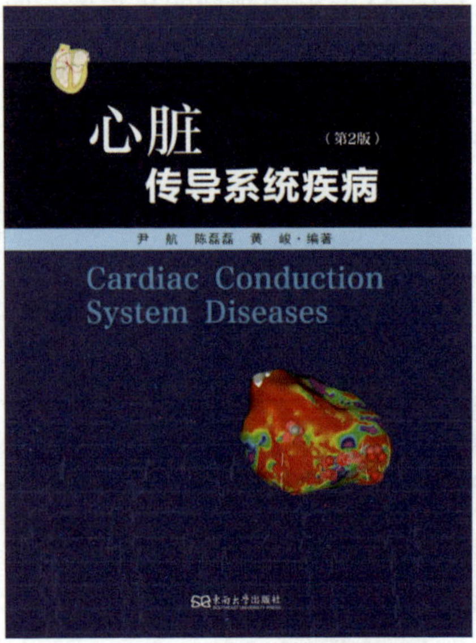

东南大学出版社，2025
主编　尹航　陈磊磊　黄峻

人生总会遇到一些巧事，前不久刚拜读完唐代诗佛王维的“空山新雨后，天气晚来秋”的绝代佳句。没过几天，甲辰年刚入秋，就收到挚友黄峻教授的邀请，为他的新作《特殊传导系统疾病》再版写序。看完这则让我欣喜的短信，我当即回复“不胜荣幸，谢邀，尽鼎力为之，不辱使命”。我不仅爽快地答应了，并力排他事，兴致提笔。

从步入医学院算起，我已从医52年。如从1974年我和同窗马向荣撰写并发表了第一篇心电学论文《心房脱节》计算，我置身心电图、心律失常专业也有半个世纪，整整50年了。在50年的职业生涯中，我学习与阅读过大量的专业文献与专著。除黄宛《临床心电图学》一书给我启蒙，引我入门外，让我爱不释手，反复翻阅与学习的还有三部大作。一是Josephson的《临床心脏电生理学》，这本全世界同道都称为“圣经”的大作，领我迈入“临床心脏电生理学”高大上的殿堂。二是张文博的《如何分析心律失常》，其给了我清晰的思路，教会我分析心律失常的众多理念与基本功。而第三本则是黄峻的大作《心脏传导系统疾病》，从该书我获取了大量心律失常的知识与信息，包括解剖、发病率、发病机制等丰富而详实的资料，并陪伴我在职场摸爬滚打，历经千锤百炼。这几部大作都是我的案头重器，是我“私家图书馆”的镇馆之宝。

我的书架藏有两本《心脏传导系统疾病》，这是我对珍贵书籍保管的一种

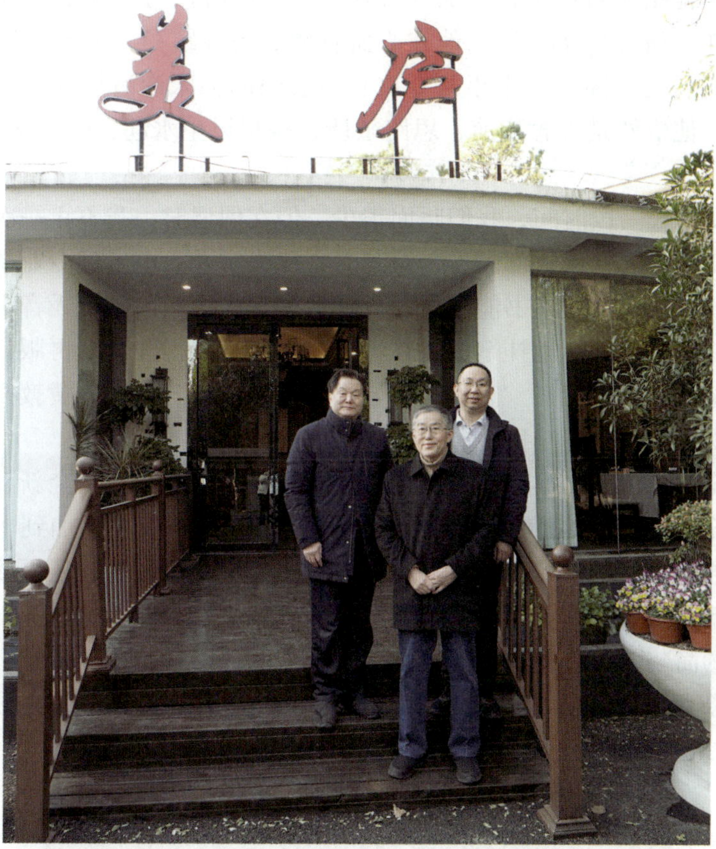

挚友重逢 美庐话旧
左起：郭继鸿、黄俊主编、陈磊磊主编

习惯，唯恐意外丢失而难以复得。在该书 1993 年出版的当年，我就有幸拜读，通过 遍又 遍的泛读与精读，我被深深吸引并深感震撼。

全书首版共十章，均以传导系统各解剖部位各自成章。这种论述思路清晰易懂，在内容详实的同时，真正做到了由此及表，由表及里，逐层深入。最终使全书内容精彩纷至，文字通达、图文并茂；使读者爱不释手；使内容易懂、易学、记忆深刻。最初我曾认为，本书肯定是半译半著的混合体，并可能以译为主。但后来得知，全书内容是以黄峻师从马文珠、王敬良攻读研究生期间的学习笔记为基础，后又参阅了大量国内外文献与专著，最终归纳、融合、贯通而成的一部弥足珍贵、货真价实的大作。多年来一直是我名符其实的良师益友。

我和黄峻教授都是“文革”后的首届研究生，课题主攻方向又都是心律失常。只是他钻究得更深，更加专心致志，并同时撰写完成了这部让人叹为观止的力作。研究生毕业后，他在心血管领域另辟蹊径，最初十年从事循证心脏病学的研究，随后二十年又专攻心力衰竭的临床诊治与科研，在这些新涉足领域，他依然是理念超前、思路敏捷，搞得风生水起，引领学术新潮流、业绩显赫。

这也使很长一段时间，我们晤面很少。但在偶遇时，我不止一次地以读者和粉丝的身份与之畅谈这部大作，及其对心律失常及心电生理专业举足轻重的指导作用，并殷切希望此书能够再版。随后多年，再版之事杳无音讯，使我略感失落，并以为他已年迈挂笔。就在无望之际，突然得知此书再版，我喜出望外，切身感到白居易诗句“千呼万唤始出来”的绝妙。此外，黄教授还邀我作序，使我受宠若惊，又让我近水楼台，先睹新版为快。

纵览全书后方知，本次《心脏传导系统疾病》新版是一次全新、全方位的修订，使全书篇幅从 80 万增加到百万字以上，书中章节也增加到十一章。新版仍以传导系统各部位解剖及疾病独立成章，系统介绍。新版还更改或替换了大部分附图和附表，使全书内容焕然一新，缤纷多彩，旧貌换新颜。本次新版还从原来的简装改为精装，使新版更显庄重典雅。

本书新版中原第三章希氏束电图及其临床应用以及窦房结电图去掉，这

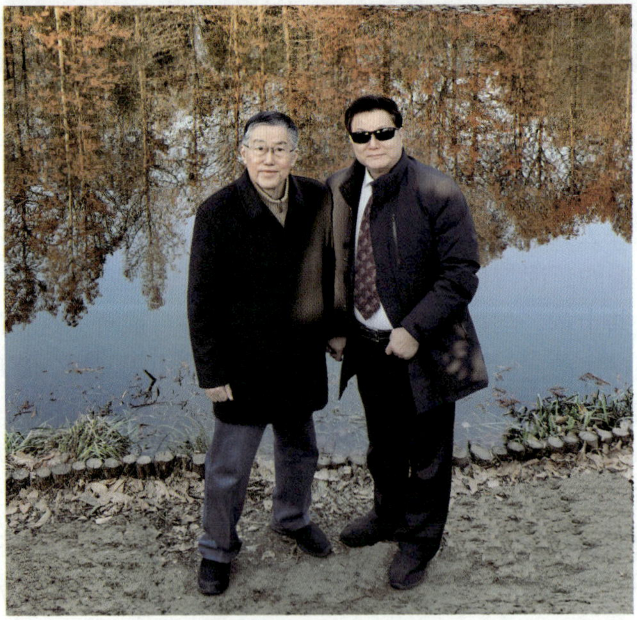

精神矍铄 锐意不减

左起：黄峻主编、郭继鸿

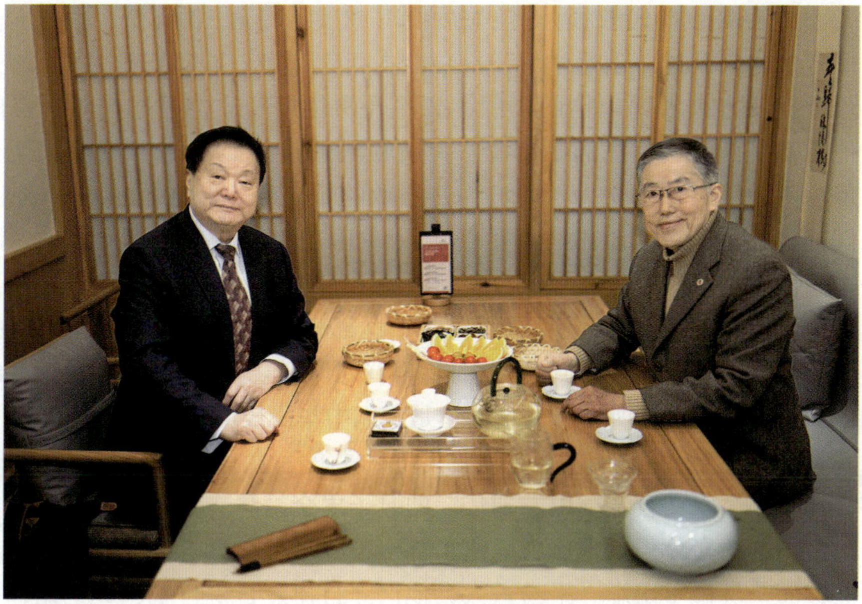

青梅煮酒论英雄（2025）
右为黄峻主编

是因希氏束电图在我国已十分普及，而临床相关疾病，应用解剖部分的内容融入了其他章节。新版增加的两章，分别为房性心律失常、遗传性心律失常。这些心律失常十分常见，又有了新的根治性治疗技术，涉及内容多具前沿。

可以看出，本次新版修订中，作者参阅了大量的新文献，将三十年来这一领域涌现的新进展、新概念、新技术进行了全面阐述与介绍，新版还加强了各种心律失常发病机制的探讨与介绍，并将很多新的有效治疗方法融进各种相关疾病的论述中，力求理论与临床紧密结合，最终升华。故新版是临床医生、医学生、研究生、护理工作者不可或缺而必备的参考书、工具书。

当我怀着探宝索新的心情捧读《心脏传导系统疾病》新版大作时，字里行间洋溢着黄峻教授那妙笔生花、字字珠玑的才华，每页精心编排，插图精心绘制，心中震撼与敬佩的情感油然而生。黄峻教授在耄耋之年，依然秉烛前行，两鬓虽已银染，依然是老骥伏枥，壮心不已，依然精神抖擞，思路敏捷，笔耕不辍。他不负众望，伏案疾书、挑灯夜战，最终如愿以偿。时隔 30 年后完成了他年轻时力作的新版，这需要多少的勇气与付出。

他是中国心血管学界公认的全才，建树良多，著作等身。从他的学术里程碑上可以得知，在他深耕循证医学新学科的十年中，2002 年出版了力作《现代循证心脏病学》。随后又将研究重心转攻心力衰竭，在 2016 年出版了力作《心力衰竭的现代教程》。他先后撰写或参编专著30余部，用“学富五车”形容他丝毫不过，他是学界中一位令人肃然起敬、有口皆碑的学者。

还应提及本书如愿以偿的再版，离不开两位年轻才俊尹航与陈磊磊的加盟，他们都是黄峻教授的高足弟子。尹航师从黄峻，于1999年毕业获博士学位，现为美国格林威尔纪念医院心血管专业的研究员。而陈磊磊博士毕业后，现任江苏省人民医院心脏中心副主任，同时担任国内10多个心血管学术团体的骨干和负责人。这两位才华横溢的新版副主编，不但中英文双佳，更以高度的责任心和使命感，鼎力协助导师完成了这部学术力作的新版。在感动的同时，也让我联想到由马文珠到黄峻，再由黄峻到尹航、陈磊磊，三代学者的一脉相承，又在传承中有所创新，这不正是我们中华民族的希望所在。

我和黄峻教授是同龄人，他年长4岁，是我一直尊重的学长。我们晤面不多，却坚守“以文会友、以友辅仁”的君子之交，我一直视他为学识博大精深、论道声远的大才子。他成就广泛，却永不驻足、求索不止。他不以学识渊博自居，而一身稳重谦虚、平易近人，他严守自律、言少自威，真正诠释了大师级学者的风范。我深信，马上面世的《心脏传导系统疾病》的新版大作一定会对全国心律失常、心脏电生理、心电图等多学科产生深远而广泛的影响，成为广大读者在医学道路上的良师益友。

北宋大文豪苏轼在《三槐堂铭》曾言：“忠厚传家久，诗书继世长”。此言精妙阐述为人处世之根本：做人秉持诚信厚道，而致力学问探索时，要追求精深与广博，这才能达到人气自华、论道声远，并修成正果。黄峻教授两者兼而有之，其学者风范、治学严谨一定会在心血管学界经久不衰地传颂与效仿。

二〇二四年九月十日　教师节

跋

发虽千茎白，心犹一寸丹

《百序集》一书，历经策划立项，文图编审已然三年有余。尽管全书以“序”为主线，汇萃集结而成，但其筚路蓝缕，涉及我心历织梦50载。在其即将付梓刊印之际，我想用多年前纪念研究生毕业30年时的一篇激扬文字与各位读者共勉，并做本书之跋。

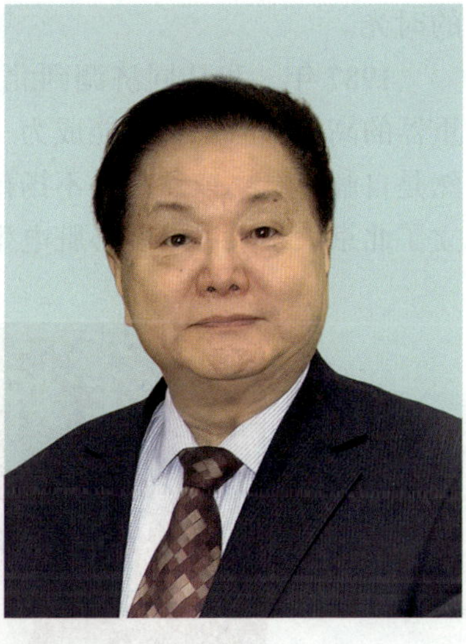

在诗人浪漫的笔下，三十年岁月宛如“弹指一挥间”。但对充满激情与幻想的豆蔻年华的青年人，未来的三十年就是要用“敢上九天揽月，敢下五洋捉鳖”的气魄去搏击人生，去谱写人生壮美交响曲的主旋律，悦现鸿鹄之志的黄金时节。

1978年，就在中国科学的第一个春天，我们这批风华正茂、挥斥方遒的时代骄子成为新中国第一批肩负重任的研究生踏上征程。我师从同济医科大学的高诒教授，主攻心血管内科疾病，导师指点迷津后令我专志研究心律失常的诊断与治疗，从此一发而不可收，在心律失常领域一干就是三十年，直到两鬓蜡染，壮士暮年。

还能清晰地记起，在踏上这征程的刹那，我的决心已如磐石：“在这条选定的人生路途中，决不在困难前呻吟、诉苦、低头、屈服，要用百折不挠的坚毅，要用无怨无悔的付出与努力，去搏击，去奋斗一生。即使最终闯不出一条路来，也要用毕生的心血与汗水在自己走过的道路上冲出一条沟”。当时，真有壮士视死如归的几分悲怆之意。

心律失常与心电学专业当时几乎是一片处女地，一切需从零开始。为了迈出第一步，记录出希氏束电图，我在同济协和医院的废物库房找到了一台已报废的脑电图机，几经改装和修理竟然记录出清晰的心腔内希氏束电图，这在国内当时实属凤毛麟角。完成了动物实验后又投入到临床应用，著名学者王心房教授风趣地说:“郭继鸿这一招叫做无中生有”。消息不胫自走，赵华月教授闻讯后从同济医院专门赶来参观，上海医学院、华西医学院等几十家医学院校的学者都到同济协和医院学习参观，一时好不热闹。我趁势创立了同济协和医院的心脏电生理室，鼎盛时期，就连北京阜外医院著名的孙瑞龙教授也想派他的研究生到武汉做课题。那些年，我们一直夜以继日地在心导管室工作、撰写教材、编制教学幻灯、举办新技术推广学习班，无疑这些艰辛的努力都为中国心律失常专业的发展尽了犬马之劳。

短短几年，同济协和医院心脏电生理记录出国内首例窦房结电图，发现了旁路的裂隙现象、变异性裂隙现象，提出了前向性房室结双径路现象等。为此，国家教委授予我“国内有突出贡献的博士学位获得者”的荣誉称号。追忆往事的踪迹，在同济医科大学学习与工作的十年是我一生最难忘的时光。

1987 年，我从同济调到北京大学人民医院工作，能到北京大学这一镇国重器的高等学府工作，能成为一名“北大人”也算我三生有幸。到了北京我依然是自疆不息，依然是马不扬鞭自奋蹄，依然是夜以继日的挑灯夜战。首先创立了北京大学人民医院心脏电生理室，并在国内率先开展了直流电消融、射频

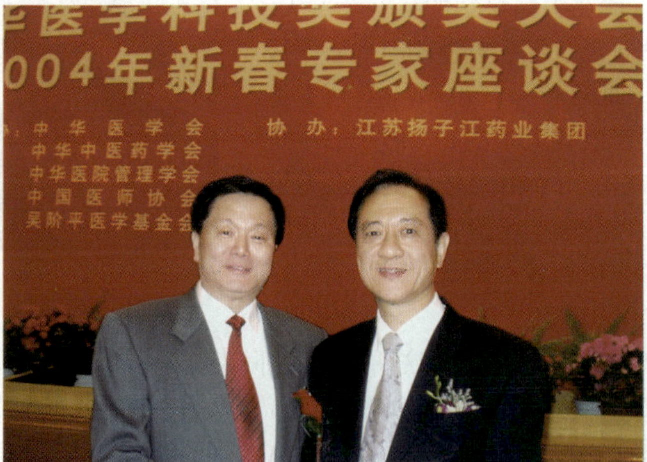

喜获大奖 校长恭贺（2004，人民大会堂）
左起：郭继鸿、韩启德副委员长

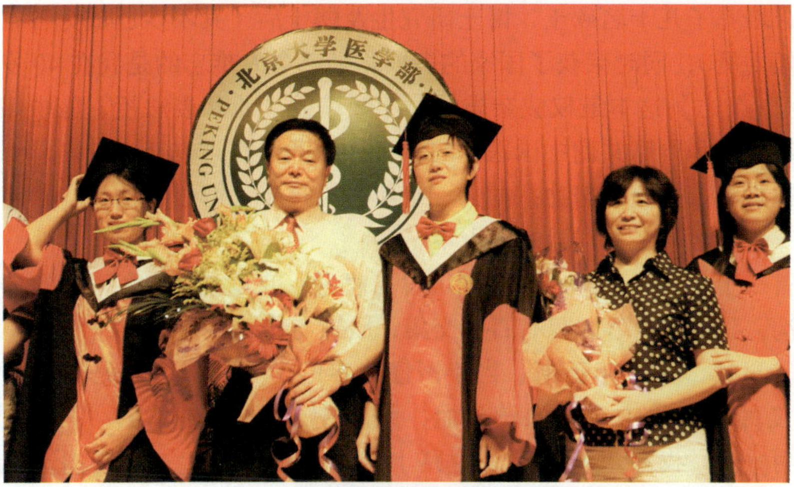

诲人不倦　下自成蹊

喜获北大医学部优秀导师奖（2013）

消融根治心动过速，举办了国内第一届射频消融新技术研讨班，植入了国内首例“植入式 Holter”，“植入首例 CRT-D 心律失常装置”，提出了“快慢综合征”“左房低效收缩综合征”等新疾病和新概念，撰写了《新概念心电图》（现已第五版）等几十部专著及译著，完成了多项国家重点课题及国家自然科学基

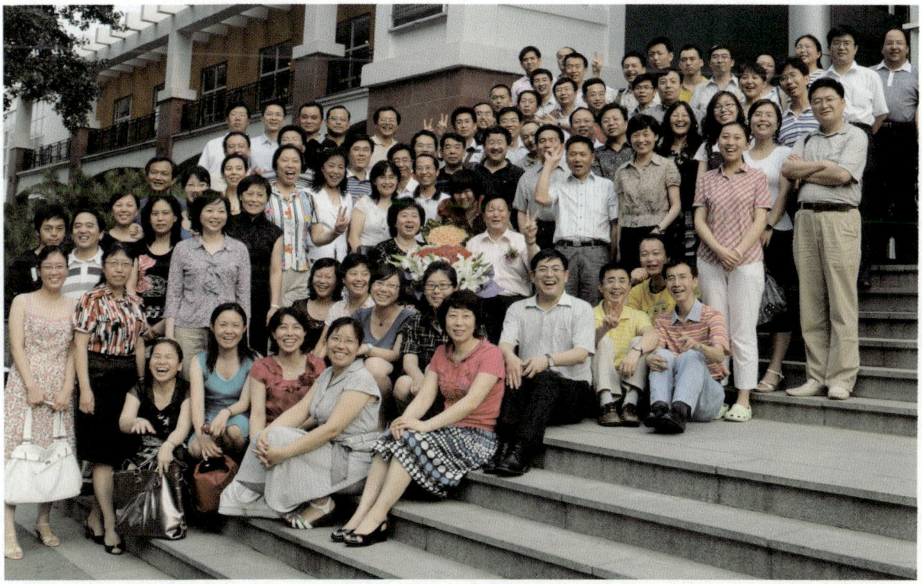

天时地利　家和业兴

金项目，培养了几十名硕士、博士研究生及博士后（其不少已成为各省专业学会的主任委员），同时荣获了国家的多项奖励。令人难忘的是我在 40 岁就成了《中华医学杂志》这本最权威杂志的最年轻编委，能和裘法祖、陈中伟、吴旻等世界级的大师同席共商中国医学之事，如今我已是这本杂志的副总编辑。应当说，这是艰苦卓绝、努力拼搏的三十年，是进步、辉煌与曲折、跌宕同行的三十年，是汗水与荣誉伴随的三十年。

回首三十年的一路风云，我在沉思与思考，究竟是踏出了一条路还是冲出了一条沟，我不能自答，只有百感交集，欣慰与伤感共存。

斗转星移，三十年已逝。当年懵懂青春的学子，如今已是老骥伏枥。但一直未变的是血管中奔流沸腾的血，是心中永不言败的志。“发虽千茎白，心犹一寸丹”，我渴望着自己人生路上的下一个三十年，我要构筑学术与人生更加高硕的丰碑。到了 90 岁，还要像今天一样，再挥笔疾书“我的又一个三十年”。

天之生我，吾志安在。